李阳波医案讲记〈一〉

李　坚　胡存慧　黄　涛　整理

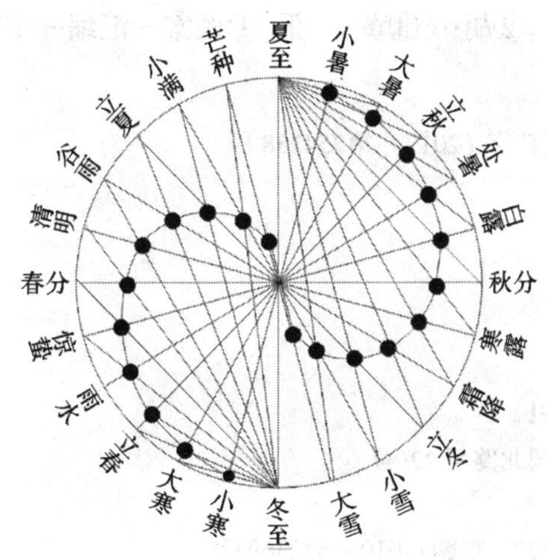

中国医药科技出版社

内 容 提 要

本书精选了李阳波老师生前医案百例，并运用五运六气和李阳波老师独创的“数值分析辩证模式”予以详尽的解析。

图书在版编目（CIP）数据

李阳波医案讲记．1/李坚，胡存慧，黄涛整理．—北京：中国医药技出版社，2013.1（2025.2重印）

ISBN 978-7-5067-5724-9

Ⅰ．①李… Ⅱ．①李… ②胡… ③黄… Ⅲ．①医案-汇编-中国-现代 Ⅳ．①R249.7

中国版本图书馆CIP数据核字（2012）第254238号

美术编辑 陈君杞
版式设计 郭小平

出版 中国医药科技出版社
地址 北京市海淀区文慧园北路甲22号
邮编 100082
电话 发行：010-62227427 邮购：010-62236938
网址 www.cmstp.com
规格 710×1020mm $^1/_{16}$
印张 19 $^3/_4$
字数 176千字
版次 2013年1月第1版
印次 2025年2月第9次印刷
印刷 三河市万龙印装有限公司
经销 全国各地新华书店
书号 ISBN 978-7-5067-5724-9
定价 39.00元

前 言

李阳波医案讲记，是根据李阳波亲自记录的经络测定数值分析模式病案和李阳波点评分析的医案整理而成，是李阳波医疗实践的结果，大多数都是比较成功的病案。李阳波认为：从事医疗实践的人，应具备有孙思邈要求的："凡欲为大医者，必须诸素问、甲乙、黄帝针经、明堂流注、十二经脉、三部九候、五脏六腑、表里孔穴、本草药对、张仲景、王叔和、阮河南、范东阳、张苗、靳邵诸部经方，又须妙解阴阳禄命，诸家相法及灼龟五兆、周易六壬并须精熟，如此乃得为大医。若不尔者，如无目夜游，动致颠殒。次须熟读此方，寻思妙理，留意钻研，始可与言于医道者矣。又须涉猎群书，何者？若不读五经，不知有仁义之道；不读三史，不知有古今之事；不读诸子，睹事则不能默而识之；不读内经，则不知有慈悲喜拾之德；不读庄老，不能任真体运，则吉凶拘忌触涂而生。至于五行休王，七曜天文，并须探赜。若能具而学之，则医道无所滞碍，尽善尽美矣"。

李阳波便是按孙真人的规定来严格要求自己的，同时李阳波希望他的弟子能透彻地研究孙思邈，要真正谈得上透彻，除了研究《千金方》、《千金翼方》还是不够的。《隋书》、《唐书》要看，子学里的重要著作要看，也就是将孙真人放在医、卜、星、相、风水、地理的知识体系里进行研究。实际上是把孙真人放在整个传统文化的体系里进行一番刻苦的、认真的研究。

李阳波对疾病的态度是"病对我们这号人只能促进我们的斗志，绝不可能磨灭我们的信心"。此正是孟夫子所说的天降大任必折磨斯人的道理。对于疾病所应该采取的战略战术是：细心体察，认真对待，听之任之。

李阳波对病人则是“视病如亲”。不怕脏、不怕累、不怕臭，和病人同床而睡，亲自帮病人煎药，外洗内服，出钱出力，不怕吃亏。

李阳波对徒弟则是“视徒如子”，授之以渔，手把手教，不怕教会徒弟而饿死师父，毫不保留地传授。他最反对徒弟们“背方”，而是希望他们“创方”。在前人的基础上创新，这才使中医的薪火能更好地传承。

特别感谢中国医药科技出版社的鼎力支持，衷心感谢董旭老师。

此书由李坚、胡存慧、黄涛整理而成，附有李阳波亲笔记录的医案、及药方，冼玉婵医生提供的当时恩师指导她运用经方诊治病人的亲笔病案记录。错漏之处，望读者指正。

李阳波时相学派　黄涛

2012 年 5 月

题
——亦师亦友李阳波

为了掌握应用中医知识调理自身体弱多病之躯，1981 年初，我通过考试，入读了广西中医学院夜大。

入学第一天，第一个看到的熟人，就是李阳波，他为人热情直率，大家一见如故。对中医一张白纸的我，对李阳波的中医学识很是惊奇佩服。从此就开始了如他所说“亦师亦友”，深厚的师徒生涯。

夜大三年紧张又愉快，每晚七点半上课，九点半下课，风雨无阻，一年只放假二天（即年三十、年初一），每天九点半一下课，师父便骑自行车直奔我家，偶尔随去的同学有梁伯华、李碧珠、陈始宁、李惠民等。而经常跟在身边的是刘芳（当时已是中医学院学生）。在家里，师父大声点评刚才老师讲的课，言词之激烈，褒贬兼而有之。有时他的见解与老师的截然相反，听得我一愣一愣。要知道当时夜大的老师均是中医学院及医学院特别优秀的教授、讲师。一般每晚都说到深夜 1 ~2 点，可怜我夫妇俩第二天还要上班。但师父说“我零点以后讲的才是真话”。实际上他是个“猫头鹰”，深夜大脑极兴奋，思路如泉涌，滔滔不绝。为了听到真话，只能熬了，一熬就是三、四年，就这样我相当于三年学了六年的东西。

师父对我们的要求是“精通经典，博览群书，古今通用，临床细心周密，审察病机，灵活运用经方验方，不断反省疗效成败，在实践探索中不断提高”。为了鼓励我大胆实践，他常对我说“苏东坡曰‘学医废人，读书废纸'，放手去医啦，有我呢！"从此，我每天都会拿一、二个亲戚、朋友、同事的病患来医治，从中获得经验与心得，以及成功的喜悦。

现将我学医之初，由我作记录、师父开方的部分医案，及我从中吸取精髓，日后自己诊治的部分医案、体会摘录在本书，以供大家参考及指正。

李阳波时相学派　胡存慧

2012 年 5 月

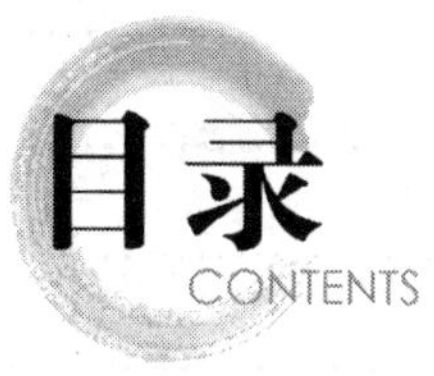

目录

开 篇

释解数值分析辨证模式

一. 数值分析辨证模式建立源由

我父母都是医务工作者，父亲是中医师，母亲是西医师，我学习医学时，他们正处在失去人身自由的年代，于是只好走自学的路。

父亲根据自身几十年的体会，给我做了指导性的谈话，至今铭刻在心；父亲说："学习中医有两种方法：第一种是由浅入深；第二种是深入浅出。由浅入深的做法是，先读陈修园《医学三字经》，江敦涵《笔花医镜》等显浅易懂的医籍，然后逆流而上阅读各朝代医家名著，最后穷及东汉张机的《伤寒论》，春秋战国扁鹊的《难经》、黄帝岐伯的《内经》。第二种方法是先学习作为中医渊源的经典著作，如《内经》、《难经》、《伤寒论》、《金匮》，接着顺流而下，涉猎各朝代名医著作。"母亲则说："学中医的人最好能学点西医，但是边学中医边学西医这种方法可能出不了高级医学人才，如果你有志气，头十年要完全读中医，搞清中医理论以后才学西医。"

我接受了母亲的提议，并按父亲所说的第二种方法去做。我是从《黄帝内经》开始我的医学生涯的。我从1968年开始阅读，从古到今，从中到外，有关医学的著作，足足用了八年时间。在这八年时间，除主要阅读外，还进行一些临床实践，但更主要是探索如何能更快有效地学习与掌握中医的基础理论，临证技能的方法论问题。前人说过那么的一句话："熟读王叔和，不如临证多。"王叔和是东晋名医，写有一本书叫《脉经》，这本书是专门谈论如何根据脉象来诊断疾病的。中医诊病是运用望、闻、问、切各种手段来采集信息的。采得信息以后，再将它转换成中医所特有的"证"。然后据证立法，处方遣药。前人所说的那句话，有那么一层意思，学习中医需要大量的临床，而临床比读书重要。这完全把中医放在一门经验学科的角度为考虑，在这里暂时避开中医究竟是经验学科或者是理性学科的讨论，依我观点认为：中医是门拟理性学科。我们知道，当美国人已经成功地登上了月球，这就迫使人们不得不重新考虑，经验究竟是什么，如何去获取经验。因为美国人并不是通过多次的真实登月成功来获取经验，并以这种经验来保证登月成功，他们只是利用实验室的模拟试验，并以模拟试验所获得的数据来确保登月成功，这使我怀疑起前人某些学习经验的谈论。我认为重要的是要找到一种理论与临床之间的有效模式。通过这种模式的认识与训练来掌握理论与把握临床。

1970 年我看了日本人赤羽幸兵写的一本书，这本书名叫《知热感度测定针刺法》。它的方法是用点燃的线香在人们的井穴上进行热感测定，依据测定所得的数值及比例失调程度，确定针刺穴位与针刺手法。井穴的位置都分布在指趾末端，它们均属人体十二经脉的穴位，正如《灵枢经》所云："肺出于少商，少商者，手大指端内侧也，……，手太阴经也。心出于中冲，中冲，手中指之端也，……，手厥阴经也。肝出于大敦，大敦者，足大指之端及三毛之中也，……，足厥阴也。脾出于隐白，隐白者，足大指之端内侧也，……，足太阴也。肾出于涌泉，涌泉者，足心也，……，足少阴经也。"十二经脉分成左右对称的十二对，每对经脉具有左右对称的井穴。经脉名称，井穴名称及位置所属指趾如下所述：

经脉名称	井穴名称	井穴所属指趾
手太阴肺经	少商	手大拇指
手阳明大肠经	商阳	手食指
足阳明胃经	厉兑	足食趾
足太阴脾经	隐白	足大拇趾内侧
手少阴心经	少冲	手小指内侧
手太阳小肠经	少泽	手小指外侧
足太阳膀胱经	至阴	足小趾外侧
足少阴肾经	内涌泉	足小趾内侧

手厥阴心包经	中冲	手中指
手少阳三焦经	关冲	手无名指
足少阳胆经	窍阴	足无名指
足厥阴肝经	大敦	足大拇趾外侧

这些穴位，为什么叫井穴呢？古人认为从这些穴位上，可以探测到人体经脉气血阴阳盛衰的情况。就象人们观察水井里面的水，便可以知道春、夏、秋、冬不同季节里地下水源的盛衰状况一样。所以通过井穴的测定就有可能确定人体五脏六腑、经脉气血，阴阳状况。也就有可能确定人体的疾病情况。

赤羽幸兵卫是在一次自病的治疗中，偶然发现这一诊疗方法的。有一天他扁桃体发炎，身体难受，他用烫婆子放在身上，游走性地移动。突然他发现腿部有一个地方不感觉热，他马上意识到是由于咽喉痛，才产生对热敏感度在不同的部位发生不同程度的影响。这个部位不感觉热，是因为阴阳不平衡，是阴多阳少的反应。心想：能否通过扎针来调节阴阳平衡，于是他马上针阿是穴，结果很快觉得本来不感热的地方热了起来。当烫婆子在这地方烫起了水泡时，咽痛好转了，39℃的体温也得到改善。他马上认定：是我扎针调节了阴阳的不平衡。他考虑到中医的井穴是气血出入的地方，井穴是衡量气血阴阳盛衰情况的穴位，故中医把能衡量气血盛衰的穴位称为井穴。若用热的刺激，应该是阳虚的人就耐受热，反之不耐热。于是就发明了用线香来烤穴位。由于同一经络都有左右对称的井穴，故可根据井穴知热感度来测出的阴阳不平衡来辨证施治。此一诊疗法在五十年代初曾风靡全日本，并影响到欧美诸国。日本医学家经过近达三十年的研究，终于在1979年巴黎第六届国际针灸会议上宣读了利用经穴知热感度诊断疾病的论文。论文称对各种疾病的诊断准确率达87%以上。国内最近也报道了解放军某部癌肿知热度测定仪研制成功的报道，文中声称对各种癌肿的诊断率达70%，上述成果所遵循的对疾病研究的认识停留在西医的“病名”上。也是由“西医观”去认识“中医观”。无疑地，这是研究中医的一种途径，但值得提醒的是，这种方法存在着漏掉中医内在的大量信息、有用的信息的危险。我所采取的分析方法，将中医的理、法、方、药，辨证论治统一到数值分析辨证这一模式上来。

在较详细地谈论数值分析辨证模式之前，再次强调，我们必须要多学习中医的经典著作，掌握好有关的理论知识，这样才能正确地指导数值分析。正如前所述，赤羽氏在进行知热感测定时，除了用于诊断疾病外，也同样为选取针刺穴位服务。而我所采用的数值分析辨证方法，除了为诊断疾病，确定针刺穴位，针刺手法外，更主要的是能为临床立法处方用药服务。中医是通过望、闻、问、切四种方法处理病人临床所出现的种种症状，将这些症状确立为证。然后据证立法处方用药，能否准确的辨证病人属何证，完全关系到治疗的效果。对于证的辨认，临床上大概遵守下面七种模式：1. 八纲辨证；2. 脏腑辨证模式；3. 六因辨证模式；4. 六经辨证模式；5. 三焦辨证模式；6. 卫气营血辨证模式；7. 气血津液辨证模式。

一个中医要熟练掌握这七种辨证模式中的任何一种，都不是件简单的事，如果要掌握多种，甚至全部的辨证模式，那么就要进行相当长时间的训练，这便是前人所说的："熟读王叔和，不如临证多"的来由。能否突破前人的耗时较长的模式训练，关系到能否较快地掌握中医知识技能的问题，通过对中医文献的系统学习以及较长时间的临床实践与思考，我发现中医的证，都可以在井穴知热感度的测定数值上得到反映。也就是说，可以通过井穴知热感度的测定来确定中医的证。并可以据证立法处方遣药。这种辨证方法，我称之谓："数值分析辨证模式"。

二. 数值分析辨证医案九例

在对患者做井穴知热感度测定前，我们必须先将要做测定的经脉井穴编好顺序写在病历纸上，以便记录测定的数值。为了简便，我根据经脉，脏腑之间的表里关系，把十二经脉脏腑分成六组，编成六组数码，每一组以相同的数码代之。如：肺与大肠用 28 表之，脾与胃用 126 表之，心与小肠用 115 表之，肾与膀胱用 39 表之，心胞与三焦用 17 表之，肝与胆用 410 表之，用 LR 字母代表左右。故按顺序排列如下：

数码	经脉名称	井穴名称
1 LR28	手太阴肺经	少商
2 LR28	手阳明大肠经	商阳

3 LR126	足阳明胃经	厉兑
4 LR126	足太阴脾经	隐白
5 LR115	手少阴心经	少冲
6 LR115	手太阳小肠经	少泽
7 LR39	足太阳膀胱经	至阴
8 LR39	足少阴肾经	内涌泉
9 LR17	手厥阴心包经	中冲
10 LR17	手少阳三焦经	关冲
11 LR410	足少阳胆经	窍阴
12 LR410	足厥阴肝经	大敦

这是第一步；第二步，用点燃的线香按井穴（图 1）来逐一测定其知热感度的数值，并记录下来；

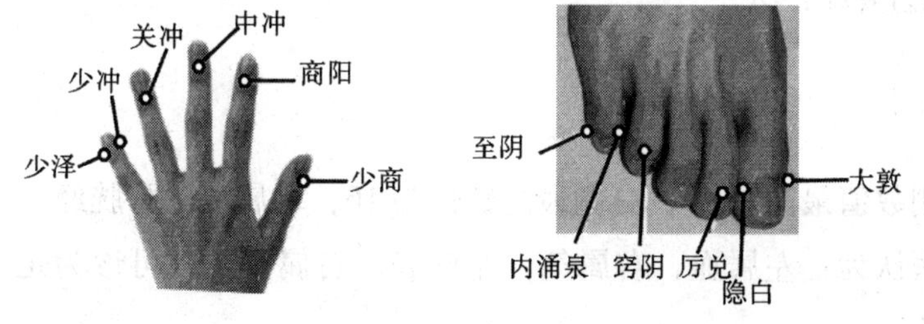

图 1　井穴测定图表

第三步，根据测定的数值找出失调（失衡）的数值；第四步，依据失衡数值所对应的经脉脏腑来确定病在何脏何腑；第五步，根据脏腑左右侧不同数值来分析所属脏腑疾病的表里、阴阳、寒热、虚实、气血、风火、燥湿、痰瘀、虫积等属性；第六步，依据疾病数值立法处方用药。

下面让我举几个临床病例来说明数值分析辨证。

例一：吴万鹏，后脑痛，项强不适。

井穴知热感度测定

5	1LR28	5
5	2LR28	7
5	3LR126	6
4	4LR126	4
4	5LR115	4
4	6LR115	5
10	7LR39	16
4	8LR39	4
8	9LR17	5
5	10LR17	4
6	11LR410	9
4	12LR410	4

数值分析

1. 左侧数值最高为10，右侧最高数值为16，均属太阳膀胱经。

2. 中医认为：左属血，右属气，左属表，右属里，故可诊为足太阳膀胱经气血虚寒证。

立法处方用药

宜温经散寒，调理气血。药用：姜活 葛根 当归 黄芪 桂枝 炙草 大枣 生姜。

例二：江国清，胃脘部剧烈疼痛，伴有呕吐。

井穴知热感度测定

4	1LR28	5
4	2LR28	4
3	3LR126	3

9	4LR126	5
3	5LR115	3
3	6LR115	4
8	7LR39	11
4	8LR39	8
5	9LR17	3
3	10LR17	3
3	11LR410	3
4	12LR410	1

数值分析

1. 肝经的数值比例严重失调，右侧数值为1，左侧数值为4；脾经左侧数值为9，是左侧最高的数值。

2. 据肝经数值左右比例失调度说明肝热火旺，肝热犯脾，故胃脘疼痛；脾经出现为左侧最高的数值，说明脾有湿饮，呕吐乃湿饮所为。

立法处方用药

宜清泄肝火，调理肝脾，化饮降逆为法。药用：川连、吴萸、半夏、茯苓。

例三：白素新，十二指肠球部溃疡，宫项炎。

井穴知热感度测定值

4	1LR28	5
6	2LR28	5
4	3LR126	4
4	4LR126	4
5	5LR115	4
4	6LR115	2
5	7LR39	6

5	8LR39	2
7	9LR17	4
6	10LR17	4
3	11LR410	4
3	12LR410	4

数值分析

1. 小肠经、肾经左右数值比例失调，小肠经左侧数值为4，右侧数值为2；肾经左侧数值为5，右侧数值为2。

2. 中医认为右属气，气有余便有火。右侧数值低，说明小肠经与肾经有火。十二指肠属小肠经，子宫属肾经，故十二指肠球部溃疡与宫颈炎均属火所为。

立法处方用药

黄柏、苦参、白及、贝母、延胡、蒲公英、海螵蛸。

例四：小卿妈，咳嗽痰稠，剧于夜而喜凉饮。

知热感度测定值

3	1LR28	5
3	2LR28	6
4	3LR126	3
2	4LR126	2
4	5LR115	3
3	6LR115	3
6	7LR39	7
2	8LR39	7
3	9LR17	5
1	10LR17	5

4	11LR410	1
4	12LR410	3

数值分析

1. 三焦经、胆经左右数值失调，三焦经左侧数值为1，右侧数值为5；胆经左侧数值为4，右侧数值为1。

2. 从胆经数值得出本例属胆火犯肺（火克金）型之咳嗽。值得注意的是，患者三焦经出现较严重失调的数值，显示出三焦气阴两虚的迹象。三焦与心包为表里关系，故应考虑病家有罹患肺心病的可能。

立法处方用药

药用：青黛、海蛤、芦根、薏米、贝母、天竺黄、杏仁。

例五：殷长江，原发性高血压，单项转氨酶高。

井穴知热感度测定值

3	1LR28	5
3	2LR28	3
2	3LR126	3
3	4LR126	5
1.5	5LR115	4
2	6LR115	3
3	7LR39	7
5	8LR39	5
2	9LR17	3
1	10LR17	2
4	11LR410	4
2	12LR410	1

数值分析

1. 肝经左侧数值为2，右侧数值为1；显示右侧数值较高的脏腑经为：肺经、膀胱经、肾经。它们的右侧数值为：5、7、5。

2. 肝经右侧数值为1，说明肝热化火，肝阳上亢；肺经、膀胱经、肾经的右侧数值偏高，说明肺肾气虚。

立法处方用药

宜以清肝潜阳，补肾纳气为法。药用：鲜芦根、蚝豉、川仲、党参、黄芪、山楂、元参、生地。

例六：陈小英，月经淋漓不尽。

井穴知热感度测定值

2 1LR28 2
1 2LR28 1
3 3LR126 1
4 4LR126 4
3 5LR115 2
2 6LR115 2
5 7LR39 7
4 8LR39 4
1 9LR17 1
2 10LR17 2
7 11LR410 3
3 12LR410 2

数值分析

1. 胃经左右侧数值比例严重失调，左侧数值为3，右侧数值为1。

2. 胃经右侧数值为1，说明胃火旺。中医认为胃属阳明，阳明主合，现在阳明有火而不能合，故月经淋漓不尽，阳明合则月经得到制约。

立法处方用药

宜清泄阳明。药用：山楂、百合、炙草、大枣。

例七：郑大娘，右耳失聪10天。

井穴知热感度测定值

29	1LR28	95
12	2LR28	20
11	3LR126	17
9	4LR126	7
36	5LR115	8
13	6LR115	12
12	7LR39	10
1	8LR39	13
11	9LR17	34
21	10LR17	18
7	11LR410	20
8	12LR410	21

数值分析

1. 肾经数值比例严重失调，左侧数值为1，右侧数值为13；肺经右侧数值为95，是右侧最高数值。左侧数值为28，心经左侧数值为36，右侧数值为8。

2. 肾经左侧数值为1，说明肾阴极虚；肺经右侧数值为95，肺主一身之气，右属气，说明肺气极虚。肺属金，肾属水，肺虚则金不能生水，故肾亦虚。肾开窍于耳，肾虚则耳失其聪。另外肾虚则心肾失交，心经左侧数值为36，说明心血瘀阻。

立法处方用药

宜大补肺气，滋肾开窍，温通心血。药用：黄芪、人参、磁石、女贞子，旱莲草，香附、柴胡。

例八：小静妈，贫血。

井穴知热感度测定值

6	1LR28	9
8	2LR28	6
5	3LR126	3
11	4LR126	14
3	5LR115	5
4	6LR115	5
19	7LR39	17
8	8LR39	9
6	9LR17	6
5	10LR17	6
11	11LR410	8
5	12LR410	12

数值分析

1. 膀胱经的左右数值最高，左侧数值为19，右侧数值为17；脾经的左右侧数值亦显示较高，左侧为11，右侧为14；肝经数值失调，左侧数值为5，右侧数值为12。

2. 中医认为：肾为先天，主藏精，脾为后天，乃气血化生之源，而且认为精血同源。从膀胱经的左右数值看出，膀胱经血气两虚，由于肾与膀胱的表里关系，说明肾亦虚，肾虚则精不足而肾气亏损。从脾经的左右数值偏高的现象造成脾气虚弱，生化无源；肝经左右数值失调，说明肝血虚，肝无所藏。

立法处方用药

宜补肾、健脾、养肝。药用：党参、白术、黄芪、鹿胶、炙草、大枣、黄精。

例九：刘芳，鼻渊十载，前额胀痛。

井穴知热感度测定值

8	1LR28	3
3	2LR28	3
4	3LR126	3
4	4LR126	2
30	5LR115	9
7	6LR115	5
6	7LR39	12
9	8LR39	16
3	9LR17	4
5	10LR17	5
5	11LR410	7
11	12LR410	6

数值分析

1. 肺经左右数值比例失调，左侧为8，右侧为3；心经左右数值严重失调，左侧为30，右侧为9。

2. 中医认为：肺开窍于鼻，心主神明，为诸窍之总司。左侧数值高，显示为湿，为痰，为瘀。

立法处方用药

宜通化痰浊，通络开窍。药用：旋覆花、红花、半夏、草乌、川芎、薏米、桂枝、细辛、升麻，白芷、炙草、党参、大枣。

从以上病例可以得出数值分析辨证模式的工作原理：

1. 根据不同脏腑左右数值比例失调的程度，可以显示所属脏腑气血阴阳的失调程度，从而显示所病在何脏何腑。

2. 根据不同脏腑左右侧的不同数值，可以显示出所属脏腑病的表、里、阴、阳、寒、热、虚、实、气、血、风、火、燥、湿、痰、瘀、虫、积等属性，从而能准确的定性用药。

3. 依据疾病态数值立法处方用药，在疾病态数值转化为正常态数值的过程中，能够提供定量用药的指征。

三．数值分析辨证模式的优点

有不少的医生喜欢用平和的方药，如桑菊、银翘、四君、二陈之类。而不敢用猛峻的方药，如：麻桂、白虎、承气、四逆之类。主要原因是因为在临床上吃过苦头。中医的“证”实在太难掌握了。中医的证与方药的性是密切结合的。对证不能准确辨认，就无法定性下药。更谈不上对与证有关的性的不同数量级的认识了。数值分析辨证模式或已是为解决上述困难而建立的。这一模式可以使医生心中有数。做到有数便有是证，有是证便用是药。

别外，它还可以帮助人们解决历史上有争议的问题。比如，有关柴胡的临床应用，存在着两派不同的观点，清朝名医叶天士与王孟英均认为柴胡劫阴，王孟英更进一步指明柴胡最劫阴。另一派的意见认为柴胡不劫肝阴。我把这个问题放在数值分析辨证模式里，反复进行检验，得出了如下结果：第一、柴胡作用位置是在数值分析辨证模式里的肝经的右侧数值上，这显示了柴胡的疏肝作用；第二、柴胡能使肝经的右侧数值趋向 1，这显示了柴胡能动肝化火的弊病；第三、柴胡通过动肝化火的过程，影响肝经左侧的数值，并使其数值下降趋向 1，这显示了柴胡的劫肝阴弊病。观测结果完全支持叶天士，王孟英的观点，并进一步揭示了柴胡劫阴化火的性能。

从 1980 年起，我将数值分析辨证模式分别传授给南宁市中医院冼玉婵医师，广西中医学院温病教研室刘力红老师，广西中医学院一附院刘方医师等多人。他们一致认为本法寓意精深，简单易学，在临床施治上能开拓思路，明确诊断，提高疗效，在中医理论的学习上能起直观的、透彻的教学效果。而且能在坐标平面上显示出中医内在的统一的、协调的数学的美。

下面让我用平面坐标图像法将前面九个病例表述出来。

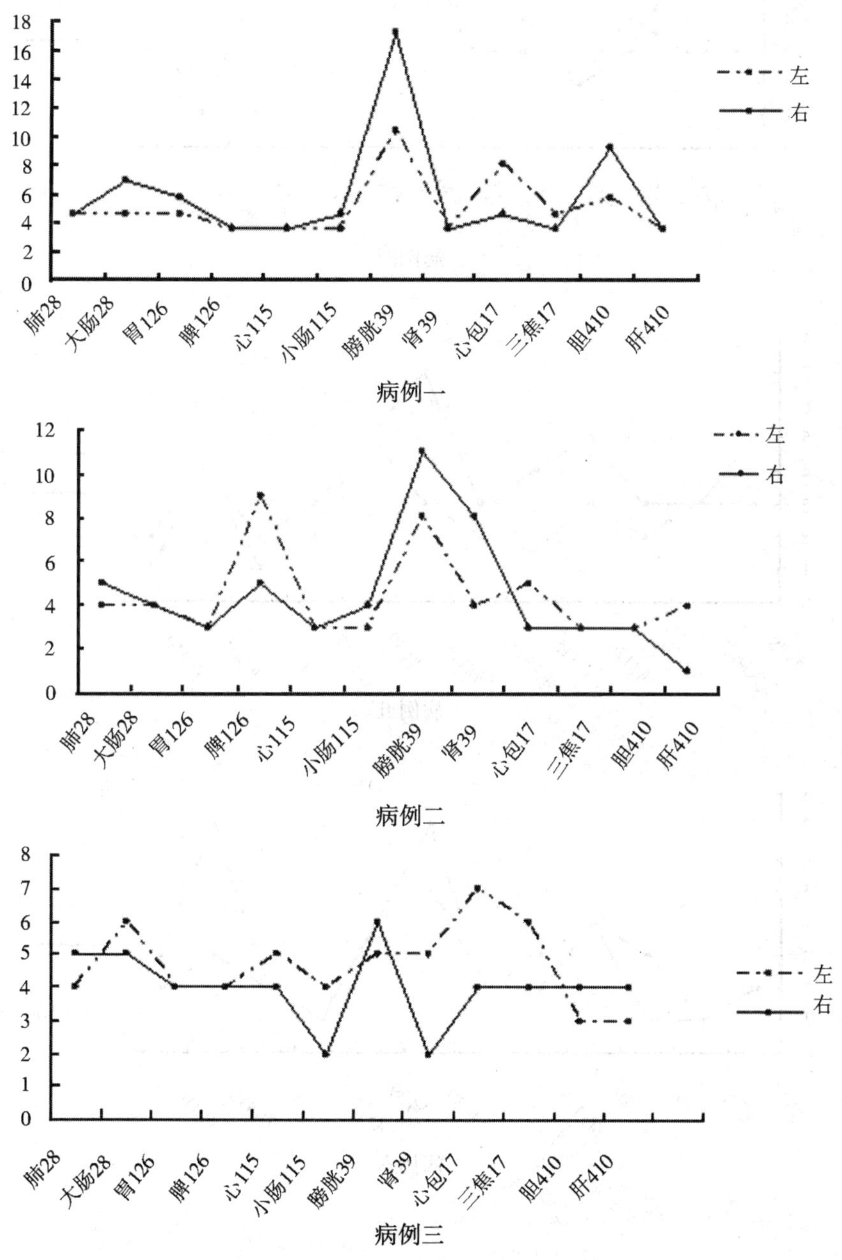

病例一

病例二

病例三

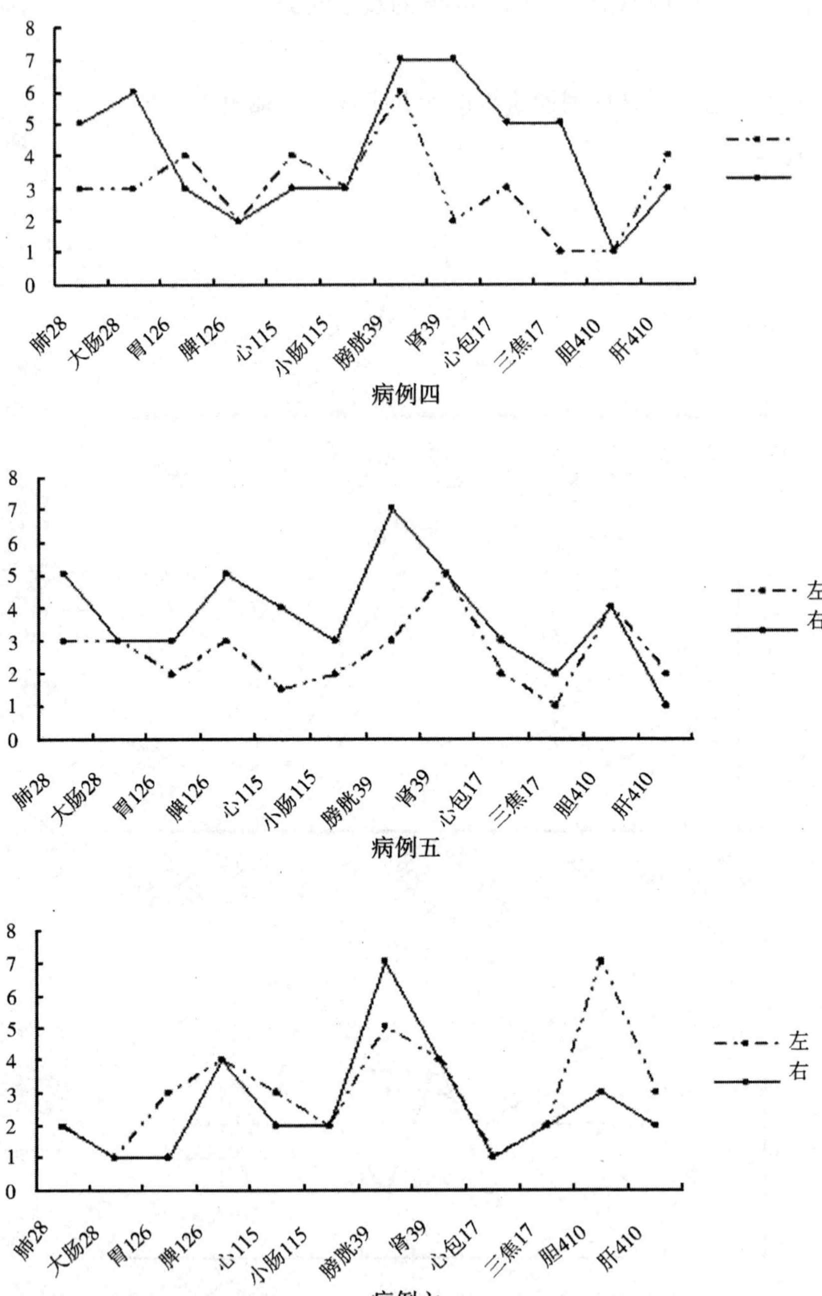
8
7
6
5
4
3
2
1
0
肺28
大肠28
胃126
脾126
心115
小肠115
膀胱39
肾39
心包17
三焦17
胆410
肝410
左
右
病例四

病例五

病例六

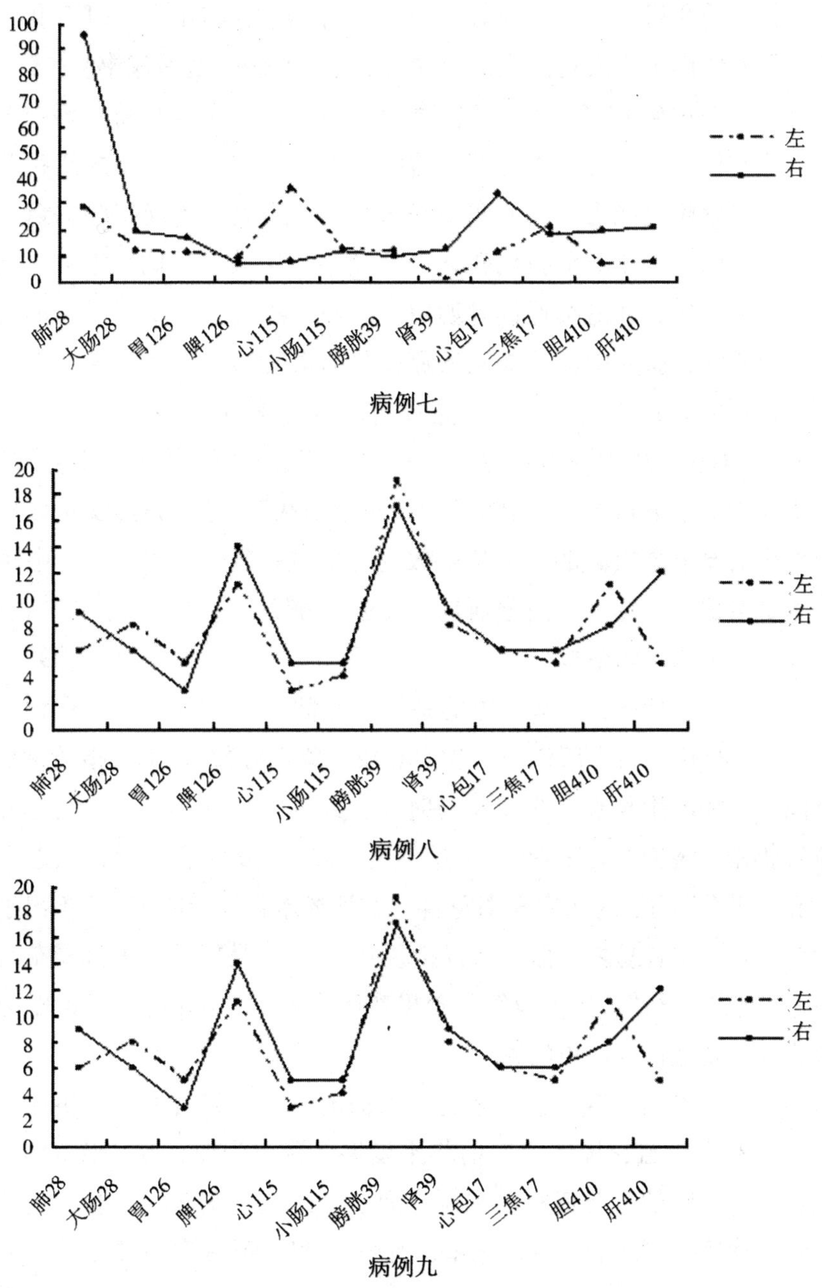

病例七

病例八

病例九

四．尽读医，不足以知医

王安石曾说过这样的一句话：“尽读经，不足以知经”。其实学医亦然。17

年的自学体会使我得出了类似的话："尽读医，不足以知医"。1972 年，我从古旧书店购买并阅读了作为前四史的《史记》、《汉书》、《后汉书》、《三国志》，目的是将《黄帝内经》、《难经》《伤寒杂病论》、《神农本草经》等中医经典著作放在产生它们的历史时代里进行一番综合考察研究。这一尝试使我获得了多学科的综合考察研究能力，它使我明确研究中医到底要阅读哪些书籍，以及如何去评价前人的得失。于是我比较认真地搜集并阅读道、儒、术数、天文、历算方面的经典著作，并继续通读廿四史。这种办法曾引起中医同道的疑问，他们显得困惑不解，研究中医需要阅读那么多的书吗？就连我父亲也处于这种状态。其实，从中医的经典著作里就能看出，要真懂中医，确实要读许多的书。《黄帝内经》对医生的要求是："法于阴阳，和于术数"。并进一步告诫说："夫道者，上知天文，下知地理，中知人事，可以长久"。从这条经文可以看出中医学习对医生的要求是很高的，只从术数的要求看就很不简单了。《中医丛书综录》将术数分成十大属。它们分别是：数法、占候、易占、六壬、杂占、堪舆、命相、遁甲、杂术、阴阳五行。

术数的含义是什么呢？数：指的是宇宙空间一切物象生长、衰亡、变化的时间、数量。这便是古人所说的"物生有象，象生有数"。术：指的是如何求解宇宙空间一切物象生长衰亡之变化与时间、数量关系的方法。这便是古人所说的"乘除推阐，务究造化之源"。如果不读术数有关的书籍，便无法做到"法于阴阳，和于术数"了，《四库全书总目》在评述术数要旨时说："不出乎阴阳五行，生尅制化，实皆易之支派，傅以杂说耳…… 自是以外，末流猥杂，不可殚名，史志总概以五行"。这大概算是孙思邈所说的："不知易，不足以言太医"。以及我为什么要通读廿四史的原因所在吧。

1984 年 6 月 9 日，我开设了题为"中医的概念及其由来"的讲座。目的是认识中医的本来面目，推测中医的将来发展。我认为要认识中医的本来面目，就得认识作为中医的重要概念的来源，为了探讨这些概念的来源，我开设了上述讲座。参加这一讲座的中医同道里，有中医学院原 78 级毕业生及中医学院里的讲师、助教。讲座一共用了一百五十多个学时，其中的"五运六气"部分还印发了我编写的《运气密码传真》。整个讲座是在宇宙自然背景的基础上讨论了《内经》、《周易》、《周髀算经》、《老子》等著作里的一些重要概念的由来与关系。对这些概念都采用了除了不忽视社会史观的情况下，特别注重利用原始自然观进行考察研究的方法。结果发现中医的很多重要的概念以及作为这些概念来源的古代哲学概念都失掉了，被人为地披上了神秘的面纱，而我们通过上述方法，使人们相信这些神秘的东西全部都建筑在客观的自然观察的基础上。

我曾经说过，中医的模式是生物、心理、社会、宇宙模式。它是上述课题所研究的必然产物，我之所以进行上述课题的研究，是与我对千古之谜太极图的一种新鲜解答分不开的，太极这一概念首载于《周易》。《系辞传》说："易有太极"。相传太极图是北宋周颐画的，一直私传，并没有公之于世。朱熹的学生蔡元定在途经西南时，首次见到了太极图。然后才由朱熹公之于世。朱熹是儒学三大圣人之一，他也没有搞清太极图是怎样作出来的。一千年来，关于太极图的画法，始终是个谜。近年来有两个人，提出了两种解答方法，颇具影响的是南京大学天文系副教授朱灿生先生，在《自然杂志》发表的《太极图来源于月亮运动统计规律的探讨》一文，其后各地中医学会纷纷请朱教授讲学，朱教授认为，他为中医的阴阳理论找到了客观基础。《光明日报》曾报道此事。本人认为朱教授的文章是值得商榷的。最站不住脚的一点是，朱教授所应用的理论与作为支撑中医重要概念的古代科学文化很不协调。

由于农牧业生产的需要，首先产生了天文学，我国是古天文学最发达的国家，中国古代天文学的最重要贡献之一是确定了廿四节气。《周髀算经》有在正午时利用高八尺的表杆所产生的晷影的长短来确定节令的记载，结果如下：

冬至　　一丈三尺五寸
小寒　　一丈二尺五寸小五分
大寒　　一丈一尺五寸一分小四分
立春　　一丈零五寸二分小三分
雨水　　九尺五寸二分小二分
惊蛰　　八尺五寸四分小一分
春分　　七尺五寸五分
清明　　六尺五寸五分小五分
谷雨　　五尺五寸六分小四分
立夏　　四尺五寸七分小三分
小满　　三尺五寸八分小二分
芒种　　二尺五寸九分小一分

夏至	一尺六寸
小暑	二尺五寸九分小一分
大暑	三尺五寸九分小二分
立秋	四尺五寸七分小三分
处暑	五尺五寸六分小四分
白露	六尺五寸五分小五分
秋分	七尺五寸五分
寒露	八尺五寸四分小一分
霜降	九尺五寸三分小二分
立冬	一丈零五寸二分小三分
小雪	一丈一尺五寸一分小四分
大雪	一丈二尺五寸小五分

这样，我们便可以较为轻松地画出太极图了（图2）。

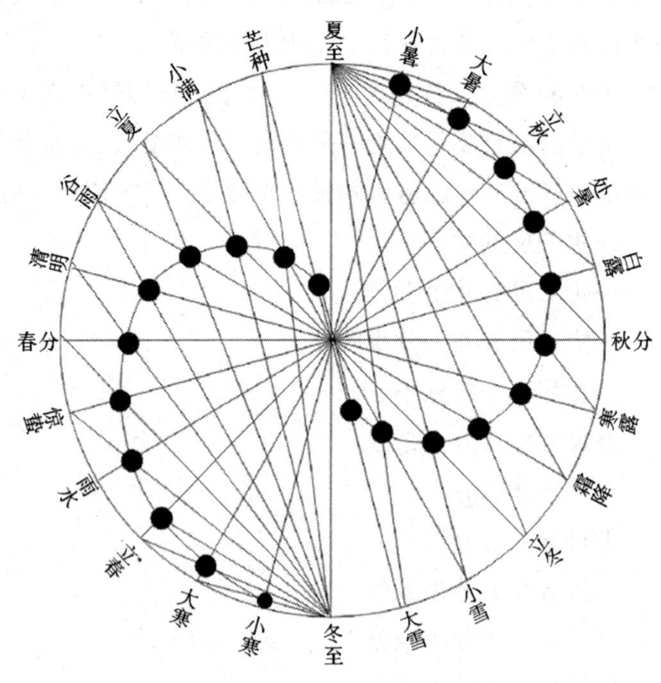

图2　太极图

沿着祖国医学的道路，我踏进了光辉灿烂的古代科学文化的园地。在这园地里，我看清了我走的那条路。那是条开满人类思维花朵的路啊！我嗅到了古代芬芳的香味，这香味足以使人陶醉。但我心里明白，不能陶醉，在这古老的园地外面，不存在着新天地吗？如果我能尽情的吸取这古朴的花香，提起自己的精神，那么，也许我能更快地闯到那新的天地。

下面让我与大家一起共同探讨数值分析辨证模式。

数值分析辨证模式在脏腑病证中的应用与解析（医案二十八例）

一．心

心，君脏也，神明居焉。七窍三毛，星应荧惑台斗；十有二两，系通肺叶关元。内主血而外应舌，盛则荣发华面；丙丁伤风，癫痫嗜卧脉痿；庚辛滞气，伏梁萦痛生烦。热则火炎，喜笑而口糜，目黄咽疮，甚则狂渴无汗流衄；虚则神昏，梦飞而健忘，惊悸不乐，甚则胸腹腰胁痛牵。血滞经闭可治，冷痰真痛难援。凉以犀角生地牛黄，温则归芎吴萸桂苍白术；泻以黄连苦参秦艽，补则志菖菟天麦门冬。吁！黍羊韭李，每食宜设；早夜欢乐，夏气常存。

注：1. 七窍三毛：七窍三毛为上智；七窃二毛中智；七窍一毛为下智；五窍一毛为愚人。毛与纹相通，手中指及小指靠掌一节的纹理若纵行之纹（毛）愈多则愈接近上智，反之则愈接近下智。若无毛乃至出现许多横纹者，则为愚人。再者窍与深有相通之处，故纵纹愈深则愈近上智。

2. 关元穴处疼痛乃心经之病，以关元通心气之故。

3. 心应火星（荧惑）；肺应金星（太白）；肝应木星（岁星）；脾应土星（镇星）；肾应水星（辰星）。古人在五运六气学说产生之前就已经有了理占。以五星之方位及变化来占卜事物之过去未来。观今仍有少数人掌握此五星占术，以五星之位置来推算全国各地的风雨气候变化。

4. 丙丁伤风：是指丙丁日伤风而言，庚辛乃指庚辛日而言。

5. 前人把十天干分别配属脏腑，其歌赋如下：

甲胆乙肝丙小肠，丁心戊胃己脾乡，

庚属大肠辛属肺，壬属膀胱癸肾脏，

心包还从丁方位，三焦原属癸之乡。

由于古人的思想认为心为神圣不可侵犯之脏，故创了心包代心主受邪。并创立了三焦，十天干配属脏腑后，遗下了心包、三焦，古人将心包放入丁的位置，而手少阳三焦之配属何干则争论颇大，因为少阳为相火，古人有“相火源于命门而藏于肝胆”之说。故将三焦归至癸。（子午流注针灸的部份理论与此相关）。

病例一：杨双宁，男：1980年5月9日下午7点撞伤右胸，是日至11日有胸痛感，15、19日咳痰带血，胸痛颇剧。5月22日上午9点30分来诊，现症比前几天加重。

井穴知热感度测定值

1	1LR28	1——热
1	2LR28	1——热
2	3LR126	2
2	4LR126	4——气虚
阴虚化火——1	5LR115	2——气虚
阴虚化火——1	6LR115	1——气虚
瘀——4	7LR39	5——气虚
瘀——4	8LR39	3
阴虚化火——1	9LR17	2
1	10LR17	1
1	11LR410	2
2	12LR410	2

数值分析

1. 肺经，大肠经左右侧数均为1，显示火（热）；心经，心包经左侧数均为1，右侧数均为2，显示阴虚化火，膀胱经、肾经左侧数均为4，是左侧数值最高数，说明有瘀，膀胱经右侧数为5，脾经右侧数为4，均为右侧数值最高或偏高之数，说明脾肾气虚。

2. 从患者撞伤部位及以上井穴知热感度测定值的数值分析，说明是由于外力撞伤了肺叶关元。中医认为：“心，系通肺叶关元。五脏系通于心，心通五脏系。心之系与五脏之系相连，输其血气，渗灌骨髓，故五脏有病，先干于心。

其系上系于肺，其别者自肺两叶之中，向后通脊者肾，自肾而至于膀胱，与膀胱膜络并行而之溲溺处，乃关元下极部分”。而从上数值分析，我们可以看到患者的肺经、心经、心包经、肾经、膀胱经都出现不正常的变化，这些均为伤了肺叶关元之故。

立法处方用药

宜通化气血，下瘀血治之。

药用：大黄30g、白芷30g、桔梗30g，水酒各半煎服，睡前服用。

注：大黄30g、玉兰花根30g，水酒各半煎服，是一位海南人所传，往往是一剂而愈。而此案例我改用上方亦一剂而愈。皆因桔梗与白芷相配起很好的通经络作用，而能解除胸胁刺痛之症，大黄为下瘀血主药。

病例二：李世安，男，54岁，1982年12月20日来诊，西医确诊为冠心病。现症：喘咳、胸闷、脉沉弱、舌质红，苔白滑腻，面色潮红，四肢欠温。

井穴知热感度测定值

	13	1LR28	15	
	13	2LR28	19	
	22	3LR126	26	
湿饮——	60	4LR126	111	阳虚
	10	5LR115	17	
	14	6LR115	7 ——火旺	
瘀——	49	7LR39	113	—阳虚
瘀——	21	8LR39	310	／（与113同指阳虚）
瘀——	12	9LR17	43	
	28	10LR17	24	
	22	11LR410	23	
虚火——	7	12LR410	49	

数值分析

1. 脾经左侧数为60，是左侧数值最高之数；右侧数值为111，是右侧数值较高之数，说明脾气虚而有湿饮；膀胱经、肾经左右数值失调，其中膀胱经左侧为49，显示有瘀，右侧数值为113，显示阳虚；肾经左侧数值为21，显示阴虚有瘀，右侧数值为310，是右侧数值最高之数，说明肾阳极虚；小肠经左右侧数值失调，左侧数为14，显示有瘀，右侧数为7，显示火旺（热）；三焦经左右侧数值失调，左侧数为12，右侧数为43，显示气虚而挟瘀；肝经左右侧数值明显失调，左侧数为7，右侧数为49，显示虚火上升；肺经左侧数为13，右侧数为15是左右数值均偏低之数；大肠经左侧数为13，右侧数为19，亦是左右侧数值偏低之数，说明阳明肺金燥化。

2. 从心胞经、肝经、小肠经的左右数值看出其病在“心”，中医认为心主脉主神灵，又认为心为神圣不可侵犯之脏，故创了心包代心主受邪，肝主藏血，而心与小肠相表里，故以上心包经小肠经，肝经所出现的左右数值失调现象，说明为心脉瘀阻之故，由于“心系与五脏之系相连，输其血气，其系上系于肺，下系于肾……。”故此病可诊为：心脉瘀阻，阳明燥症，脾肾阳虚证。

立法处方用药

宜温补脾肾，通化心脉，润肺化痰降逆。

药用：瓜蒌仁15g、瓜蒌壳15g、薤白45g、半夏15g、党参15g、麦冬15g、五味子15g、附子25g、干姜10g、桂枝10g、沙参45g。

注：我曾对此患者小女儿说：“你爸1984年是命关，望你好好照顾，祝他命大福大能过难关。”但我心里明白此人难过，即使过了1984年二之气，亦难渡过三之气。其理由是：1984年甲子年，是年主运为土太过，司天为少阴君火；在泉为阳明燥金，而西医的冠心病与厥阴心包有很大的关联，1984年土运太过，易出现土木相克相侮（胜复之作）之象，二之气为少阴君火主气，客气厥阴风木加临，此时风火相煽更耗脾土，使脾不能运化（脾主后天运化）；三之气主气为少阳相火，客气为少阴君火加临，呈火太旺之象，本来火生土，但由于火太旺反而刑土，使土不能生化，现母刑子之象。中医认为肾为先天之本，脾为后

天生化之源，脾不能运化产生后天生化之源，生命就终止了，这是一。第二、是1984年患者56岁处在否卦之岁位，从卦象我们可以直观地看到阴阳两气不交，而且阴归阴位，阳归阳位是一个生命静止之象。第三、此人面色潮红，但命宫（印堂）晦暗，两耳门呈黄褐色，两黑子如有一层白雾遮住。第四、以上对他进行井穴知热感度测定，从测定的数值可以看出其人的五脏六腑皆不正常，是病入膏肓之象，患者果于1984年6月中旬去世。

二．小肠

小肠乃手太阳之经，多血少气；丙火之脏，受盛之宫，化物出焉。上接胃口，合心脏而长三丈二尺，曲十六而广二寸有四，泌清别浊，各归前后，机发心极，候在人中，脉在左寸，是腑也。病则小肠痛连腰背，控睾而疼；实则脉实烦满，而口舌生疮，虚则脉虚懊恼，而唇青下白，气凉补而温泻，味辛泻而酸补。小便频而美宿泉，精不固而佳威喜，智神远志能清浊，龙益石莲果濇精，小肠疝气，茴香姜浸入青盐，川楝炒成加木破，滑石寒而治诸淋，沉香温而行诸气。尿血煮苦蕒菜根，血淋煎车前子叶，清泉旋汲饮发灰，薄荷时煎调琥珀，热入小肠为赤带，茴香苦楝当归，邪归六腑变膏淋，滑石金砂甘草，自朝至夜思经义，果愈欲死之癃，考古验今得论详，幸济将危秘，升坎水以沃心阳，降离火而温肾水。

注："自朝至夜思经义……"。乃李东垣治疗一癃闭病人之经过。迭经通利不效，因思经义"阳无阴则不化，阴无阳则不生"。又"膀胱者，州都之宫，气化则能出焉"。前者是淡渗不效，是有阳无阴（淡渗为阳），故宜以苦寒之品以济北方坎水，黄柏知母可当，并以肉桂升坎水，实则可交通心肾，有提壶揭盖之功，滋肾通关元，即由此三药组成。纯阳无阴则不化，不化则溲不能出，故加黄柏知母之苦寒以坚阴，亦是升坎水以滋心阳，肉桂之用亦在降心火以温肾阳。

病例三：黄小鸣，男，高热40.5℃，1980年7月15日申时诊。

井穴知热感度测定值

3　　　1LR28　　　2

2	2LR28	2
2	3LR126	2
4	4LR126	4
2	5LR115	2
君火旺——1	6LR115	3
3	7LR39	6——气虚
3	8LR39	3
风温上亢——1	9LR17	3
2	10LR17	3
2	11LR410	3
2	12LR410	2

数值分析

1. 左右侧数值比例失调的有：小肠经，心包经，它们的左例数均为1，右侧数均为3；膀胱经，左侧数为3，右侧数为6。

2. 从小肠经左侧值为1看出，小肠经君火旺（虚火盛）；心包经左侧数值为1，亦显示虚火盛而产生风温上亢；膀胱经右侧数值为6，是右侧数值最高数，说明膀胱气虚，膀胱气虚则肾水不能涵木滋火，而使君相两火旺，风温上亢，故高热。

立法处方用药

宜清君相之火，祛风温。

药用：以张锡纯青龙汤加味，一剂而愈。青连召30g、玉竹30g、沙参15g。

注：连召可清君相之火，玉竹在《神农本草经》、《本草纲目》均载可治风温。

病例四：黄秀娟，女，1980年6月25日诊，素恙崩漏。现症：月事流下不止。

井穴知热感度测定值

	4	1LR28	5
君火旺——	1	2LR28	4
	3	3LR126	2
	3	4LR126	6
	2	5LR115	4
	2	6LR115	3
	6	7LR39	38 —— 气虚寒（阳虚）
	2	8LR39	5
	3	9LR17	3
	2	10LR17	4
	3	11LR410	3
	3	12LR410	2

数值分析

1. 大肠经、膀胱经左右数值严重失调，大肠经左侧数为1，右侧数为4；膀胱经左侧数为6，右侧数为38。

2. 从大肠经左侧数值为1看出，大肠经君火旺，而大肠经为阳明所主，大肠经火旺导致阳明燥化太过，阳明主合，阳明燥化太过使合的功能降低；膀胱经右侧数值为38，是右侧数值最高数，说明膀胱经气虚寒之极，膀胱经乃太阳所主，太阳主开，太阳膀胱经气虚寒致太阳开得太过，而致阳明更不能合，故月事流下不止。故诊为：阳明燥化，合太阳虚寒证。

立法处方用药

宜清阳明之热，温补膀胱经气之虚寒，葛根汤主之。

药用：葛根120g、麻黄90g、桂枝60g、生姜炭10g、炙甘草6g、白芍60g、大枣9枚。

注：足太阳膀胱经之阳气虚，手阳明大肠经有热。经云：“太阳阳明合病，

必自下利，葛根汤主之”（《伤寒论》之32条）。后李东垣将下利概释为腹泻。此说法对错各半，对古人书应注重于“势”。不论前阴后窍，凡下之势过大（急）即“利”。均可言之为下利，故以葛根汤主之，服后一剂而愈。

此以葛根汤清阳明之热，且升阳气。以血升而不下注为崩漏之治法。桂枝辛温可补膀胱经气之虚寒，麻黄有类肾上腺素作用，可收缩血管以止血。李东垣善用麻黄姜炭北芪以治咳。白芍可清肝热而止血。崩漏一证，临证颇多，治疗亦较困难。虽验方极多，然用之多有不灵，应以辨证为要。此例可见一斑，鲜有以葛根汤治崩漏者。

病例五：卢济明，男，1947年7月22日出生，1980年6月30日诊，脉搏90次/分，无精症。

井穴知热感度测定值

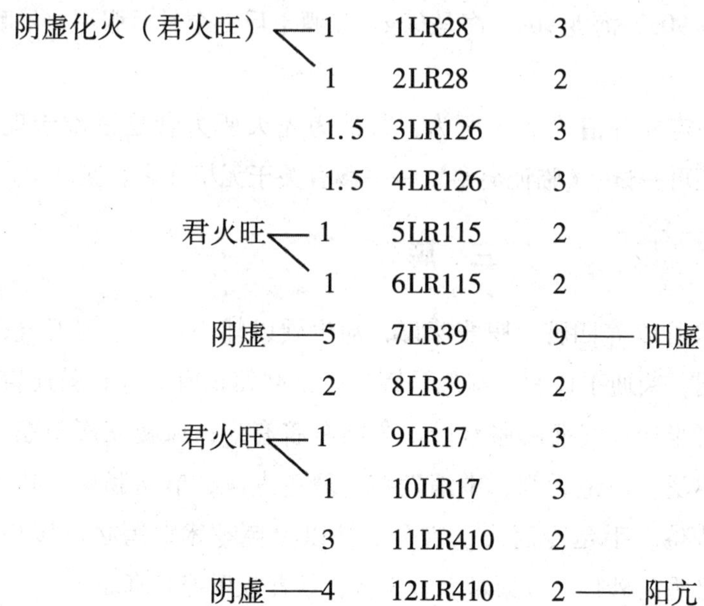

	左		右	
阴虚化火（君火旺）	1	1LR28	3	
	1	2LR28	2	
	1.5	3LR126	3	
	1.5	4LR126	3	
君火旺	1	5LR115	2	
	1	6LR115	2	
阴虚	5	7LR39	9	阳虚
	2	8LR39	2	
君火旺	1	9LR17	3	
	1	10LR17	3	
	3	11LR410	2	
阴虚	4	12LR410	2	阳亢

数值分析

1. 膀胱经左右侧数值为最高，其左侧数值为5，右侧数值为9；肺经、心包经，三焦经左右侧数值明显失调，它们的左侧数均为1，右侧数均为3；胃经、脾经左右侧数值失调，它们的左侧数均为1.5，右侧数均为3；肝经左右侧数值失调，左侧数为4，右侧数为2。

2. 中医认为：肾与膀胱相表里，肾主先天之气，主藏精，膀胱经左右数值最高显示阴阳两虚（血气两虚），膀胱经血气两虚说明肾精虚亏。先天之气亏损势必影响脾的后天运化，故使脾经、肾经左右数值失调，由于肾精虚亏而造成心肺肝阴虚化火，故使肺经、大肠经、心经、小肠经、心胞经、三焦经、肝经左右侧数值均失调，由此可见此无精症为肾虚亏证。

立法处方用药

宜滋养肾阴，温补肾阳。

药用：天冬90g、麦冬90g、沙参90g、玉竹90g、党参90g、北芪90g、五味60g、杞子90g、红枣90g、白术60g、白芍90g、熟地60g、生地60g、苁蓉60g、淫羊藿30g、附子60g、生牡蛎90g、女贞子90g、金樱子90g、首乌90g、锁阳90g、田七90g、人参90g、海龙90g、海马90g。浸酒十斤三个月后服用，早晚各服15ml。

注：无精症，一定要分清先后天所为，若诊为先天所为者是很难治理的，若诊为后天所致，还可一试。《临证会要》一书载有关于无精症之验案。

三．脾

脾镇黄庭，磨水谷以养四脏；职兼谏议，却生硬以辅心君；中理五气，运布于体面，上应两眉，荣通乎口唇；扁似马蹄，广三寸而长有五寸；膜连胃腑，重二斤三两，而散膏半斤；气痛膨胀水肿，久则右脐有痞；风羁瘫痪肉蠕，轻则四体不勤；肥甘热泛，口疮舌强，中消发疸；酒色虚羸，节缓肠癖，吐泻转筋，血瘕癥而卧立皆倦，手足冷而痰饮宜分。补以参芪苓术，泻必巴棱枳壳；凉以桅连滑石，温必香附砂仁。豆粟藿豖宜于病，饮食歌乐养其真。

注：黄庭——位于脐上仁寸处，非穴位。

职兼谏议——此言非出自《内经》可能后人以脾主思而推出。

脾应两眉——此言是相书之说法，与古人医论多有异之处。一般见两眉色青，则主风之痛，两眉痛亦多为肝之病所为。

顽固性口疮——据西医报道：某些顽固性口疮可能是白塞氏综合症之类，在脾脏旁沿往往有赘生物，当切除此物后，口疮不治而愈。据此，我们可以在脾俞穴用化脓灸法，以消除脾旁之癥块，从而达到治愈口疮的目的。若从药物治疗方面考虑，除常用泻心汤，甘露饮外，可适当加消积祛癥之药。

病例六：林东华，男，1970 年正月 25 日卯时出生，1982 年 12 月初发病；1982 年 12 月 30 日诊，现症，面色㿠白，唇焦口干，舌质淡，苔白，左脉弦弱，右脉细，体温 39℃，肝左叶肿大，形寒恶风。

井穴知热感度测定值

	左		右	
痰阻 ——	96	1LR28	7	
	3	2LR28	3	—— 热
	8	3LR126	7	
湿饮 ——	16	4LR126	22	—— 气虚寒
	9	LR115	10	
	6	6LR115	5	
	7	7LR39	7	
	7	8LR39	4	
	6	9LR17	20	气虚风寒
	4	10LR17	10	（同上）
	10	11LR410	8	
	10	12LR410	7	

数值分析

1. 肺经左右侧数值严重失调，左侧数为 96，右侧数为 7；脾经左右侧数值偏高，左侧数为 16，右侧数为 22；心胞经左右侧数值明显失调，左侧数为 6，右侧数为 20；三焦经左右侧数值失调，左侧数为 4，右侧数为 10；大肠经左右侧数值均为 3，是左右侧数值最低数。

2. 肺经左侧数为 96，显示有痰阻；大肠经左右数均为 3，显示热，由于肺与大肠相表里，以上数据说明患者肺阴虚化火而有痰阻，故产生唇焦，口干，右脉细，体温高之症，脾经左右数值偏高，显示脾气虚寒而挟湿饮，故面色皖白舌质淡苔白，心包经，三焦经左右数值失调显示风寒侵体，故左脉弦弱，形寒恶风，值得注意的是患者肝左叶肿大，故出现肺经、脾经、肝经、胆经等经脉出现数值失调现象，尤其是肺经的左右侧数值的严重失调及倒置现象及肝经，胆经左右侧数值的弱倒置现象，及脾经的左右侧失调现象都值得我们留意，因为在临床中，西医所诊断的肝病往往与中医的太阴脾、阳明肺有关。

注意：在井穴知热感度测定值中，正常人的左侧数值往往低于右侧数值；皆因左主升，右主降，左侧井穴知热度感应比右侧灵敏。若遇到左侧数值高于右侧数值的现象，就属于不正常态，即病态或病变，故称之为倒置现象。

立法处方用药

宜滋补脾肺，化痰湿，祛风寒。

药用：北芪15g、党参15g、白术10g、白芍15g、枳实10g、鸡内金12g、归身10g、鳖甲12g、玉竹15g、沙参15g、细辛5g、麻黄5g。

病例七：李坚，女，1980年7月6日下午2时30分左侧少腹刺痛。

井穴知热感度测定值

△	3	1LR28	1	——针鱼际泻火，牛大力，绣花针清热
	2	2LR28	2	
	2	3LR126	2	
	2	4LR126	2	
	2	5LR115	1	
	1	6LR115	2	
△	4	7LR39	5	——五指牛奶补气化湿
	2	8LR39	3	
△	2	9LR17	1	——茅莓根，救必应清热，针内关泻火
	1	10LR17	2	

△ 2 11LR410 1——针阳陵泉泻火，牛大力、绣花针

2 12LR410 2

数值分析

1. 肺经左右侧数值明显失调，左侧数为3，右侧数为1；脾经左右侧数值为最高数，左侧为4，右侧为5，心包经，胆经左右侧数值失调，它们的左侧数均为2，右侧数均为1。

2. 从肺经，心包经，胆经左右侧数均为1看出为相火旺之象，因中医认为：君火布于左，相火布于右之故，故可诊为少阳本证。但值得注意：脾经左右侧数值均显最高，说明脾气虚而有湿饮，故治疗上应加以注意。

立法处方用药

宜清热泻少阳火，健脾祛湿。

药用：牛大力30g、绣花针30g、茅莓根30g、救必应30g、五指牛奶30g。

针鱼际泻火，针内关泻心包经火，针阳陵泉泻胆火。

注：患者于1977年7月初曾出现肾绞痛，后经医院拍片确诊为左肾上盂有一颗象绿豆大小结石。现左侧少腹刺痛应考虑是尿道结石引起，故用五神汤及针右侧鱼际、内关、阳陵泉三穴泻其相火，缓解其痛症，患者在下针后5分钟刺痛缓解，后煎药服用，半小时后痛解。之后每天用芒果核四枚煎水当茶饮，一个星期后排出两颗类似二分之一小碎米粒状结石。由此例可见："左病右治知高下，以意推经广按模"。

十七世纪以前，人们无法研究连续的事件，只是在十七世纪以后，由于牛顿和布尼兹的微积分产生，人们才能研究连续的事件。人一生得的疾病可以用一条曲线连续，如此可将人的疾病放入数学范畴，放入坐标系中。1972年内勒汤姆创立灾变理论，以研究不连续事件的发生。这一学说的创立，给物理、医学等广泛之领域开辟了新的纪元，此对于医学的研究意义尤大。

病例八：冼均良，男，1952年八月初二上午8时出生，1980年7月10日诊；自诉6月28夜3点后，小便刺痛，形寒发热。现症同上，脉搏108次/分。

井穴知热感度测定值

△	2	1LR28	1	热：生石膏 知母 黄芩 大黄
△	1.5	2LR28	1	
	1	3LR126	1	
	1	4LR126	1	
	1	5LR115	1	
	1	6LR115	1	
	2	7LR39	3	—— 气虚：附子、细辛、茯蓉
	1	8LR39	1	
风温上亢	1	9LR17	1	白芍、甘草
	1	10LR17	1	
	1	11LR410	1	
	1	12LR410	1	

数值分析

1. 肺经左侧数为2，右侧数为1；大肠经左侧数为1.5，右侧数为1；膀胱经左侧数为2，右侧数为3，是右侧数值最高数，其余脏腑经左右侧数均为1.

2. 从整体脏腑左右侧数值来看，显示患者君相两火旺，中医认为："少阴、少阳火化施于阳明，使阳明燥化"。故产生肺经，大肠经左右数值出现弱倒置现象。阳明主降主合，阳明燥化太过而影响降与合的功能；膀胱经右侧数为3，是右侧数值最高之数，显示膀胱气虚寒，太阳膀胱经主开，膀胱经气虚寒而使开不正常，再加上阳明的降合不正常，故产生该开不开，该降不降，而合得太过的现象，故产生小便刺痛，形寒发热症，应诊为：阳明燥化，合太阳寒化之证。

出生时相及发病时时相分析

1. 1952 年乃壬辰年，八月初二为四之气，早上 8 时为少阳病剧时，故其出生时象为：主运为木太过；太阳寒水司天；太阴湿土在泉，主气太阴湿土，客气厥阴风木，用数码时相框架表之为：

39	
410	
410∧	
126	
126	17

2. 1980年乃庚申年，新历7月10日为三之气，夜3点后为阳明病极时，故其发病时时象为：主运金运太过，司天少阳相火，在泉厥阴风木，主气少阳相火，客气少阳相火，用数码时相框架表之为：

17
17
28∧
17
410

从出生时相看出患者禀气寒湿，与足太阳膀胱经测定数值相符；发病时之时相看出时值以火燥为主之气与整体左右侧数值均显小之象相符。

立法处方用药

《金匮》云："胁下偏痛，发热，其脉弦紧，此寒也，以温药下之，宜大黄附子汤"。《本草经》云："肉苁蓉治男子茎中痛"；"淫羊藿治女子阴户痛"。故用药宜用既温且寒。

药用：生石膏15g、知母15g、黄芩8g、大黄3g、附子3g、细辛3g、苁蓉15g、白芍15g、甘草6g。

注：淫羊藿、肉苁蓉两味药可治泌尿系统的疼痛症状，凡有肾虚的男女阴中痛均可选用。

四. 胃

手阳明胃经，胃号太仓，俗呼为肚。上透咽门食管，而受其所吞，曲接小肠，而传其所腐，容三斗五升，而留亦如之；长二尺六寸，而大一尺五。形验于胭而浓薄不同；气通于口，而脉息是主。清升浊降，六腑大源；食化饮消，五脏安堵，风中口喎喉痹，颈汗膈塞腹大，或时目黄目泣，气逆喘急不卧，食胀妨闷呕哕，或时痛心痛乳，热恶炎气，腋肿口渴流涎，甚则登高发狂，虚恶木音，呵噫腹响胫枯，甚则身弹腰俯，冷则振寒鼓颔，翻胃吐清，血瘀鼻衄肠风，洒瘸食蛊，巴豆大黄立泻，石膏连翘颇凉，丁香豆蔻从温，白术山药最补，水荣谷卫，脾胃相通，春实秋虚，阴阳逆忤。

注：胃气强者，腓肠肌发达；胃气弱者，腓肠肌相对不发达。

气通于口，而脉息是主——此条文时人往往不引起注意。经云：“胃之大络，名曰虚里，其动应衣”。可见现代医学所指的心有时是指中医之胃。因此当手阳明胃经出现严重之比例失调时，可考虑为心脏病。当然应配合手厥阴心包经更为全面。

《神农本草经》云：“麦冬，益胃气，补虚里，治羸瘦心悸”。喉痹、颈汗——颈汗大多为胃热之症，以清胃养阴即可愈之，故可用麦冬治之。

狂躁型精神病——湖南中医学院以将军汤（大黄 4 两 ~ 2 斤）治疗狂躁型精神病，疗效颇显。玉竹一斤，熟地二斤，大黄十斤。此是古人之用量，可见古人善用大剂量药物。《石室秘录》作者陈士铎记载用黄柏、知母各一斤治痿证一剂而起。而《辨证奇闻》作者傅青主对痿证用牛尾 1 条，杜仲 2 两，三花酒 3 斤文火煎服，有奇效。可见：如遇到由于少阳相火太过，阳明燥化造成的即热证引起的痿证，可考虑用泻相火、肺火的药物，如上方的黄柏、知母这类药物来治疗。如遇到是由于脾肝肾虚证的痿证，可考虑用补脾肝肾的药物来治疗，如上方的牛尾、杜仲这类药物。《可乎可医案》记载治疗偏枯用虎骨 4 两 ~ 半斤，白花蛇半斤，熟地、苁蓉、淫羊藿 2 ~ 4 两，此方亦属治疗由于脾肝肾虚证的痿证之方剂。

胫枯——足阳明胃经与胫骨关系密切，为阳明所主。

春实秋虚——阳明宜春夏实，秋冬虚；太阴宜春夏虚，秋冬实；反之则为病。

病例九：冼主任舅妈，食道不适，进行性消瘦。1980 年 8 月 3 日申时诊。

井穴知热感度测定值

左侧标注	左侧	穴位	右侧	右侧标注
痰湿——	9	1LR28	12	气虚（12、11）
阴虚——	5	2LR28	11	
君火旺——	2	3LR126	4	
	8	4LR126	8	
	6	5LR115	8	
	5	6LR115	5	
血虚阴虚——	11	7LR39	6	
	5	8LR39	10	—— 气（阳）虚
	4	9LR17	7	
君火旺——	3	10LR17	6	
	7	11LR410	4	—— 相火旺
	4	12LR410	4	

数值分析

1. 肺经出现左右侧数值最高数，左侧数值为9，右侧数值为12；大肠经，胃经、肾经、三焦经左右侧数值失调，其中大肠经的左侧数为5，右侧数为11；胃经左侧数为2，右侧数为4；肾经左侧数为5，右侧数为10；膀胱经、胆经左右数值失调与倒置，其中膀胱经左侧数为11，右侧数为6；胆经左侧数为7，右侧数为4。

2. 从肺经左右侧数值为最高数，显示肺气虚而挟痰湿，而肺由阳明所主，阳明主降、合，由于肺气虚而挟痰湿 ，使阳明不能主降、合，阳明气不降势必影响少阴，少阳的枢的作用，使少阴少阳枢纽开关失灵，而使脏腑中的少阴少阳处在太过与不及的临界状态，故造成大肠经、胃经、三焦经、膀胱经、胆经的左右数值失调现象，从而更影响阳明的合与降，厥阴的合与升，正如《内经》云："诸气膹郁皆属于肺"。

立法处方用药

宜补肺气，温化痰湿，清降阳明而调少阴；酸泻少阳火而调厥阴升，使其升降合正常，故用乌梅川连泻少阳火；细辛温通少阴；生代赭石清降阳明火；旋复花，麻黄温化太阳湿，陈皮补肺气。

药用：旋复花12g、麻黄3g、生代赭石12g、半夏12g、陈皮12g、白术6g、细辛3g、川连3g、乌梅3枚。

患者连服四剂而愈，后因食鲤鱼而致病复发，亦以此方治愈。

病例十：黄良宁，男，1938年闰七月十六日出生，1980年7月22日上午巳时扭伤腰部，疼痛难以俯仰，1980年8月4日上午9时来诊。

井穴知热感度测定值

3	1LR28	2
3	2LR28	2
4	3LR126	3
5	4LR126	5
2	5LR115	1.5
3	6LR115	1.5
血虚——4	7LR39	2
2	8LR39	4——气虚
2	9LR17	2
2	10LR17	1.5
3	11LR410	5
血瘀——36	12LR410	4

数值分析

1. 足厥阴肝经左侧数值为36，右侧数值为4，显示左右数值严重失调及倒置；足太阳膀胱经左侧数值为4，右侧数值为2，显示左右侧数值失调及弱倒置；足少阴肾经左侧数为2，右侧数为4，显示左右数值失调。

2. 从肝经左侧数值看出肝经血瘀；膀胱经、肾经的左右数值看出，膀胱经、肾经血气升降失调；而“肝主督脉”，腰部正处于肾俞与膀胱俞之间，肝经血瘀，使督脉气血运行受阻，而影响膀胱经、肾经气血升降运行，以致腰部疼痛难以俯仰，故诊此腰部扭伤乃为督脉损伤。

立法处方用药

宜活血化瘀，疏通督脉。

药用：当归30g、白芷10g、川芎30g、桃仁10g、升麻10g、大黄10g、香附4g、台乌4g水煎服，连服七剂而愈。

注：肝主督脉，腰部扭伤乃督脉损伤。川芎、当归、白芷乃止痛之良药，加闹羊花则为麻沸散。对肝气虚者用北芪时加柴胡，肝血亏虚者用当归时可加升麻，以增强它们补血之功效。但值得注意的是，腰伤虽然都会伤损督脉，但应诊断清楚是何经受损，再以调治该经的药用治理方可，不是凡属腰部损伤就用上方治理。

如：一患者由七米高处掉下，腰痛剧烈，大便秘，三日不减，测井穴知热感度数值，结果其手太阴肺经右侧数值为120，是整体数值明显大的数值，故诊为肺气伤滞，故以陈皮行滞，配以白术，白芷加强其运行气血之功用。药用：陈皮120g、白术90g、白芷90g、果一剂而愈。本方是以橘皮竹茹汤化裁而来，而橘皮竹茹汤是源于《验方新编》，作者包相敖，此书是几千年来广西所出的唯一的一本医书，包相敖乃广西武宣县人。

病例十一：亚崩，男，西医诊：中心性视网膜炎。1980年7月10日来诊。

井穴知热感度测定值

4	1LR28	6	气虚
3	2LR28	6	
4	3LR126	6	
4	4LR126	8	
3	5LR115	3	
3	6LR115	4	
阴虚 —— 16	7LR39	5——化火	

5	8LR39	5	
4	9LR17	4	
3	10LR17	3	谋虑过度三者化火
4	11LR410	3	
5	12LR410	3	

数值分析

1. 大肠经，脾经左右侧数值明显失调，大肠经左侧数为3，右侧数为6；脾经左侧为4，右侧数为8；膀胱经左右侧数值严重失调及倒置，左侧数为16，右侧数为5；肝经、胆经左右数出现弱倒置，胆经左侧数为4，右侧数为3；肝经左侧数为5，右侧数为3。

2. 由于中医脏腑的表里关系，所以从以上的大肠经，脾经的左右数值失调显示脾肺气虚，从膀胱经左右数值严重失调显示肾阴极虚而火化，由于肾阴虚火化而水不能涵木，故肝胆亦火化，故可诊为肾阴虚火化合肺脾气虚证。

立法处方用药

宜滋养肾水，涵肝木降虚火，补脾肺。

药用：水鱼一只，党参2两，煲汤服用，每周一次。

验方推介：

（1）水鱼一只——健脾滋阴补肾，党参2两——健脾补脾肺气，每周服一次至病愈。许多内障眼疾用此方都可愈，若热证者加服川连水。此患者即以此方治愈。

（2）苏叶四分、川连三分治顽固性呕吐，若遇各种药物难治其呕者，则以该方治之，此方是孙思邈之方。分析：苏叶可温脾温胃温肺，肺胃受寒气逆而呕，故用苏叶使阴入阳，而川连则使阳入阴以降逆，故此方是专治阴阳相隔之呕吐。

（3）川连1g、五味子2g、煮沸1～2分钟即可，蜜糖一匙冲服，治相火旺之呕吐。由于川连能使阳入阴以降逆，五味子泻肺热（咽喉主要从肺、胃、肝之气）故川连五味子相配治疗肺胃肝相火旺而造成升降失调的呕吐。

病例十二：潘杰，男，1961年9月28日戌时出生。西医诊为：十二指肠球部溃疡。1980年7月12日申时诊。

井穴知热感度测定值

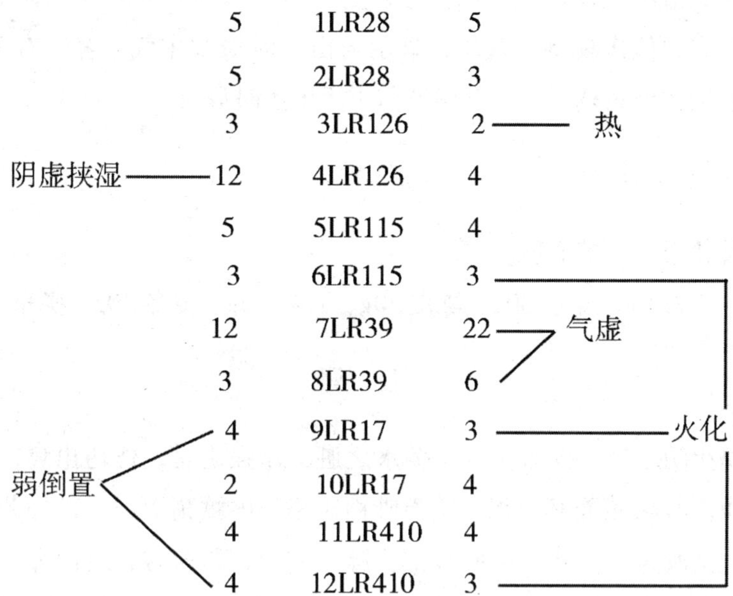

数值分析

1. 脾经左右侧数值明显失调及倒置，左侧数为12，右侧数为4；膀胱经左右侧数值均高，左侧数值为12，右侧数值为22；肾经左右侧数值失调，左侧数为3，右侧数为6；三焦经左右数值失调，左侧数为2，右侧数为4；大肠经、胃经、心经、心包经、肝经左右数值均出现弱倒置现象。

2. 从脾经的左右侧数值看出脾阴虚而挟湿，从膀胱经，肝经的左右数值看出肾气虚。经云："胃之大络共动虚里"。从数值分析看出患者手阳明胃经左右数值出现弱倒置，此乃心脏受损之征，手厥阴心包经亦出现弱倒置，这又一证明"何时出生，则在何条经络出现病变"这一论点。该患者乃戌时生，故有手厥阴心包（实际心脏）出现病变，患者乃十二指肠球部溃疡及心脏病人；病人是在辛丑年五之气戌时出生，其出生禀赋是：主运是水不及；司天是太阴湿土，在泉是太阳寒水，主气是阳明燥金，客气是阳明燥。时辰是厥阴病极时，从经络测定值看出：足太阴脾经左右数值明显失调，显示阴虚挟湿症与司天有关；足太阳膀胱经，足少阴肾经左右数值显示虚寒证与主运、在泉有关；手阳明大肠经，足阳明胃经左右数值出现弱倒置现象，显示与主气、客气有关；手少阴心经左右侧数值出现弱倒置现象，显示与主运、在泉有关；手厥阴心包经，足厥阴肝经左右数值出现倒置现象，显示与出生时辰及主气，客气有关；手少阳三焦经左右侧数值失调，显示气虚证与主运出生时辰有关。

立法处方用药

宜健脾化湿，滋养心脉。

药用：人参9g、党参30g、陈皮30g、丹参30g、麦冬30g、炙草30g。

五．肾

肾乃是少阴之经，少血多气，癸水之脏，作强之官，伎巧出焉，其旺于冬，封藏之本也。其味咸而其色黑，其声呻而志恐，内藏精而藏志，外荣骨而荣鬓，其候在腰，其液为唾，开窍于两耳部，脉在左尺，是脏也，对门命，一而为二，左名肾，男子以藏精，右命门，女子以系包，元气之根，精神之舍，受病同归于膀胱，诊候两分于水火，实则脉实，小腹胀满，而腰背急强，便黄舌燥者，泻肾汤可以广推。虚则脉虚，气寒阴痿，而言音混浊，胫弱脉代者，苁蓉散宜加寻讨。

肾气不和腰胁痛，散号异香。阳经郁滞背肩疼，汤名通气。腰痛散八角茴香。精泄末一升韭子。气滞腰疼堪顺气，血凝臂痛可舒经。

注释：1. 少血多气——此经循行之路宜针，不宜放血。因少阴肾经少血多气之故，足阳明胃经，足太阳膀胱经则不同，是多血少气之经，故可以放血治疗。

2. 癸水之脏——癸在天干属火，天癸即天火，是一种天的信息，但其要作用于肾方能发生作用。

3. 作强、伎巧——均是指性交之动作。作强指男，伎巧指女，故有伎女之称。

4. 门命，一而为二——门命虽为一，但关系到两个脏，即一为右肾，一为心包，这是明代医家之见。

5. 女子以系包——指女子生殖系统以子宫为主，子宫发育正常与否与肝气相关。而女子月经主要与肝之相火相关，相火虚衰则不能推动月经来潮，出现经来量少、经期推后，甚则闭经之证。

6. 气寒阴痿——其说有二，一言男子之阳痿，一为女性之性功能衰退。

7. 血凝臂痛可舒经——通过手厥阴心包经与臂相通，由此可见命门上通心包，下通右肾；门命一而为二也。皆因乾坤立运行，乾者父也，坤者母也，坎离交而万物生。

病例十三：刘芳，男，1980 年 9 月 23 日下午酉时左腿膝关节内侧撞伤，是夜 11 时胃中脘胀痛，即测经络。

井穴知热感度测定值

3	1LR28	2
2	2LR28	3
3	3LR126	3
虚火——1	4LR126	4——气虚（阳虚）
3	5LR115	2
3	6LR115	2
7	7LR39	7
8	8LR39	5
2	9LR17	2
虚火——10	10LR17	4——阳虚
7	11LR410	18——阳虚（少阳相火不及）
1	12LR410	1

数值分析

1. 足太阴脾经、手少阳三焦经、足少阳胆经左右侧数值均明显失调，其中脾经左侧数为 1，右侧数为 4，三焦经左侧数为 10，右侧数为 4；胆经左侧数为 7，右侧数为 18。

2. 由数据显示，脾经、三焦经、胆经均出现气虚寒证，即阳虚证，由于胆与三焦均属少阳经所主，少阳胆又与厥阴肝、少阳三焦与厥阴心包相表里的关系，厥阴主升，少阳为枢，少阳不及则使厥阴升不正常，而厥阴升不正常势必影响阳明的降，故可诊为肝脾不和所致胃中脘胀痛。

立法处方用药

本案以针灸治愈。

病例十四：冯秀莲，女，1943 年农历 6 月 12 日卯时出生，九年前（1973 年）产后发黄，1982 年 11 月病复发。

井穴知热感度测定值

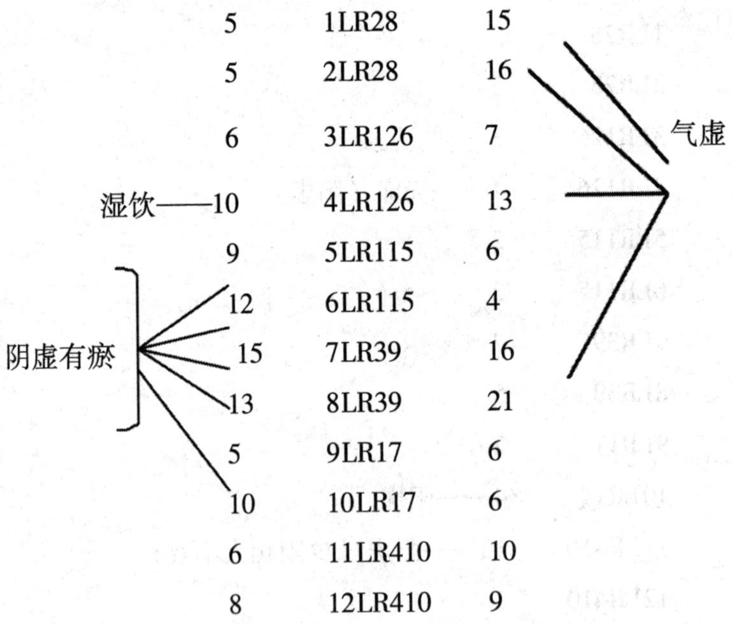

数值分析

1. 肺经、大肠经左右数值失调，肺经左侧数为 5，右侧数为 15；大肠经左侧数 5，右侧数为 16；脾经、膀胱经、肾经左右侧数值显偏高或最高之数，脾经左侧数为 10，右侧数为 13；膀胱经左侧数为 15，右侧数为 16；肾经左侧数为

13，右侧数为21；小肠经左右侧数值明显失调及倒置，左侧数为12，右侧数为4；三焦经左右侧数值倒置，左侧数为10，右侧数为6。

2. 从肺经、大肠经的经络测定数值看出，肺气虚；从脾经数值看出，脾气虚而挟湿；从膀胱经、肾经数值看出肾阴阳两虚；从小肠经数值看出小肠经阴虚火旺，此与太阳膀胱经阴虚有关；从三焦经数值看出，三焦经阴虚火化，此与肾经、膀胱经阴阳两虚有关；心经左右侧数值显示，心经阴虚血瘀与肾阴阳两虚有关。中医认为：女子孕育生产后代与先后天之气密切相关，患者九年前产后发黄，说明患者由于孕育生产后代而亏损了先后天之气，从而使肺气虚及，因肺主气、主节、主皮毛，而肺金由脾土所生，肾水又由肺金所生，由于脾土虚不能生金，肾水虚更耗肺金，故肺气虚极而皮肤发黄。而今病复发，从以上的经络测定数值分析看出患者肾阴阳两虚，脾气虚而挟湿，肺气虚，心与三焦阴虚血瘀。中医认为：肾主先天之气，脾主后天血气运化，现患者肾阴阳两虚说明先天之气亏虚严重；脾气虚而挟湿，显示后天血气运化受阻，而心与三焦阴虚血瘀之症及肺气虚之症，皆因先后天之气亏损严重而造成，故诊为：脾肾亏虚证。

立法处方用药

滋补脾肾，温通经脉，化瘀祛湿。

药用：沙参15g、玉竹15g、天冬15g、麦冬15g、党参15g、生地15g、当归3g、川芎9g、苁蓉15g、淫羊藿6g、附子15g、桂枝15g、麻黄5g、细辛3g、枳实9g、茯苓15g、白芍15g、生牡蛎15g、龙骨15g。水煎服，连服七剂，每天用上药渣加艾叶煲水外洗，果一星期后黄退。

六．膀胱

膀胱乃是太阳之经，多血少气，名玉海而津液藏，号都州官，而气化出，重九两二铢而广九寸，量九升九合而其气嗞容，候在耳中，脉居左尺，是脏也，实则脉实，病脏转不得，小便苦烦满，难旋俛仰，药用寒凉利窍，石膏栀子蜜同煎，虚则脉虚，肠痛引腰背，难利屈伸，脚中筋紧急，耳鸣重听，木通生地黄芩，小便不利茎中痛，葶苈茯苓通草，肾大如斗，青皮荔枝核小茴香，胞转如寒，葵滑三般寒水石，冷热熨可利便难，屈伸导引和腰痛，风热相炙乎肿，服三白而立消，虫蚊咬著阴脬，用蝉退而即散，治病执方须达要旨，苦寒平升，甘辛平降，高者宜折，下者可举，求巧必事乎公输，求聪当字乎师曰贾。

注释：1. 足太阳膀胱经多血少气，故其病可以放血治疗，或其病多伤及血。

2. 玉海——非经典之称，可能是医家对其命名。

3. 石膏栀子蜜同煎——用蜜同煎的目的是可提高渗透力，以达到渗透性利尿之目的。

4. 虫蚊咬著阴脬——是肿囊（外肾）之病，可能为阴囊积液之类的疾病。

病例十五：王俊，女，1963 年 1 月 9 日寅时出生，自 13 岁初潮起痛经。1982 年 3 月 31 日初诊，痛经，胸闷吐涎、舌红。

井穴知热感度测定值

	4	1LR28	3	
	3	2LR28	2	
虚火——	2	3LR126	4	
寒湿——	11	4LR126	4	
	2	5LR115	3	
虚火——	1	6LR115	3	
	51	7LR39	23	
虚寒	13.	8LR39	6	
	3	9LR17	3	
	4	10LR17	3	
	7	11LR410	15	气郁结
	7	12LR410	17	

数值分析

1. 胃经、脾经左右侧数值失调，胃经左侧数为 2，右侧数为 4；脾经右侧数为 11，右侧数为 4；小肠经左右侧数值明显失调，左侧数为 1，右侧数为 3；膀胱经、肾经左右数值失调及倒置，膀胱经左侧数为 51，右侧数为 23；肾经左侧数为13，右侧数为6；胆经、肝经左右侧数失调，胆经左侧数为7，右侧数为15；肝经左侧数为7，右侧数为17。

2. 从胃经、脾经左右侧数值看出，脾胃寒热不和且挟湿饮，故胸闷、呕吐涎沫；从小肠经左右侧数值看出小肠君火旺（虚火）故舌红；从膀胱经，肾经左右侧数值看出由于寒入血室而致相火旺，使胆经肝经左右侧数值失调而致肝气郁结横逆，故少腹痛。由上数值分析此乃寒热错杂，气血以结之症。

立法处方用药

《伤寒论》曰："头痛、吐涎沫者，吴茱萸汤主之"。故以吴茱萸汤治其寒，疏其郁结，以泻心汤泻其热。

药用：吴萸6g、干姜3g、大枣7枚、党参30g、川连3、黄芩6g、北芪30g、香附10g、炙甘草3g。

注：此患者服药后第二次月经来潮再无疼痛，随访至今无复发。但服药后一段时间曾出现牙龈变黑，此是香附过于温躁之故。

病例十六：罗连萍，女，闭经两月，现症：心悸、头晕，肢体无力。

井穴知热感度测定值

	5	1LR28	7	
	5	2LR28	2	热
	5	3LR126	8	
	4	4LR126	8	虚寒
	3	5LR115	2	
阴虚血瘀	10	6LR115	4	
	3	7LR39	12	气虚寒
	11	8LR39	8	
	3	9LR17	3	
	3	10LR17	4	
阴虚血瘀	11	11LR410	15	气虚寒

6　　12LR410　　9

数值分析

1. 大肠经、小肠经左右侧数值失调及倒置，大肠经左侧数为5，右侧数为2；小肠经左侧数为10，右侧数为4；脾经、膀胱经左右侧数值失调；脾经左侧数为4，右侧数为8，膀胱经左侧数为3，右侧数为12；肾经左右侧数值倒置，左侧数为11，右侧数为8；胆经左右侧数值高，左侧数为11，右侧数为15。

2. 从数值分析看出：脾气虚寒，脾主后天血气运化，主四肢，脾气虚寒故四肢无力；由于脾与胃的表里关系，脾气虚寒亦使胃阳虚弱而虚火升。经云："胃之大络，名曰虚里，其动应衣"。故心悸，大肠经热致阳明燥化，使阳明合得太过而不能降；膀胱经气虚寒，小肠经、肾经阴虚血瘀，胆经相火不及（气虚寒）而血瘀，而膀胱经与小肠经均属太阳所主，又由于肾与膀胱的表里关系，故可显示肾血气（阴阳）虚亏；而太阴脾、太阳肾都主开，现脾肾虚亏，故不能主开；肝与胆相表里，故胆经的相火不及亦使厥阴肝气虚而血瘀，厥阴主升，主合，肝气虚而使气血合得太过而使升不及，故头晕。又由于女子以肝气为先天，肝气虚而血瘀，势必影响月经来潮，故此人闭经是由于脾肾虚寒、阳明燥化合得太过，厥阴寒化合得太过而造成。

立法处方用药

宜滋补脾肝肾，温化瘀血，清润肺火。

药用：黄芩5g、柴胡3g、半夏10g、沙参30g、玉竹20g、熟地20g、苁蓉20g、淫羊藿5g、红花10g、甘草1g、大枣7枚、川芎3g、细辛1g、蔓荆子3g。

七．三焦

三焦，如雾、如沤、如渎，虽有名而无形；主气、主食、主便，虽无形而有用。发为无根之相火，寒热异常，位寄膻中与血海，男女相共。募在石门，真元会合以始终；腑在气冲，水谷资胃以传送，升中清，降下浊，造化出纳无穷；养精神，柔筋骨，襟怀喜气若烘。虚则引气于肺，而中寒痞胀，甚则溺窘耳鸣；热则上结于心，而胸中烦满，甚则口渴咽肿。风若萦缠，小指次指作痛，血凝痿痹泣流，冷败汗多栗冻。泻心痹以去中焦之热，连柏猪牛相宜。补肺胃以济中焦之寒，参芪姜术可供。下热凉肝，荆防地皮剂皆轻，下寒温肾，附子补骨脂性重。噫！观三焦妙用，而后知脏腑异而同，同而异，分之则为十二，合之则为三焦，约而言之，三焦亦一焦也，焦者，元也，一元之气而已矣。

注释：1. 十二脏腑内，心与三焦是无形的。君火主神思，宰意识；相火则主宰罢极（即主宰、运动、技巧以及消化腐熟水谷等）。

2. 血海——此次之血海指肝脏。

3. 募——六腑气血汇聚之处，谓之募。

4. 俞——五脏气血沤聚之地，谓之俞。

病例十七：黄振春，男，西医诊为肺心病，1982 年 3 月 30 日中午 1 时 30 分来诊。证：舌质红、无苔、右关弦滑。

井穴知热感度测定值

痰——	17	1LR28	23	——肺气郁结
	7	2LR28	22	
湿	10	3LR126	8	
	16	4LR126	29	——脾气虚
心血瘀阻	6	5LR115	9	
	12	6LR115	13	——心气虚
阴虚血瘀——	15	7LR39	10	—— 气虚
	4	8LR39	6	
	5	9LR17	16	—— 气虚
	6	10LR17	8	
湿痰瘀血	32	11LR410	13	
	29	12LR410	8	

数值分析

1. 肺经左右侧数值偏高，左侧数为 17，右侧数为 23；大肠经左侧数值为 7，右侧数为22，显示左右侧数值明显失调；脾经左右侧数亦显偏高，左侧数为16，右侧数为29；小肠经，膀胱经左右侧数亦偏高，小肠经左侧数为12，右侧数为13；膀胱经左侧数为15，右侧数为10；心包经左右侧数值明显失调，左侧数为5，右侧数为16；胆经、肝经左右侧数明显失调及倒置，胆经右侧数为32，右侧数为13；肝经左侧数为29，右侧数为8。

2. 肺经左右侧数值显示，肺阴虚而痰阻，造成肺气郁结；大肠经左右侧数值显示，大肠气虚寒；小肠经左右侧数值显示血气两虚而血瘀，心包经左右侧数值显示，心包气虚寒；胆经左右侧数值显示，胆气虚而挟痰湿，肝经左右侧数值显示，肝气虚而血瘀。从中医脏腑表里关系看出患者的肺心病是由于脾气虚，肺气郁结而挟痰湿，心肝气虚而血瘀阻所造成。

立法处方用药

宜用二陈汤祛痰湿；甘麦大枣汤宣补脾肺；孔圣枕中丹补心阳化瘀阻；半夏红花竹茹柴胡补肝气祛瘀血。

药用：竹茹10g、半夏30g、枳实5g、陈皮5g、白术5g、大枣8枚、小麦15g、甘草6g、远志3g、菖蒲3g、生龙骨5g、生牡蛎5g、沙参20g、玉竹30g。

注：患者是于1982年初发病，来诊前三天病情加重，而患者发病初期的时相为：壬戌年初之气，其主运为木太过，司天为太阳寒水，在泉为太阴湿土，主气为厥阴风木，客气为少阳相火，此时易产生风火相煽而克金侮水及木克土之局面，使人易患脾肺虚挟痰湿，肾水亏虚及心肝气虚血瘀阻之病症。患者来诊时正值壬戌年二之气，其时相：主气为少阴君火，客气为阳明燥金，将其时相与经络数值测定分析对比，我们可以看到，肺经、大肠经显示出肺气郁结有痰湿与主气、客气有关；脾经显示脾气虚有湿饮与主运、司天有关；小肠经、膀胱经、心包经显示心阳虚心血瘀阻与主运、主气、司天有关；胆经、肝经显示肝气虚瘀血与主运、在泉、客气有关。

西医的肺心病在中医的角度来看，是先天之气受损，而影响后天的气血运化，使气血的开合升降失灵而造成的，而太阳肾主开，太阴脾主开，厥阴肝主合主升，阳明肺主合主降，故患者肺心病则与太阳肾、太阴脾，厥阴肝，阳明肺的病变有关。而1982年为壬辰年，是年的时相刚好与以上的太阳、太阴、厥阴有关，故可以肯定患者在82年内病情会有反复，所以嘱其注意调理，病情若有变化应及时治疗。

下附录跟踪治疗记录：

第一次：1982年4月17日，右脉浮弦，关部重按尤甚，左脉弦细。

井穴知热度测定值

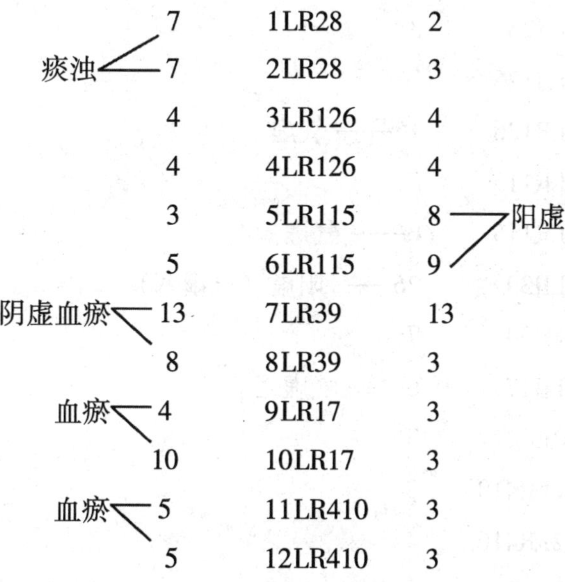

标注	左	经穴	右	标注
痰浊	7	1LR28	2	
痰浊	7	2LR28	3	
	4	3LR126	4	
	4	4LR126	4	
	3	5LR115	8	阳虚
	5	6LR115	9	阳虚
阴虚血瘀	13	7LR39	13	
阴虚血瘀	8	8LR39	3	
血瘀	4	9LR17	3	
血瘀	10	10LR17	3	
血瘀	5	11LR410	3	
血瘀	5	12LR410	3	

数值分析

1. 肺经、大肠经、三焦经、肾经左右侧数值明显失调及倒置，肺经左侧数值为7，右侧数为2；大肠经左侧数为7，右侧数为3；三焦经左侧数为10；右侧数为3；肾经左侧数为8，右侧数为3；心经左右侧数值失调，左侧数为3，右侧数为8；胆经、肝经左右侧数值倒置。

2. 从肺经、大肠经数值显示肺有痰浊，三焦经、心经、肾经数值显示，肾阴虚而心血瘀阻；胆经、肝经数值显示，肝血瘀。

立法处方用药

宜滋养肾水涵肝木，温化痰浊，活血化瘀。

药用：白术10g、陈皮10g、半夏15g、远志10g、酸枣仁10g、熟地20g、当归5g、川芎5g、党参15g、水菖蒲5g、苁蓉20g、淫羊藿10g。

第二次：1982年4月17日晚7时10分。

井穴知热感度测定值

	左		右	
痰湿——	5	1LR28	4	
	6	2LR28	3	
	4	3LR126	7	
	4	4LR126	15	——气虚
	3	5LR115	3	
君火旺虚火——	1	6LR115	6	——气虚
	7	7LR39	26	——阳虚（气虚寒）
阴虚血瘀——	12	8LR39	7	
	3	9LR17	6	——气虚
	3	10LR17	3	
血瘀——	3	11LR410	3	
血瘀╲	6	12LR410	4	

数值分析

1. 大肠经、肾经左右侧数值明显失调及倒置，大肠经左侧数为6，右侧数为3；肾经左侧数为12，右侧数为7；脾经、小肠经、膀胱经、心包经左右侧数值明显失调，脾经左侧数为4，右侧数为15；小肠经左侧数为1，右侧数为6；膀胱经左侧数为7，右侧数为26；心包经左侧数为3，右侧数为6；肺经肝经左右侧数值均显弱倒置。

2. 大肠经左右侧数值显示大肠热而挟湿；肺经左右侧数值显示肺有痰饮；脾经左右侧数值显示脾气虚；小肠经左右侧数值显示小肠君火旺（阴虚火旺），及气虚；膀胱经左右侧数值显示膀胱气虚寒（阳虚）；肾经左右侧数值看出肾阴虚而血瘀阻；心包经左右侧数值看出心包气虚；肝经左右侧数值看出肝血瘀阻。

由于脏腑的表里关系，故可诊为肾阴阳两虚，脾气虚而挟痰湿，心阳虚而血瘀阻，肝阳虚而血瘀。

立法处方用药

宜滋补脾肾养肝温心，通经祛瘀化痰湿。

药用：熟地30g、苁蓉30g、淫羊藿10g、白术10g、陈皮10g、远志10g、水菖蒲10g、元肉10g、川芎3g、当归3g、乳香3g、没药3g、党参15g、甘草3g、大枣8枚。

第三次：1982年5月3日来诊。

井穴知热感度测定值

痰湿	7	1LR28	2	热
	7	2LR28	3	
	4	3LR126	4	
	4	4LR126	4	
	3	5LR115	8	气虚
	5	6LR115	9	
阴虚血瘀	13	7LR39	13	气虚寒
	8	8LR39	3	
	4	9LR17	3	
	10	10LR17	3	
	5	11LR410	3	
	5	12LR410	3	

数值分析

1. 肺经、大肠经、肾经、三焦经左右侧数值明显失调及倒置；肺经左侧数为7，右侧数为2；大肠经左侧数为7，右侧数为3；肾经左侧数为8，右侧数3；三焦经左侧数为10，右侧数为3；膀胱经左右侧数值均为13，是整体左右侧数值最高数；心经左右侧数值失调，左侧数为3，右侧数为8；心包经、胆经、肝经左右侧数值出现弱倒置现象，心包经左侧数为4，右侧数为3，胆经左侧数为5，右侧数为3；肝经左侧数为5，右侧数为3。

2. 从肺经、大肠经左右数值显示肺热而挟痰湿；心经、膀胱经、肾经左右侧数值显示肾阴阳两虚而血瘀阻；心包经、三焦经、胆经、肝经左右侧数值显示，肝阴虚血瘀而阳亢，故可诊为肾阴阳两虚，肺热痰湿，肝阴虚阳亢血瘀。

立法处方用药

宜滋阴补肾、养肝、清肺热、通化痰浊，活血祛瘀。

药用：杞子30g、党参30g、远志10g、水菖蒲10g、醋半夏4g、良姜2g、乌梅3g、北芪20g、黄精30g、生龙骨10g、生牡蛎10g、柴胡3g。

第四次：1982年8月17日来诊。

井穴知热感度测定数值

左侧标注	左	穴位	右	右侧标注
痰湿（1～4）	5	1LR28	12	气虚（1～4）
	5	2LR28	12	
	5	3LR126	6	
	11	4LR126	13	
	4	5LR115	5	
	2	6LR115	2	
瘀血——	8	7LR39	6	
君火旺——	1	8LR39	7	——阳虚
	3	9LR17	3	
	3	10LR17	9	肝气郁结（10～12）
阴虚血瘀（11～12）	6	11LR410	3	
	13	12LR410	8	

数值分析

1. 肺经、大肠经左右侧数值失调；它们的左侧数均为5，右侧数均为12；

脾经左右侧数值均显最高数，左侧数为11，右侧数为13；肾经左右侧数值严重失调，左侧数为1，右侧数为7；三焦经、胆经左右侧数值明显失调，三焦经左侧数为3，右侧数为9；胆经左侧数为6，右侧数为3；膀胱经、胆经、肝经左右侧数值均现倒置之象。

2. 从肺经、大肠经、脾经左右侧数值显示，脾、肺气虚而挟痰湿；膀胱经、肾经、三焦经显示肾阴阳两虚，心阳虚而血瘀；三焦经、胆经、肝经左右侧数值显示肝气郁结而血瘀。故可诊为：肾阴阳两虚，心肝脾肺气虚，血瘀阻挟痰湿。

立法处方用药

宜滋阴补肾养肝，补脾肺养心，温化痰湿，活血化瘀。

药用：陈皮10g、白术10g、党参15g、细辛3g、川芎3g、当归3g、白芍10g、柴胡3g、北芪20g、大枣8枚，枳实10g、炙草3g。

病例十八：邓菊英，女。西医诊：震颤性麻痹（帕金森综合征）。1982年4月3日诊。

井穴知热感度测定数值

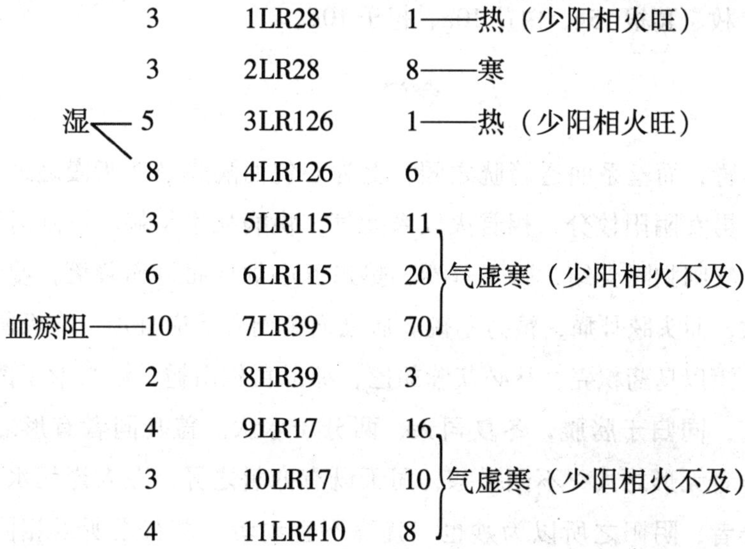

	3	1LR28	1——热（少阳相火旺）	
	3	2LR28	8——寒	
湿	5	3LR126	1——热（少阳相火旺）	
	8	4LR126	6	
	3	5LR115	11	气虚寒（少阳相火不及）
	6	6LR115	20	
血瘀阻——	10	7LR39	70	
	2	8LR39	3	
	4	9LR17	16	气虚寒（少阳相火不及）
	3	10LR17	10	
	4	11LR410	8	

3　　12LR410　　3

数值分析

1. 肺经、胃经左右侧数值明显失调及倒置，肺经左侧数为3，右侧数为1；胃经左侧数为5，右侧数为1；大肠经、心经、小肠经、膀胱经、心包经、三焦经、胆经左右则数值失调；大肠经左侧数为3，右侧数为8；心经左侧数为3，右侧数为11；小肠经左侧数为6，右侧数为20；膀胱经左侧数为10，右侧数为70；心包经左侧数为4，右侧数为16；三焦经左侧数为3，右侧数为10；胆经左侧数为4；右侧数为8；脾经左右侧数值倒置，左侧数为8，右侧数为6。

2. 从肺经、大肠经、胃经、脾经左右侧数值显示肺热，大肠寒凉，胃热，脾虚湿饮；心经、小肠经、膀胱经、心包经、三焦经、胆经左右数值显示它们均为气虚寒，即：少阳相火不及症。而以上的肺热，胃热均为相火旺所致，由此可见此病皆因少阳相火开关失灵所致。中医认为：君火主神思，宰意识，相火主运动、伎巧及腐熟水谷等。

立法处方用药

宜补肝肾，温心阳，通化瘀血，清肺热，泻胃火。

药用：党参25g、熟地20g、苁蓉20g、淫羊藿5g、柴胡10g、生牡蛎15g、甘草3g、大枣7枚、葛根15g、白芷10g、杞子10g。

八．命门

命门下寄右肾，而丝系曲透膀胱之间，上为心包而隔膜横连脂漫之外，配左肾以藏真精，男女阴阳攸分，相君火以系元气，疾病死生是赖。风则肘臂挛急，腋下肿红，气则胸隔支结，胁不舒泰，热逼五心烦，而目赤善笑，溲便亦难，虚乏四肢软，而头眩耳痛，精力不锐。血衰面黄而心下崩且烦，冷极阴痿，而肢体厥则痹，泻以乌药枳壳，补必苁蓉胡巴，凉以黄柏山栀，温必附子肉桂，抑又凝左右受病，同归于膀胱，冬夏司天，两分于水火。盖其同者有形之质，均属乎水，其异者无形之火，不同乎寒，司天既有寒暑之异，在人岂无水火之分？似同而实异者，阴阳之所以为妙也，宜静不宜动者，左右之所以相同也，叔和脉不立部，同断乎肾；丹溪图不尽意，妙存乎心。

注释：1. 脉经所言："命门配手右尺，男女阴阳攸分"，是言以脉试孕妇所怀之男女，右尺大为男，左尺大为女。

2. 心下崩——便血。

病例十九：某女，无痛性血尿，两脉重按有力，1982 年 5 月 9 日已时来诊：

井穴知热感度测定值

	4	1LR28	6	
虚火——	2	2LR28	4	
湿饮	4	3LR126	3	
	8	4LR126	5	
	3	5LR115	3	
虚火——	1	6LR115	4	
阴虚血瘀	8	7LR39	11	——气虚寒
	5	8LR39	3	
	3	9LR17	5	
	2	10LR17	2	—火
阴虚	10	11LR410	7	
	8	12LR410	5	

数值分析

1. 大肠经、小肠经左右侧数值明显失调，大肠经左侧数为 2，右侧数为 4；小肠经左侧数为 1，右侧数为 4；膀胱经左右侧数值偏高，左侧数为 8，右侧数为 11；脾经、肾经、胆经、肝经左右侧数值均出现倒置现象，脾经左侧数为 8，右侧数为 5；肾经左侧数为 5，右侧数为 3 胆经左侧数为 10，右侧数为 7；肝经左侧数为 8，右侧数为 5。

2. 大肠经左右侧数值显示大肠有虚火；胃经、脾经左右侧数值显示脾胃有湿饮；膀胱经，肾经、小肠经左右侧数值显示，膀胱气血两虚，肾阴虚；小肠阴虚化火；胆经、肝经左右侧数显示肝胆阴虚。中医认为：阳明主合主降，厥阴主合主升，太阳、太阴主开，少阴、少阳主枢。由于大肠有虚火而胃又有湿饮，所以影响阳明的合与降的正常动作，致阳明合不及而降太过；脾有湿饮则影响后天血气运化，而使太阴开得太过；膀胱经气血两虚及肾经阴虚，则使其纳气收血化精及津液封藏之功能下降，而使太阳开得太过；小肠经有虚火，肾经阴虚使心肾不交，而心肾不交则影响少阴枢的运作，胆经，肝经阴虚则致肝主藏血的功能又损，而肝为厥阴所主，厥阴主合主升，肝胆阴虚致血气的合与升不正常；胆经阴虚亦致少阳枢运作不正常。故此病是由于肾元亏虚使其纳气收血化精封藏之功能及津液封藏之功能下降，从而影响少阴、少阳枢的正常运作，致阳明合得不及而降得太过；厥阴升得不及合得不及，太阴、太阳开得太过而产生之血尿症。

立法处方用药

宜滋阴、补肾、养肝、健脾、化湿、清阳明火。

药用：葛根15g、生地15g、熟地15g、茜草10g、海螵蛸10g、阿胶10g、当归3g、沙参20g、白术10g、甘草6g、大枣8枚、党参15g、生牡蛎15g、龙骨15g。

注：患者在服头两剂药时，小便由浓茶色转淡茶色，但服第三剂后，第二天血尿加剧。

5月22日来诊：

井穴知热感度测定值

2	1LR28	2
1	2LR28	1
3	3LR126 1	
2	4LR126	4
1	5LR115	1
1	6LR115	1
2	7LR39	7

1	8LR39	3
1	9LR17	2
1	10LR17	1
2	11LR410	1.5
13	12LR410	2

数值分析

以上左右侧数值与5月19日测定数值对比，数值均明显变低，说明患者阴虚火旺。

立法处方用药

宜滋阴泻火。

药用：淮山30g、生龙骨18g、生牡蛎18g、海螵蛸18g、生杭菊9g、茜草6g、白头翁9g、真阿胶9g、龙胆草9g。

注：《医学衷中参西录》的理血汤，反映出张锡纯治血证常用龙癸（白花菜），龙癸有抗癌作用，故上方加龙癸90g，连服三剂，血尿消失。

病例二十：梁老师，男，早泄。

井穴知热感度测定值

3	1LR28	3
4	2LR28	2——热
虚火——1	3LR126	9
阴虚湿饮——16	4LR126	6
5	5LR115	3
4	6LR115	4
阴虚—21	7LR39	221——气虚寒（阳虚）
12	8LR39	7
2	9LR17	3

阴火——1	10LR17	4
5	11LR410	45——气虚
阴虚——9	12LR410	5

数值分析

1. 大肠经、脾经、肾经左右侧数值明显失调及倒置，大肠经左侧数为4，右侧数为2；脾经左侧数为16，右侧数为6；肾经左侧数为12，右侧数为7；胃经左右侧数值比例严重失调，左侧数为1，右侧数为9；膀胱经左右侧数值均为最高且严重失调，左侧数为21，右侧数为221；胆经左右侧数值明显失调，左侧数为5，右侧数为45；肝经、心经左右侧数值均倒置，肝经左侧数为9，右侧数为5；心经左侧数为5，右侧数为3。

2. 从大肠经、胃经、脾经左右侧数值显示，三者寒热不和而挟湿饮，膀胱经、肾经左右数值显示肾气虚之极而阴亦虚；膀胱经、肾经、心经左右侧数值显示肾阳极虚而心阴虚，造成心肾不交之症；胆经、肝经左右侧数值显示肝气虚，脏腑之功能主要是通过阳经来反映的，从以上的数值分析，我们可以看到左右侧数值最高为221，偏高为45，分别位于膀胱经、胆经的右侧，而它们的左右数值均显严重失调，又由于肾与膀胱相表里；肝与胆相表里的关系，故可看出患者是由于肝肾气虚，造成以上脏腑的左右数值失调及倒置的现象，而“肾者作强之官，封藏之本”，“肝主宗筋”，肝肾气虚则不能主筋作强，不能司封藏，故致早泄。

立法处方用药

宜补肝肾。药用大吐纳加北芪五味防风。

沙参15g、麦冬15g、党参15g、北芪30g、五味15g、防风15g、首乌30g、附子30g、熟地30g、苁蓉30g、淫羊藿6g、白术6g、茯苓10g、生牡蛎30g、龙骨30g、锁阳30g。

患者连服十五剂后好转并恢复正常。后嘱其将上方打粉，每天早晚各服10g，连服三个月，至今一切正常。

九．肝

肝乃是厥阴之经，多血少气，将军之官，谋虑出焉；罢极之本，魂所居也，两分七叶，色象春木繁荣；四斤四两，沉重庚金吸射，连隔膜而形有软坚，名血海而归于暮夜。风动筋脉蜷缩，胠满不便痈疽；气逆头顶眩痛，积肥杯覆胁罅。热争目赤惊狂，胁痛肢躁为疝，虚则关节不利，腰连脚弱多惧怕。血枯食至闻腥，痰冷遗溺吐泻。补以木瓜阿胶，泻必青皮芍药柴胡；凉以鳖甲菊花，温必木香肉桂半夏。纵怒过劳病之源，被发飧麻勿任霸。

病例二十一：戴祖旺，男，1927 年六月初六两交戌时出生。1952 年始咳，1981 年咳逆加重；1982 年3 月15 日（老历）吐血；1982 年12 月10 日来诊。现症：食后胃胀、气逆、咳逆、口干、六脉弦弱，右尽兼浮，舌质红，舌尖暗紫。西医诊：肺结核，肝大腹水。

井穴知热感度测定值

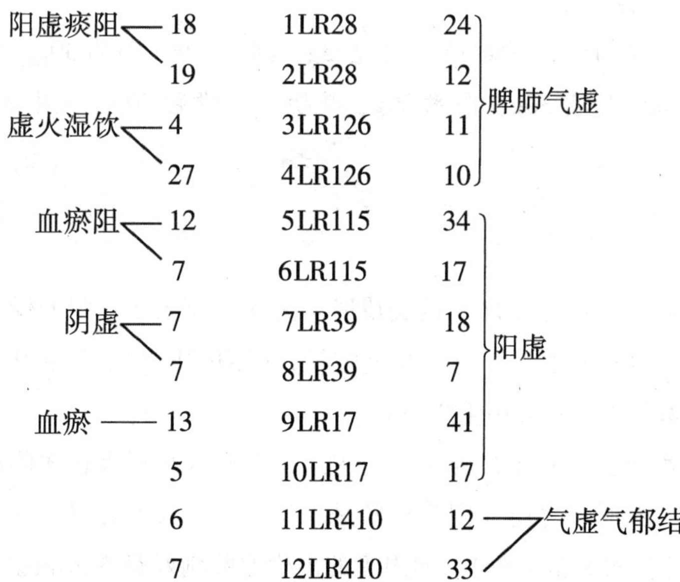

左侧辨证	左	穴位	右	右侧辨证
阳虚痰阻	18	1LR28	24	脾肺气虚
	19	2LR28	12	
虚火湿饮	4	3LR126	11	
	27	4LR126	10	
血瘀阻	12	5LR115	34	阳虚
	7	6LR115	17	
阴虚	7	7LR39	18	
	7	8LR39	7	
血瘀	13	9LR17	41	
	5	10LR17	17	
	6	11LR410	12	气虚气郁结
	7	12LR410	33	

数值分析

1. 胃经、心经、小肠经、膀胱经、心包经、三焦经、胆经、肝经左右侧数值均明显失调，胃经左侧数为4，右侧数为11；心经左侧数为12，右侧数为34；小肠经左侧数为7，右侧数为17；膀胱经左侧数为7，右侧数为18；心包经左侧数为13，右侧数为41；三焦经左侧数为7，右侧数为17；胆经左侧数为6，右侧数这12；肝经左侧数为7，右侧数为33；脾经左右侧数值失调及倒置，左侧数为27，右侧数为10；大肠经左右侧数值倒置，左侧数为19，右侧数为12，肺经左右侧数值均显偏高数，左侧数为18，右侧数为24。

2. 从肺经、大肠经、胃经、脾经左右侧数值显示，脾肺阴阳两虚而挟痰湿，胃阴虚火化；胆经，肝经左右侧数值显示肝气郁结；从心经、小肠经，膀胱经，心包经，三焦经左右侧数值显示心肾气虚而血瘀，由于胃有虚火，脾虚而湿饮，故现食后胃胀、口干、舌质红之症；肺虚而有痰阻兼肝气郁结，故气逆、咳逆；心肾气虚而血瘀阻，兼肝气郁结，故六脉弦弱，右尺兼浮，舌尖暗紫，由此可见 此病是由于脾肺虚弱，肝气郁结兼心肾两虚所致。

立法处方用药

宜补脾肺、疏肝、调补心肾。

药用：麻黄10g、桂枝15g、五味15g、干姜3g、细辛10g、芍药30g、甘草6g、半夏30g、陈皮30g、枳实30g、白术30g、柴胡3g、党参30g、大枣8枚、黄芪30g。

时相分析

1. 患者出生时相是：丁卯年三之气两交戌时。为木不及主运，阳明燥金司天，少阴君火在泉，少阳相火主气，阳明燥金客气，厥阴病剧时。显示其出生禀赋为火金相克，金木相克，木火相生之格局。

2. 患者病始发时相是：壬辰年，为木太过主运；太阳寒水司天；太阴湿土在泉，是年是木克土，木刑水之局（因为正常是水生木，水为木之母，木为水之子，但由于子太过则反过来刑克母），而患者的出生禀赋刚好是木火相生，火金相克，金木相克之局，遇木太过之年，则木火相生，风火相煽而使火更克金，况又因木克土使土不能生金，故金更弱而反受木侮，（正常是金克木，但由于金太弱，木太强，则会出现木侮金之象），使金更弱，故致病咳。（因肺属金，中医认为凡咳都与肺有关）。

3. 患者病加剧之年时相是：辛酉年，水不及主运；阳明燥金司天，少阴君火在泉。其司天、在泉与出生时相同，故更显火克金之象，使病加重。

4. 患者于 1982 年农历三月十五吐血之时相是：壬戌年二之气；与病始发年壬辰年岁会，故重现风火相煸克金，木克土使土不能生金，致金更弱而受木侮而咳逆；况又遇二之气，主气为君火，客气为燥金这种火克金之气象，故致吐血。

5. 患者来诊时时相是：壬戌年终之气，为木太过主气，太阳寒水司天，太阴湿土在泉，太阳寒水主气；太阴湿土客气。

6. 患者出生时相、来诊时相，与井穴知热感度测定值的经络数值分析对比发现：其肺虚、胃有虚火与出生禀赋有关；心气虚，肝气虚与出生禀赋及来诊时相有关；脾肾虚与来诊时相及久病有关。

病例二十二：王欣哥哥，1982 年 5 月 31 日诊：自诉于 1982 年 3 月 12 号晚 7 时出现心率早搏至 9 时（戌），其后每一、二、三日均有发作，伴胃气上逆。

井穴知热感度测定值

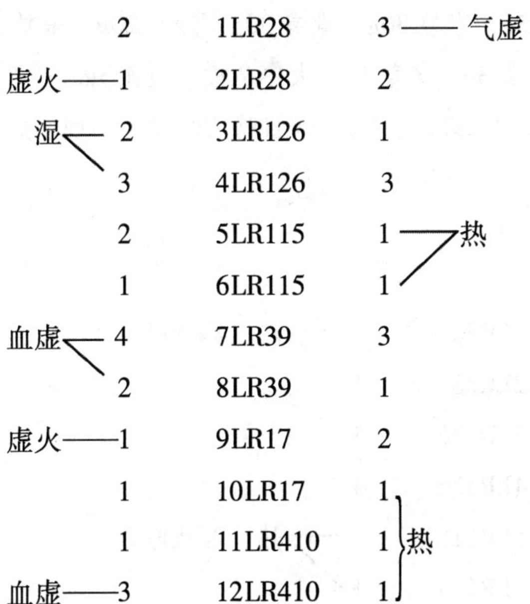

数值分析

1. 大肠经、心包经、左右数值失调，它们的左侧数均为1，右侧数均为2；胃经、肾经、肝经左右侧数值失调及倒置，胃经、肾经的左侧数为2，右侧数为1；肝经的左侧数为3，右侧数为1。

2. 从大肠经左右数值显示，大肠虚火旺；心经、肾经、心包经左右侧数值显示，心君、相两火旺而肾阴虚化火，故心肾不交；肝经左右侧数值显示肝热而阴虚，由于大肠经、胃经为阳明所主，大肠经君火旺，胃经湿热则影响阳明的合与降正常动作使阳明合得太过而不能降；心经、肾经左右侧数值显示心肾火盛而阴虚，致心肾不交，而心经、肾经为少阴所主，少阴为枢，心肾不交则致少阴枢的动作失灵；心包经、肝经左右侧数值显示，心包经君火旺；肝经相火旺而血虚，而心包经、肝经为厥阴所主，厥阴主升，由于相火旺令厥阴升不正常；故此病是由于心肾阴虚火旺而造成少阴枢失灵，导致厥阴升得太过，阳明合得太过而降不及所产生的早搏及胃气上逆之症。

立法处方用药

宜清泻君、相二火，调厥阴升、阳明降运作正常。

药用：旋覆花15g、生赭石15g、半夏30g、党参30g、沙参20g、玉竹20g、当归6g、白芍15g、熟地15g、干姜3g、炙草6g、大枣7枚、川连3g.。

患者服药三贴后上症好转，但于1982年6月16日晚戌时又再出现上症，是夜10点邀诊。

井穴知热感度测定值

阴虚痰湿——4	1LR28	1	热（相火旺）
1	2LR28	1	
虚火（君火旺）——1	3LR126	3	
湿饮——5	4LR126	4	
阴虚——3	5LR115	1	热（相火旺）
1	6LR115	1	

阴虚血瘀——5	7LR39	4	
2	8LR39	1	
阴虚血瘀——3	9LR17	1——热（相火旺）	
虚火——1	10LR17	2	
2	11LR410	2	
3	12LR410	3.5	

数值分析

1. 肺经、心经、肾经、心包经左右侧数值明显失调及倒置，它们的右侧数均为1，左侧数肺经为4，心经为3，肾经为2，心包经为3；胃经、三焦经左右侧数值失调，它们的左侧数均为1，右侧数胃经为3；三焦经为2，脾经、膀胱经左侧数均为5，右侧数均为4是整体左右侧数值最高数。

2. 肺经左右侧数值显示肺阴热挟痰湿；胃经左右侧数值显示胃阳虚而虚火旺；脾经左右侧数值显示脾虚而挟湿饮；心经、肾经、心包经左右侧数值显示相火旺（热）而血瘀阻；三焦经左右侧数值显示虚火旺（君火旺），膀胱经左右侧数值显示膀胱经血气两虚而血瘀。由于肺为阳明所主，肺热挟痰湿使阳明不能主降；胃气虚而虚火旺，致阳明更不能主降，况脾虚而挟湿饮，故呕逆；膀胱血气两虚，肾阴虚火化，显示肾元亏损，心经、心包经、肾经相火旺而血瘀，显示心肾阴虚阳亢；三焦左右侧数值显示虚火旺，由于肺为阳明所主，肺热挟痰湿则致阳明不能主降，脾虚而挟湿饮且胃虚火旺，故致阳明更不能主降，故呕逆。又由于心肾阴虚阳亢，影响少阴枢的正常运作，再加上三焦经虚火旺，更致少阴枢的失灵而致厥阴升不正常，厥阴升不正常更影响阳明的降，故致心率早搏、呕逆。

立法处方用药

宜滋补心肾脾，通化痰湿瘀，清泻君相两火。

药用：五味5g、茯苓30g、党参15g、竹叶10g、半夏10g、生地15g、甘草5g、大枣8枚、生牡蛎15g、生龙骨15g、龟板15g、山楂120g。

十．胆

异哉胆也，无出入窍，而附于肝之叶间；水色金精，名清净腑，而避乎胃之私污。藏精汁三合而验五爪青红，行荣卫而重三两零数。气痛心胁膊项不便，或发燥体枯面尘；风攻头眉耳目多倾，或癫痫吐沫口苦。热壅鼻渊，咽肿食亦，痿躄难行；虚怯昏泪，不眠善恐，如人将捕。冷不食菜或吐酸水，痛闷左边五肋之中；血瘀生瘿，马刀两腋缺盆皆胆之路。补以胡黄连草龙胆木通，泻必青皮柴胡黄连；温以橘皮半夏生姜川芎，凉必黄连竹茹柴胡。公直果断自降衷；壮胆安神资药饵。

注释：公直果断自降衷——中医认为：胆为中正之官，主决断；故人禀刚正果断，直而无疑无私者，乃胆气正所致。

病例二十三：王素英，1982 年 7 月 31 日来诊。症见：情志抑郁，不饥不纳，右关弦滑，左寸弦滑。

井穴知热感度测定值

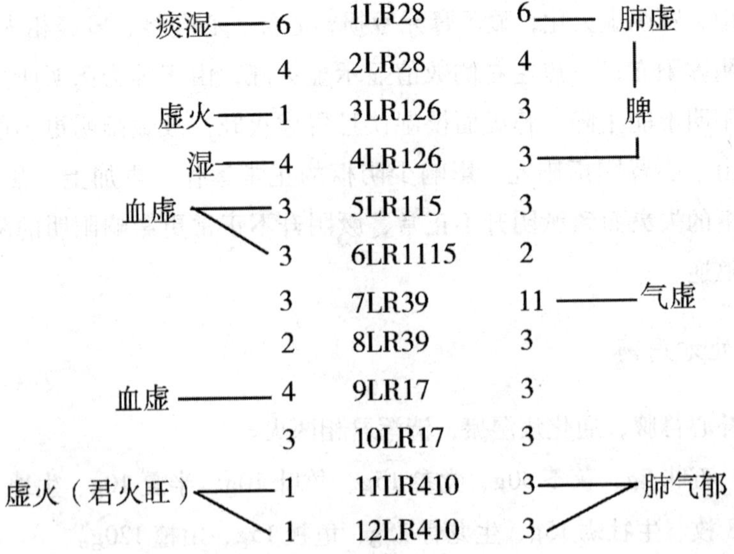

数值分析

1. 肺经左右侧数均为6，是整体数值偏高数；胃经、胆经、肝经、左右侧数值明显失调，它们的左侧数均为1，右侧数均为3；膀胱经左右侧数值明显失调，左侧数均为3；右侧数为11；脾经，小肠经、心包经左右侧数值均现弱倒置现象，脾经、心包经左侧数均为4，右侧数均为3，小肠经左侧数为3，右侧数为2。

2. 从肺经左右侧数值显示肺虚挟痰湿；胃经、脾经左右侧数值显示脾胃湿热；小肠经、心包经左右侧数值显示心血虚；膀胱经左右侧数值显示膀胱气虚寒。由于肾与膀胱相表里，故肾气亦虚，心血虚，肾气虚故心肾不交；胆经、肝经左右侧数值显示肝虚火旺而气郁。由以上分析可见，患者是由于心肾不交而造成情志郁结，情志郁结则不饥不纳，不饥不纳则与肝脾不和相关联，而此肝脾不和则为脾胃湿热、肝气郁结而造成。

立法处方用药

宜滋补心肺肾，健脾柔肝通化痰湿，欢心悦志。

药用：良姜15g、乌梅7枚、五味15g、党参15g、甘草3g、大枣8枚、鳖甲30g、杞子15g、陈皮30g。

病例二十四：陈红，女1966年9月11日出生，1982年11月23日来诊：月事两旬有余，尚淋漓不断。舌尖红。

井穴知热感度测定

	5	1LR28	3
	5	2LR28	4
	3	3LR126	8——气虚（少阳不及）
	6	4LR126	12
阴虚血瘀	6	5LR115	3
	15	6LR115	4

6	7LR39	12——气虚（少阳不及）
7	8LR39	8
阴虚血瘀——6	9LR17	3
3	10LR17	3
5	11LR410	13——气虚（少阳不及）
5	12LR410	7

数值分析

1. 胃经、脾经、膀胱经、胆经左右侧数值明显失调，胃经左侧数为3，右侧数为8；脾经左侧数为6，右侧数为12；膀胱经左侧数为6，右侧数为12；胆经左侧数为5，右侧数为13；心经、小肠经、心包经左右侧数值明显失调及倒置，心经、心包经左侧数值均为6，右侧数均为3；小肠经左侧数为15，右侧数为4；肺经、大肠经左右侧数值均现弱倒置现象，肺经左侧数为5，右侧数为3；大肠经左侧数为5，右侧数为4。

2. 从肺经、大肠经、胃经、脾经左右侧数值显示脾肺虚弱而挟痰湿，脾为太阴所主，太阴主开，脾气虚而挟湿则致太阴开得太过；肺为阳明所主，肺阴虚而挟痰饮，则致阳明合不及而降得太过；心经、小肠经、膀胱经左右侧数值显示心火盛而阴虚血瘀阻，肾气虚寒；心为少阴所主，心火盛而阴虚血瘀阻则影响少阴枢的正常运作，肾为太阳所主，太阳主开，肾气虚寒则致太阳开得太过；心包经、胆经左右侧数值显示肝气虚而血瘀，肝为厥阴所主，肝主藏血，主合主升，现肝气虚故不能主藏血，主合主升，况阳明又合得不及而降得太过；太阴、太阳开得太过，少阴枢又失灵，故致肝更不能藏血，故致月事淋漓不断。

立法处方用药

宜大补肝脾肾，滋养心肺，清热通化痰湿瘀。

药用：葛根24g、黄芩8g、炙草8g、党参12g、大枣10枚、芍药12g、北芪12g、熟地24g、淮山24g、鸡内金12g、丝饼12g。

十一．肺

肺系喉管，而为气之宗；形似人肩，而为脏之盖。三斤三两，空空相通，六叶两耳，脉脉朝会。义配于心，卦象乎兑。谷稻畜马，魄藏于中；合皮荣毛，鼻应于外，气逆胸痞背疼，喘哮息贲。风浮涕塞声重，瘾疹疮疥，热著咽隔尻阴，股膝皆痛，鼻齄鼻痔或成渊；虚极呼吸息癥，欠伸溺频，肺痿肺痈或成瘵，冷时身颤呕涎，血燥掌热干咳。补以参芪阿胶五味子，温必陈皮半夏干姜，凉以知母瓜蒌桔梗，泻必葶苈桑皮蛤蚧。轻声美食自清虚，夙兴夜寐防灾害。

注释：而为气之宗——由于“肾主纳气，肺主气，肺主行荣卫、为相傅之官，治节出焉，为气之本也”，故称肺为气之宗。

病例二十五：王欣妈妈，1982 年 5 月 4 日夜 8 时初诊。自诉：一个月前呕吐泄泻，其后身体不适至今，两天前外感鼽嚏，不纳。右脉寸关洪大，尺沉弱，左脉寸洪、关弱，尺沉弱。

井穴知热感度测定

痰——4	1LR28	5——肺虚
3	2LR28	3
2	3LR126	3
湿——4	4LR126	3
阴虚——4	5LR115	3
2	6LR115	2
2	7LR39	3
阴虚——5	8LR39	3
4	9LR17	3. 5
虚火——1	10LR17	2
3	11LR410	1 —— 火旺
阴虚——5	12LR410	4 —— 气郁

数值分析

1. 肺经、肝经左右侧数值均显偏高，肺经左侧数为 4，右侧数为 5；肝经左侧数为 5，右侧数为 4；三焦经、胆经左右侧数值明显失调，三焦经左侧数为 1，右侧数为2；胆经左侧数为3，右侧数为1；肝经、胆经、肾经、心经、脾经左右侧数值均现倒置现象；肾经左侧数为5，右侧数为3；心经、脾经、左侧数均为4，右侧数均为3。

2. 肺经左右侧数值显示肺虚挟痰湿；脾经左右侧数值显示脾有湿饮；心经左右侧数值显示心血虚，肾经左右侧数值显示肾阴虚，三焦经、胆经、肝经左右侧数值显示肝阴虚气郁而化火，由于肺虚而挟痰湿故鼽嚏，心肾阴虚而造成心肾不交，肝郁化火，况且脾有湿饮故不纳。

立法处方用药

宜疏肝健脾、补肺、喧化痰湿。

药用：柴胡10g、白芍10g、枳实10g、炙草3g、陈皮5g、白术3g、当归3g、荆芥3g、麻黄3g、五味5g、细辛1g、大枣4枚。

1982年5月10日诊：食欲不振（纳差），咳逆。

井穴知热感度测定

痰——3	1LR28	1——热
虚火——1	2LR28	2
湿——6	3LR126	7
湿——6	4LR126	8
3	5LR115	3
3	6LR115	3
3	7LR39	10——气虚寒
阴虚——8	8LR39	5
3	9LR17	4
2	10LR17	3
阴虚——5	11LR410	6——气郁
6	12LR410	5

数值分析

1. 肺经左右侧数值明显失调及倒置，左侧数为3，右侧数为1；大肠经、膀胱经左右侧数值明显失调，大肠经左侧数为1、右侧数为2；膀胱经左侧数为3，右侧数为10；胃经、脾经左右侧数值为整体数值偏高数，胃经脾经左侧数均为6，右侧数为7、8；肾经、肝经左右侧数值均倒置，它们的右侧数均为5，左侧数为8、6。

2. 肺经、大肠经左右侧数值显示肺热挟痰阻；胃经、脾经左右侧数值显示脾胃虚而困湿；膀胱经、肾经显示肾阴阳两虚；肝经显示肝阴虚气郁，故患者是由于肺热痰阻，肝气郁而咳逆，肝气郁而脾胃困湿，造成肝脾不和而纳差。

立法处方用药

宜滋补脾肾，清肺疏肝，通化痰湿。

药用：北芪15g、白术6g、远志15g、陈皮15g、半夏15g、党参15g、良姜15g、泽泻15g、薏米15g、白芷3g、大枣8枚、茯苓5g。

1984年5月13日上午9时50分诊：头晕、咳逆、心悸。

井穴知热感度测定

痰	3	1LR28	3	热
	3	2LR28	1	
湿饮	5	3LR126	3	
	8	4LR126	6	
阴虚	4	5LR115	3	
	3	6LR115	3	
	3	7LR39	3	
	2	8LR39	4	气虚
	3	9LR17	4	
	2	10LR17	3	
	3	11LR410	3	
	3	12LR410	6	气虚

数值分析

1. 大肠经左右侧数值明显失调及倒置，左侧数为3，右侧数为1；肾经、肝经左右侧数明显失调；肾经左侧数为2，右侧数为4；肝经左侧数为3，右侧数为6；脾经左右侧数值为整体左右侧数值最高数并倒置，左侧数为8，右侧数为6；胃经、心经左右侧数值倒置，胃经左侧数为5，右侧数为3；心经左侧数为4，右侧数为3。

2. 大肠经左右侧数值显示肺热挟痰；胃经、脾经左右侧数值显示脾虚湿困，胃经、心经显示心阴虚；肾经左右侧数值显示肾气虚（阳虚）；肝经左右侧数值显示肝气虚，由于肝气虚而造成风温上抗，故头晕；肺热挟痰使阳明肺金气降不及加上风温上抗，故咳逆；脾虚湿困使气血运化差；加上心阴虚、肾阳虚造成心肾不交，故心悸。

立法处方用药

宜补肝肾、健脾、滋养心肺、清热通化痰湿。

药用：半夏15g、陈皮15g、茯苓10g、白术10g、柴胡3g、北芪30g、党参30g、杞子15g、大枣8枚、甘草6g、干姜3g。

注：此患者是由于一个月前呕吐泄泻，五脏六腑之正气受损，而在其正气没有恢复之前又遇外感侵害，故需耐心调理一段时间方可使其五脏六腑正气恢复正常。

病例二十六：王欣，女，1982年6月19日来诊：腰痠，带下赤色。

井穴知热感度测定

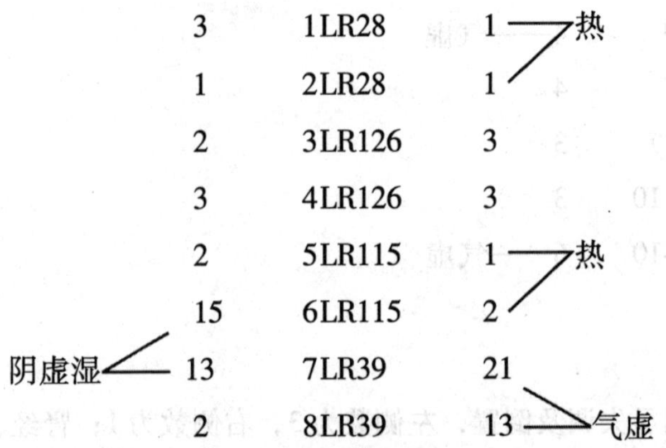

	3	1LR28	1	热
	1	2LR28	1	
	2	3LR126	3	
	3	4LR126	3	
	2	5LR115	1	热
	15	6LR115	2	
阴虚湿	13	7LR39	21	
	2	8LR39	13	气虚

1	9LR17	1
1	10LR17	1
2	11LR410	5——气郁
虚火——1	12LR410	1——火旺

数值分析

1. 肺经、小肠经左右侧数值明显失调及倒置，肺经左侧数为3，右侧数为1；小肠经左侧数为15、右侧数为2；膀胱经左右侧数值是整体数值偏高，左侧为13，右侧为21；肾经、胆经左右侧数值明显失调；肾经左侧数为2，右侧数为13；胆经左侧数为2，右侧数为5，肝经左右侧数均为1。

2. 从肺经左右侧数值显示肺热，小肠经左右侧数值显示小肠湿热；膀胱经、肾经左右侧数值显示肾气阴两虚，膀胱气化不及；胆经、肝经左右侧数值显示肝阴不足火化，由此可见，患者腰痠，带下赤色是由于肺热小肠湿热、膀胱气化不及、肾气阴两虚，肝阴不足肝火偏盛而造成。

立法处方用药

宜滋补肾水涵肝木，清泻心肺之火。

药用：黄芩5g、沙参25g、玉竹25g、茨实15g、熟地20g、苁蓉20g、淫羊藿5g、丹参20g、胆草5g、乌梅2枚、生牡蛎15g、生龙骨15g、甘草3g、龙葵15g、大枣7枚、党参15g、铺地稔30g。

十二．大肠

大肠又名回肠，长二丈一尺而大四寸，受水谷一斗七升半；魄门上应诔门，长二尺八寸而大八寸，受谷九升三合八分。肛之重地，仅十二两；肠之重地，再加二斤。总通于肺，而心肾膀胱连络系膈；外应在皮，而气血津液润燥不均。风搏耳鸣齿痛便血，或时欲食不食，呕吐清水；血壅鼻衄目黄喉痹，或时大指次指肩痛频。气秘腹满切痛，外注皮肤坚硬；热秘脐满口疮，内结痔痈痢騂。虚则肠鸣身易瘦，冷则滑脱耳难闻，补以粟壳五倍棕榈，泻必硝黄续随桃仁；温以吴萸人参姜桂，凉必芩连槐花茅根。吁！水谷变化自然妙，食息调变由于人。

病例二十七：杨静秋，1982 年 4 月 13 日初诊。自诉：头顶痛，时有眩晕，耳鸣月经量少，胃脘嘈杂，卧时肘臂具辛疲之感觉。现症：六脉微弱，独见两关，舌质红，苔微黄兼薄白，一派血热、湿郁秽浊之象。

井穴知热感度测定

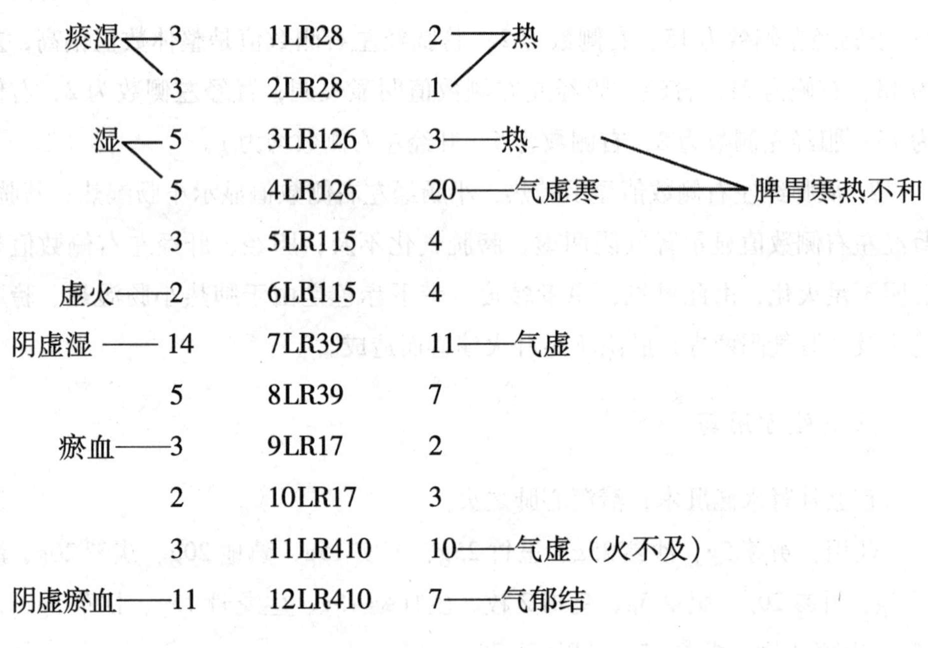

数值分析

1. 大肠经、脾经、小肠经、胆经左右侧数值明显失调，大肠经左侧数为 3，右侧数为 1；脾经左侧数为 5，右侧数为 20，是整体右侧数值最高数；小肠经左侧数为 2，右侧数为 4；胆经左侧数为 3，右侧数为 10；膀胱经左右侧数值为整体偏高数且倒置，左侧数为 14，右侧数为 11；肺经、大肠经、胃经、心包经、肝经左右数值均现倒置现象，肝经左侧数为 11，右侧 7；心包经左侧数为 3，右侧数为 2；肺经左侧数为 3，右侧数为 2。

2. 肺经、大肠经左右侧数值显示肺与大肠湿热挟痰；脾经，胃经左右侧数值显示脾胃寒热不和而湿困；小肠经左右侧数值显示小肠虚火盛；膀胱经左右侧数值显示，膀胱血气两虚而气化不及；心包经、胆经、肝经左右侧数值显示肝阴虚血瘀而气郁结；由于脾肾气虚，肝阴虚血瘀而气郁，故六脉微弱，独见两关。小肠虚火盛，肺与大肠湿热，脾寒湿故舌质红，苔微黄兼薄白；故患者是由于肺湿热，肝气郁结而头顶痛，时有弦晕；膀胱血气两虚而耳鸣；肝阴虚血瘀气郁而月经量少；胃脘嘈杂皆因脾胃寒热不和挟湿所致；卧时肘臂具辛疲之感是由肺与大肠湿热、肝气郁而为之。

立法处方用药

宜滋补肝肾、清泻心肺之火，健脾运化痰湿瘀。

药用：柴胡5g、黄芩3g、沙参25g、玉竹25g、猪苓10g、白术5g、茯苓5g、泽泻10g、半夏5g、党参10g、甘草3g、大枣7枚。

1984年4月16日未时第二诊：四肢关节有辛辣感。

井穴知热感度测定

	4	1LR28	4——肺虚
	1	2LR28	1——热（火化）
虚火——	1	3LR126	4 ⟍
	3	4LR126	6 ——气虚
	2	5LR115	2
	2	6LR115	2
	2	7LR39	5——阳虚
阴虚——	4	8LR39	2
	2	9LR17	3
	1	10LR17	2
	2	11LR410	3
	3	12LR410	3

数值分析

1. 胃经、脾经、膀胱经、肾经左右侧数值明显失调，胃经左侧数为1，右数为4；脾经左侧数为3，右侧数为6；膀胱经左侧数为2，右侧数为5；肾经左侧数4，右侧数为2；肺经左右侧数值是整体数值偏高数，左右侧均为4；大肠经左右侧数值是整体数值最低数，左右侧数均为1。

2. 肺经、大肠经左右侧数值显示肺阴阳两虚，大肠热而燥化；胃经、脾经左右侧数值显示脾胃气虚而胃虚火盛；膀胱经、肾经左右侧数值显示肾血气两虚。中医认为：肾主骨，脾主四肢，肺主关节，现由于患者肺阴阳两虚大肠燥化，脾胃气虚而胃虚火盛，肾又血气两虚，故四肢关节有辛辣感。

立法处方用药

宜滋补肺肾、健脾、清泻肠胃之火。

药用：沙参20g、玉竹20g、猪苓15g、白术10g、泽泻10g、熟地30g、苁蓉20g、淫羊藿5g、黄芩5g、柴胡2g、党参15g、甘草3g、大枣7枚、龟板15g、生牡蛎15g、杞子10g。

1984年5月3日下午5时15分三诊：心悸、全身乏力。

井穴知热感度测定

痰湿——5	1LR28	3	
3	2LR28	3	
虚火——2	3LR126	4	气虚（3、4共）
湿——6	4LR126	4	
阴虚——3	5LR115	2	
2	6LR115	3	
3	7LR39	5——气虚	
阴虚——5	8LR39	3	
虚火——2	9LR17	4——气虚	
1	10LR17	1——热	
虚火——1	11LR410	3	气郁（11、12共）
阴虚——4	12LR410	6	

数值分析

1. 肺经、脾经、肾经的左侧数值为整体数值偏高数；它们的左侧数为5、6、5；膀胱经、肝经右侧数值是整体数值偏高数，它们的右侧数为5、6；胃经、心包经、胆经左右侧数值明显失调，胃经，心包经左侧数均为2，右侧数均为4；胆经左侧数为1，右侧数为3。

2. 肺经右侧数偏高显示肺阴虚而挟痰湿；脾经、胃经左右侧数值显示脾虚挟湿饮，胃有虚火；膀胱经、肾经左右侧数值显示肾气血两虚，心包经左右侧数值显示心包虚火盛；胆经、肝经左右侧数值显示肝阴虚火化而气郁结。由于肺阴虚而挟痰湿，胃、心包又有虚火故心悸；肾气血两虚，脾虚挟痰湿，肝阴虚火化而郁结，肺阴虚而挟痰湿。故全身乏力。（皆因：肾主骨，主纳气；脾主肌肉，主后天气血运行；肝主筋，主罢极；肺主节，主气、主行荣卫。）

立法处方用药

宜滋补肺肾、健脾柔肝，清心火，通化痰湿。

药用：北芪30g、五味15g、丹参15g、黄精15g、猪苓15g、泽泻15g、白术10g、茯苓10g、甘草3g、大枣7枚、龟板15g、杞子15g。

1982年5月7日上午8时56分四诊：胃脘不适三天。

井穴知热感度测定值

3	1LR28	3
2	2LR28	2
虚火——2	3LR126	5——气虚
湿——4	4LR126	3
1.5	5LR115	1
1	6LR115	1
4	7LR39	4
阴虚——5	8LR39	2

1.5	9LR17	1
1	10LR17	1
3	11LR410	3
3	12LR410	3

数值分析

1. 胃经左右侧数值明显失调，左侧数为2，右侧数为5；肾经左右侧数值明显失调及倒置，左侧数为5，右侧数为2；脾经左右侧数值倒置，左侧数为4，右侧数为3。

2. 胃经左右侧数值显示胃气虚而有虚火；肾经左右侧数值显示肾阴虚；脾经左右侧数值显示脾湿；而患者的胃脘不适皆因脾湿而不能运行气血致肾阴虚而不能纳气，肾不能纳气致胃气虚而有虚火而造成。

立法处方用药

宜健脾化湿。

药用：陈皮12g、白术10g、党参15g、枳实10g、茯苓10g、甘草3g、大枣4枚。

1982年5月14日下午2点35分五诊：眩晕八天。

井穴知热感度测定值

	2	1LR28	2
	1	2LR28	1
	2	3LR126	2
	3	4LR126	3
	2	5LR115	1
君火旺——	1	6LR115	2
阴虚	4	7LR39	3
	3	8LR39	2

君火旺——1　　9LR17　　3
⬇　　　　1　　10LR17　　3
风温上亢　3　　11LR410　　2
↑
君火旺→1　　12LR410　　3

数值分析

1. 小肠经、心包经、三焦经、肝经左右侧数值明显失调，它们的左侧数均为1，右侧数为2、3、3、3；心经、胆经左右侧数值倒置，心经左侧数为2，右侧数为1；胆经左侧数为3，右侧数为2；膀胱经、肾经左右侧数亦倒置，膀胱经左侧数为4，右侧数为3，肾经左侧数为3，右侧数为2。

2. 心经、小肠经、心包经、三焦经左右侧数值显示心火盛；膀胱经、肾经左右侧数值显示肾阴虚；肝经、胆经、三焦经、心包经左右侧数值显示君火旺造成风湿上亢。由于心火盛，肾阴虚而不能纳气，而造成风温上亢，故眩晕。

立法处方用药

宜滋阴补肾、柔肝泻心火。

药用：沙参15g、天冬15g、苁蓉15g、淫羊藿5g、生牡蛎15g、北芪15g、猪苓5g、泽泻5g、白术3g、茯苓5g、白芷3g、白芍15g。

病例二十八：王德，女，1982年6月19夜10点诊：腹泻、呕吐。

井穴知热感度测定值

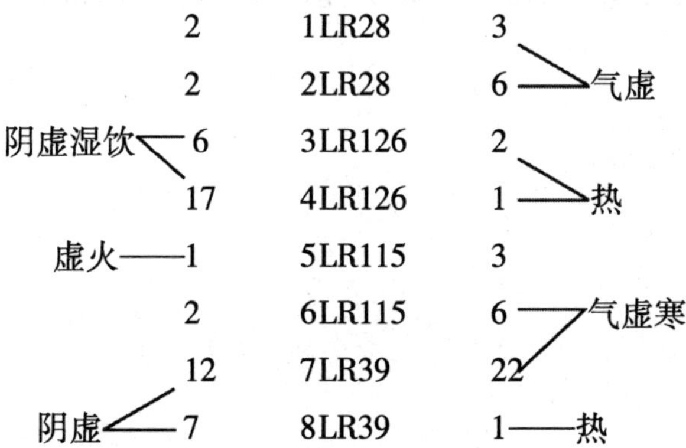

虚火——1	9LR17	3
3	10LR17	6——气虚
2	11LR410	1.5
1	12LR410	1

数值分析

1. 大肠经、心经、小肠经、心包经、三焦经左右侧数值明显失调，大肠经、小肠经左侧数均为2，右侧数均为6；心经、心包经左侧数均为1，右侧数均为3；三焦经左侧数为3，右侧数为6；脾经、肾经左右侧数值严重失调及倒置，脾经左侧数为17，是整体左侧数值最高数，右侧数为1；肾经左侧数为7，右侧数为1；膀胱经左右侧数值偏高，左侧数为12，右侧数为22，是整体右侧数值最高数。

2. 大肠经左右侧数值显示大肠气虚；胃经、脾经左右侧数值显示脾胃湿热，脾虚；心经、小肠经左右侧数值显示小肠虚火盛；肾经、膀胱经左右侧数值显示肾阴虚，膀胱气血两虚而气化不及；心包经、三焦经左右侧数值显示三焦气虚而虚火盛，由于脾虚而脾胃湿热，肾阴虚不能纳气；小肠、三焦虚火盛故呕吐；又由于脾虚脾胃湿热，膀胱气血两虚而气化不及致大肠、小肠、三焦气虚，故腹泻。

立法处方用药

宜滋阴补肾，健脾化湿，清心泻胃火。

药用：北芪60g、沙参60g、附子10g、干姜6g、炙草6g、大枣8枚、苍术30g、枳壳30g、泽泻30g、桂枝6g、黄连3g、黄芩5g、黄柏5g。水煎服，一剂而愈。

数值分析辨证模式杂病临证应用与解析（医案三十四例）

病例一：王妈妈，1920年农历5月出生，1980年7月12日诊：左眼青光眼，脉弦缓，舌淡红，无苔。

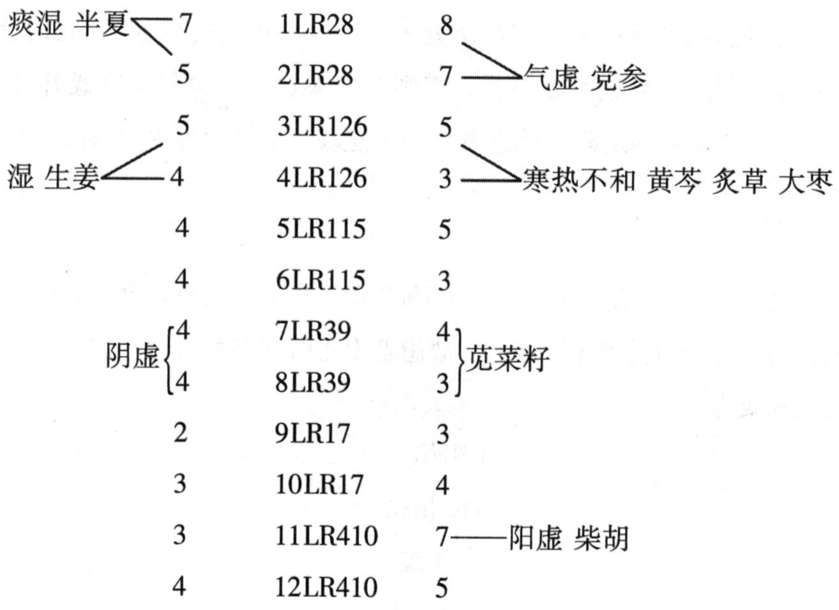

井穴知热感度测定值
痰湿 半夏
7
1LR28
8
5
2LR28
7
气虚 党参
5
3LR126
5
湿 生姜
4
4LR126
3
寒热不和 黄芩 炙草 大枣
4
5LR115
5
4
6LR115
3
阴虚
4
7LR39
4
苋莱籽
4
8LR39
3
2
9LR17
3
3
10LR17
4
3
11LR410
7
阳虚 柴胡
4
12LR410
5

数值分析

1. 肺经左右侧数值为整体数值最高数，左侧数为7，右侧数为8；胆经左右侧数值明显失调，左侧数为3，右侧数为7；脾经、小肠经、肾经左右侧数值均现倒置之象，它们的左侧数均为4，右侧数均为3；胃经左右侧数均为5，膀胱经左右侧数均为4。

2. 从肺经左右侧数值显示，肺阴阳两虚而挟痰湿；脾经、胃经左右侧数值显示脾胃寒热不和而挟湿；小肠经，膀胱经，肾经显示膀胱气血两虚而气化不及；胆经左右侧数值显示肝胆气虚。中医认为肺主一身之气，现肺阴阳两虚且挟痰湿，不能主一身之气，致胆经气虚而造成脾经、小肠经、肾经左右侧数值出现倒置现象。又由于肝与胆的表里关系，胆气虚则肝气亦虚，肝为厥阴所主，主升，胆为阳明所主，主枢，少阳胆气虚，则少阳相火不及，少阳相火不及则影响厥阴的升，使厥阴不升或升不及而影响阳明的降，故此病可诊为少阳厥阴合病。

3. 从《伤寒论》之观点：属单侧病者，肯定有少阳病，然后再结合其病在何侧而确定与何合病，如左侧有病则为少阳厥阴合病；如右侧则为少阳阳明合病。因为左属厥阴主升，右属阳明主降，少阳、少阴为枢；少阳与厥阴相表里，故少阳火不及则影响厥阴的升，使厥阴升不及；少阳火太过则使厥阴升得太过而为病，故少阳虚则不升或升之不及，实则升之太过，而少阳不升或升之不及或升之太过都会影响阳明的降。此患者现病在左眼，故可诊为少阳厥阴合病。

时相分析

1. 患者生于1920年农历5月，病于1980年7月初，故患者出生时相为庚申年三之气，病发时相为庚申年三之气。故患者出生时相与病发时相同。

其时相框架为：

少阳相火
少阳相火
金太过
少阳相火
厥阴风木

时相密码框架为：

17
17
28∧
17
410

2. 从以上患者出生时相看出，其人患病一定与少阳、阳明、厥阴有关。而碰到与出生时相相同之时，更易患与出生禀赋相关的疾病。

立法处方用药

用党参补肺。黄芩、生姜、炙草、大枣、半夏，调和脾胃，祛痰湿；苋菜籽调节膀胱气化，柴胡调节少阳，使其恢复正常。

药用：柴胡15g、黄芩9g、半夏15g、生姜6g、党参15g、大枣12枚、炙草6g、苋菜籽30g。

现在我们来讨论一下，小柴胡汤究竟主治何病呢？

小柴胡汤：柴胡半斤、黄芩三两、人参三两、炙甘草三两、生姜三两、大枣12枚、半夏半升，柴胡半斤。

柴胡主升，人参、炙甘草、大枣补气以助升，生姜性温亦助升，春之性温，春升不及则寒，故以上药治寒以治少阳不及，少阳太过则寒，故以上药治寒以治少阳不及，少阳太过则热，须用黄芩以泻少阳火。李时珍治肺热用黄芩二两，可见小柴胡汤乃是治疗少阳太过与不及同时兼有的一个方剂，是治疗临界状态之少阳病，临床上应用可据其偏于太过或偏于不及而加减应用。故此病用小柴胡汤加苋菜籽治愈。

注：以后该患者又再发，但发于右眼，遂以原方加蒲公英90g治愈。蒲公英——清热解表，明目固齿补肝益肾。蒲公英治眼疾乃张锡纯之经验。

病例二：何香癸，女，1952年10月1号下午4点多出生，1980年7月30号下午4点来诊，右肋胀。

井穴知热感度测定值

3	1LR28	7——气虚（少阳相火不及）
2	2LR28	3
2	3LR126	3
湿饮——6	4LR126	3

2	5LR115	2
2	6LR115	2
阴虚湿——11	7LR39	5
4	8LR39	6
2	9LR17	2
虚火——1	10LR17	2——少阳相火不及
3	11LR410	4
4	12LR410	4

数值分析

1. 手太阴肺经、手少阳三焦经左右侧数明显失调，它们的左侧数为3、1，右侧数为7、2；太阴脾经、足太阳膀胱经左右侧数值明显失调及倒置，它们的左侧数为6、11，右侧数为3、5。

2. 肺经右侧数为7，是整体右侧数值最高数，说明肺气虚；脾经左侧数为6，显示脾有湿饮，膀胱经左侧数为11，是整体左侧数值最高数，说明膀胱阴虚极而不能气化，由于肾与膀胱相表里，故肾精亦亏虚，三焦经左右数值显示三焦君火旺而少阳相火不及，由于肺主皮毛，主卫外为百病之源，且属阳明，阳明布于右，主合，主降，现肺气虚，故不能主皮毛主卫外，故致脾有湿饮不能主后天血气运化，使气血滞阻，致阳明更不能主降，由于阳明不能正常主合、主降，而致三焦相火不及而君火旺，三焦相火不及则影响膀胱经的血气运行，故致膀胱阴虚火旺，从而使肾精亏虚，而肾精亏虚应考虑先天之气或遗传有关。故此病可诊为阳明少阳合病。

3. 从《伤寒论》之观点：凡属单侧病者肯定有少阳病，然后再结合其病在何侧而确定与何合病，现患者右侧胁胀，病在右侧，故可诊为少阳阳明合病。

时相分析

1. 患者生于1952年10月1日下午4点多，其出生时相为壬辰年五之气少阳病剧时，出生时相框架为：

太阳寒水	
少阴君火	
木太过	
阳明燥金	
太阴湿土	少阳相火

出生时相密码：

39	
115	
410∧	
28	
126	17

患者来诊时相为 1980 年 7 月 30 日下午 4 时，其来诊时时相为庚申年四之气少阳病剧时。其时相框架为：

少阳相火	
少阳相火	
金太过	
太阴湿土	
阳明燥金	少阳相火

时相密码为：

17	
17	
28∧	
126	
28	17

2. 从上出生时相、来诊时相看出，在经络测定数值分析中，手太阴肺经左右侧数值失调，与其出生时相的主气、在泉及来诊时相的主运、主气、在泉有关；足太阴脾经左右侧数值失调及倒置现象，与其出生时相的在泉、时辰及来诊时相的司天、主气、客气，出生时辰有关，足太阳膀胱经左右侧数值明显失

调及倒置，与其出生时相的司天，时辰及来诊时相的司天、客气时辰有关；手少阳三焦经左右侧数值失调与其出生时相的客气、时辰及来诊时相的司天、客气、时辰有关。

立法处方用药

宜滋补脾肺肾，通化痰湿，以达调少阳枢恢复正常，使阳明降正常。

药用：北芪45g、沙参45g、白芍45g、白术15g、泽泻40g、郁金30g、厚朴30g、枳实30g。

注：此例病人，手太阴肺经、足太阴脾经左右数值出现病变指徽。手太阴肺属阳明布于右，其经通过缺盆，往往肝癌病人癌细胞转移至缺盆淋巴结，则离死期不远。故肝癌病人经络测定数值出现有问题的都与手太阴肺经有关。此例病人手太阴肺经左右侧测定数值为3：7，是肺气虚之指征，肺主皮毛、主卫外，为百病之源，癌症病人亦如此。

病例三：李印日，男，28岁，1982年12月29日申时来诊：自诉从小左侧耳下淋巴处有一小豆大结节，四月前开始红肿；现症：肿大如鸡蛋，按有波动，根盘硬结之感，二脉弦，两尺大，舌质红略淡，舌苔白。

井穴知热感度测定值

痰阻	14	1LR28	17	虚
	12	2LR28	17	
	11	3LR126	7	
湿	38	4LR126	48	气虚寒
	17	5LR115	15	
	7	6LR115	18	气虚寒
阴虚血瘀	47	7LR39	98	
	36	8LR39	12	
	7	9LR17	27	气虚
	7	10LR17	16	

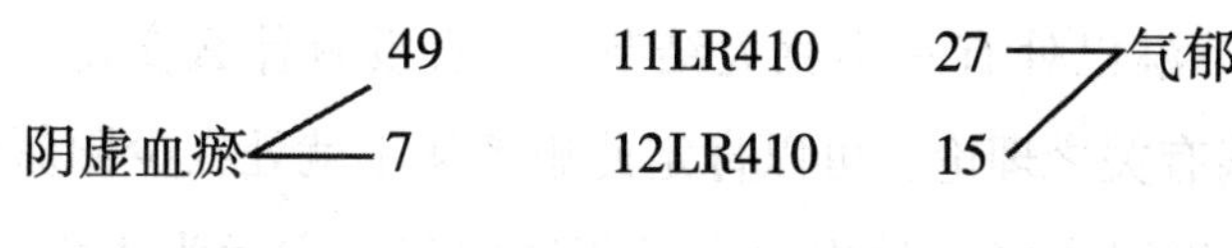

数值分析

1. 胃经、肾经、胆经左右侧数值明显失调及倒置。胃经左侧数为11，右侧数为7，肾经左侧数为36，右侧数为12；胆经左侧数为49，右侧数为27；脾经、小肠经、膀胱经、心包经、三焦经、肝经左右侧数值明显失调，脾经左侧数为38，右侧数为48；小肠经左侧数为7，右侧数为18；膀胱经左侧数为47，右侧数为98，是整体数值最高数；心包经左侧数为7，右侧数为27；三焦经左侧数为7，右侧数为16；肝经左侧数为7，右侧数为15。

2. 从胃经脾经左右侧数值显示脾气虚，脾胃寒热不和而挟湿；小肠经左右侧数值显示小肠气虚；膀胱经，肾经左右侧数值显示膀胱气虚寒，且阳虚血瘀，肾阴虚血瘀，说明肾精亏虚；而此患者的肾精亏虚，是与其先天之气及现在的病变有关。心包经、三焦经左右侧数值显示心包三焦气虚；胆经、肝经左右侧数值显示肝胆气郁而阴虚血瘀。中医认为：君火属阴，布于左，相火属阳，布于右。从经络测定数值看出此患者的脾经、小肠经、膀胱经、心包经、三焦经、肝经数值均显气虚寒，说明它们都是由于相火不及而造成，而相火属少阳，少阳为枢，现因少阳相火不及而致枢纽失灵，使太阴脾、太阳肾开得不正常而致湿饮血瘀；使厥阴肝合与升亦不正常，致肝胆气郁而血瘀，从而影响心包、三焦，使它们气虚。

3. 据《伤寒论》之观点：凡属单侧病的患者肯定有少阳病，然后再结合其病在何侧而确定与何合病。现患者左侧耳下淋巴处有颗鸡蛋大的瘤，病在左侧，故可以诊为少阳厥阴合病。

立法处方用药

宜滋补脾肝肾，温化湿瘀，调少阳不及使厥阴升合正常。

药用：北芪60g、附子60g、肉苁蓉30g、淫羊藿15g、猪苓30g、白术30g、茯苓30g、泽泻30g、白芍60g、桂枝（去皮）30g、大黄30g、细辛30g、芒硝6g。

注：此患者从小左侧耳下淋巴处有一小豆大结节，一直没有什么变化，从《伤寒论》单侧病必与少阳病有关之理论，可以肯定此患者从小就处在少阳厥阴合病的临界状态。现逢 1982 年四之气，时相为壬戌年四之气，主运为木太过，司天为太阳寒水，在泉为太阴湿土，主气为太阴湿土，客气为厥阴风木，突显厥阴风木太过，而厥阴主升，少阳主枢，现厥阴太过则使气血升得太过，厥阴升得太过则致少阳枢失灵而致阳明不能降，又由于厥阴升得太过致合得亦太过，故使太阳、太阴不能主开而致足太阳膀胱经、足太阴脾经气化不及而致痰湿，血瘀阻滞在左耳下的原病灶，使其红肿变大。

从经络数值分析来看，此患者肾元虚亏，加上是阳明胃经左右侧数值出现倒置现象，及足少阳胆经左右侧数值倒置现象来看，应提防癌变。

病例四：陈洪源，男，右手拇指麻木不仁四月余，屡治不效，1981 年 12 月 12 日申时诊。

井穴知热感度测定值

痰阻	1	1LR28	1	热
	3	2LR28	1	
阴虚湿饮	3	3LR126	5	
	9	4LR126	5	
	1	5LR115	1	热
	3	6LR115	1	
阴虚血瘀	7	7LR39	10	气虚
	3	8LR39	3	
	1	9LR17	1	热
阴虚	3	10LR17	1	
	4	11LR410	5	气郁
	3	12LR410	7	

经络数值分析

1. 手太阴肺经左右侧数均为1：手阳明大肠经，足太阴脾经，手太阳小肠经，手太阳三焦经左右侧数值明显失调及倒置，手阳明大肠经，左侧数为3，右侧数为1；足太阴脾经左侧数为9，右侧数为5；手太阳小肠经，手少阳三焦经左侧数均为3，右侧数均为1；足太阳膀胱经左右侧数值是整体数值偏高或最高数，左侧数为7，右侧数为10。

2. 肺经、大肠经左右侧数值显示肺热，大肠湿热；脾经左右侧数值显示脾虚挟湿饮；小肠经左右侧数值显示小肠湿热；膀胱经左右侧数值显示膀胱血气两虚而气化不及；三焦经左右侧数值显示三焦湿热。从以上数值分析看出，此患者右手拇指麻木不仁症是由于肺热，膀胱经血气两虚气化不及，脾虚而挟湿、大肠、小肠、三焦湿热而造成。

由于中医认为：手拇指为手太阴肺经所主。现患者经络测定数值显示肺经左右侧数值均为1，说明肺热。而肺热则为少阳火化而致阳明肺金燥化所致；阳明肺金燥化太过则不能主气、主节、主合、主降，现患者是由于阳明燥金太过而刑克其子太阳肾（本来金生水，现在金刑水，即耗损子之元气）；其母：太阴脾（本来土生金，现在金刑土，即耗损母本之元气），使膀胱血气两虚而气化不及；脾虚湿饮而不能正常运化血气，致大肠、小肠、三焦湿热，故此病可诊为少阳阳明合病。

3. 据《伤寒论》的观点：凡单侧病，肯定有少阳病，然后再结合其病在何侧，确定与何合病。现患者右侧手拇指麻木不仁，病在右侧，故可诊为少阳阳明合病。

注：在实践过程中，我们往往遇到经络数值测定数值出现左右数值比例失调及倒置现象，这种现象称之为病态或病变现象，我们是根据何脏、何腑、何经出现以上的病变或病态现象来依据中医的生克关系，表里关系来诊断病在何处，属何证。若当患者足太阴脾经出现严重失调及倒置现象的话，不管它表现出什么症状，都应考虑该患者是否会患肝癌。因为足太阴脾经左右侧数值的严重失调及倒置现象，乃肝癌的可怕信号。由该患者经络数值分析可见，其足太阴脾经左右侧数值严重失调及倒置，故应提示患者密切关注，积极调理，以防

万一。此患者当时我就提议他密切关注肝脏的健康状况，并对他说明其右手拇指麻木不仁的原因是肝脏病变的反映。结果一年后该患者死于肝癌。

又有一例：贾连仲，无原因突然伤及左腕，以致左腕疼痛，来找我医治，我见状后，即断其为心脏病（冠心病）。一年之后，该患者即因心肌梗塞而住院数次。此案例是根据《内经》所云："心有邪留于两腕，肺有邪留于两肩，脾有邪留于两髀……"。通过以上的案例，我们应该更加清楚地意识到体表与内脏之关系，古人有欲外科，必先精内科。临床若见病人诉无明显外力作用引起某处扭伤时，都应考虑与该处有关的脏腑之虚损。

病例五：何叔，1936年6月28日早上出生。1982年4月21号下午2点10分初诊，是日上午7点零5分辰时，伤腰岔气。

井穴知热感度测定值

4	1LR28	5
3	2LR28	8——气虚
4	3LR126	5
3	4LR126	6——气虚
4	5LR115	4
湿瘀——4	6LR115	1——热
阴虚血瘀——6	7LR39	9——气虚
4	8LR39	4
5	9LR17	5
4	10LR17	3
3	11LR410	4
阴虚血瘀——5	12LR410	1——肝阳上亢（肝火盛）

数值分析

1. 大肠经、脾经左右侧数值比例明显失调，它们左侧数均为3，右侧数为8、6；小肠经、肝经左右侧数值严重失调及倒置，它们的右侧数均为1，左侧数为4、5；膀胱经左右侧数值是整体数值最高数，左侧数为6，右侧数为9。

2. 大肠经、脾经左右侧数值显示脾与大肠气虚；小肠经、肝经左右侧数值显示，小肠湿热血瘀，肝火盛而阴虚血瘀，膀胱经左右侧数值显示膀胱血气两虚。中医认为腰伤督脉必定受损，而肝主督脉，从以上经络测定数值分析显示，肝阳上亢（肝火盛）而阴虚血瘀之状况亦证实督脉受损，由于肝属厥阴，厥阴主升主合，现肝阴虚血瘀而肝阳上亢致厥阴升得太过，合得太过而致阳明大肠经气虚而不能主降、主合，太阴脾经气虚而不能主开，太阳小肠经湿热而不能主开，太阳膀胱经血气两虚气化不及而不能主开，故患者伤腰气岔皆因督脉损伤，致厥阴升得太过合得太过，而致阳明不能主降、主合，使太阴太阳开得不正常而造成。

立法处方用药

宜滋补脾肺肾，清泻肝火，活血化瘀。

药用：当归30g、白芍30g、陈皮10g、白术10g、党参15g、熟地25g、茯蓉10g、甘草3g、大枣7枚、小茴香5g。

时相分析

1. 患者出生时相为：1936年6月28日，即为丙子年三之气，其时相框架为：

少阴君火
少阴君火
水运太过
少阳相火
阳明燥金

时相密码框架为：

115
115
39∧
17
28

病发时相为：1982 年 4 月 21 号上午 7 点零 5 分，即为壬戌年二之气阳明病剧时，时相框架为：

太阳寒水	
阳明燥金	
木运太过	
少阴君火	
太阴湿土	阳明病剧时

时相密码框架为：

39	
28	
410∧	
115	
126	28

2. 从经络测定数值看出，手阳明大肠经显示气虚，与其出生时相中的在泉及病发时相的客气、时辰有关；足太阴脾经显示气虚与其出生时相的在泉及病发时相的在泉、客气、时辰有关；手太阳小肠经显示，湿热血瘀与其出生的主运、司天、客气及病发时相的司天、主气有关；足太阳膀胱经显示血气两虚，与其出生时相的主运、司天、客气及病发时相的司天、主气有关；足厥阴肝经显示阴虚血瘀阳亢，与其出生时相的在泉、主气及病发时相的主运、客气时辰有关。

病例六：杨桂莲父亲。症见合胫，此人病状极怪，在屋内可以自行走动，出门后则只能合胫跳行，类似青蛙跳。1981 年 12 月 20 日午时诊。

井穴知热感度测定值

痰——3	1LR28	2——热
4	2LR28	5
阴虚湿饮——15	3LR126	4

	4	4LR126	4	
	3	5LR115	2	
	3	6LR115	3	
阴虚——	11	7LR39	8	——阳虚
	5	8LR39	7	
	6	9LR17	4	
阴虚	4	10LR17	3	
	5	11LR410	5	
血瘀	5	12LR410	8	气郁

数值分析

1. 足阳明胃经左右侧数值明显失调及倒置，左侧数为15，右侧数为4；足太阳膀胱经左右侧数值是整体数值偏高数，左侧为11，右侧为8；肺经、心经、心包经、三焦经左右侧数值均出现弱倒置现象。

2. 足阳明胃经左右侧数值显示：胃阴虚而挟湿；足太阳膀胱经左右侧数值显示：膀胱血气两虚；肺经左右侧数值显示：肺热而痰阻；心经、心包经、三焦经左右侧数值显示：心阴虚而血瘀。由于胃阴虚挟湿，肺热而痰阻，从而影响阳明主合主降之功能；足太阳膀胱经显示血气两虚，从而影响太阳主开之功能，心经阴虚则影响少阴枢的运作；心包经阴虚血瘀则影响厥阴主合主升之功能；三焦经阴虚则影响少阳枢的运作。故此病是由于阳明合得太过，使少阴、少阳枢纽失灵，致太阳不能主开，使厥阴亦合得太过而造成。所以此患者应为阳明之病。况且《内经》有阳明主胫、主合之说，故称此病为合胫。值得注意的是，此种病症往往与患者大脑意识有关，是西医的癔病一类，这一点我们从患者的经络测定数值分析中可以发现，其膀胱经血气两虚，心经、心包经、三焦经阴虚血瘀，显示患者心肾不交。中医认为，肾主志，心主神，宰意识，由于心肾不交而致产生意志不坚固，意识模糊这种肾不能主志，心不能主神的病态。

病例七：江国定，女，1979年10月20日早上6点30分，上脘部疼痛，10点30分疼痛增剧。该病人后经住院诊断为：胆道蛔虫合并胆道感染。

井穴知热感度测定值

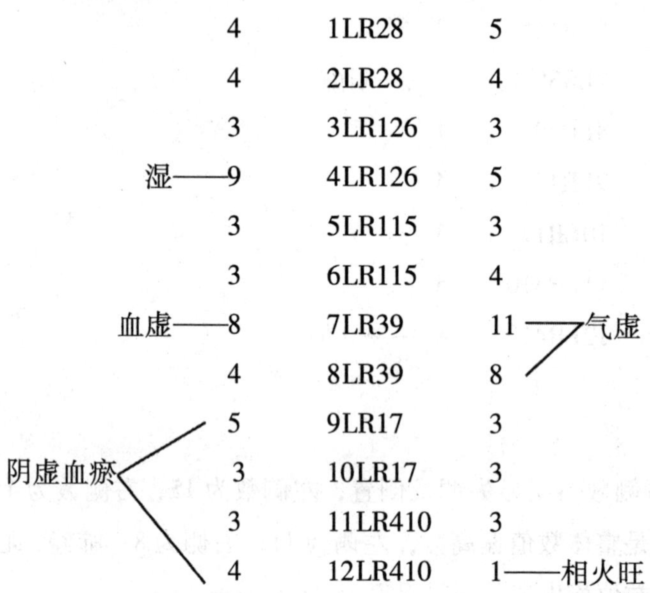

	左		右	
	4	1LR28	5	
	4	2LR28	4	
	3	3LR126	3	
湿	9	4LR126	5	
	3	5LR115	3	
	3	6LR115	4	
血虚	8	7LR39	11	气虚
	4	8LR39	8	
阴虚血瘀	5	9LR17	3	
	3	10LR17	3	
	3	11LR410	3	
	4	12LR410	1	相火旺

数值分析

1. 足太阴脾经左右侧数值失调及倒置，左侧数为9，右侧数为5；足厥阴肝经左右侧数值严重失调及倒置，左侧数为4，右侧数为1；肾经左右侧数值明显失调，左侧数为4，右侧数为8；膀胱经左右侧数值是整体数值偏高数，左侧为8，右侧为11；心包经左右侧数值倒置，左则数为5，右侧数为3。

2. 脾经左右侧数值显示脾虚湿饮；肝经左右侧数值显示肝火盛，阴虚血瘀；膀胱经、肾经左右侧数值显示肾阴阳两虚，膀胱气化不及；心包经左右侧数值显示，心包阴虚血瘀。从经络测定数值分析看出，此患者上脘疼痛，是由于脾虚湿饮，肝阴虚血瘀阳亢，造成肝气上逆，使肝脾不和而产生的病症；由于肝脾不和，亦致肾阴阳两虚，膀胱气化不及；心包阴虚血瘀之症。

注：从经络数值分析可见，是厥阴肝经出现严重倒置，说明西医之胆病实则为中医之肝经病变；肝经病变易至脾经亦病变，而产生肝脾不和之痛症，故大凡腹部病变都与该两条经络有关。

病例八：梁宜先，男，1963年3月4日上午午时出生，1979年7月初患肾病综合症。

井穴知热感度测定值

虚火	1	1LR28	2
	1	2LR28	1——热
	2	3LR126	3
	3	4LR126	2
阴虚——2		5LR115	1——热
	1	6LR115	1
阴虚——5		7LR39	6——气虚
	2	8LR39	3
	1	9LR17	1.5
	1	10LR17	1.5
虚火——1		11LR410	6——气郁
阴虚——2		12LR410	1——热

数值分析

1. 肺经左右侧数值失调，左侧数为1，右侧数为2；心经、肝经左右侧数值失调及倒置，它们的左侧数均为2，右侧数均为1；胆经左右侧数值严重失调，左侧数为1，右侧数为6；膀胱经左右侧数值是整体数值最高数，左侧为5，右侧为6；大肠经，小肠经左右侧数值均为1，是整体数值最低数。

2. 肺经左右侧数值显示肺虚火盛；大肠经、小肠经左右侧数值显示大肠热、小肠热；心经、肝经左右侧数值显示心火、肝火旺；膀胱经左右侧数值显示膀胱血气两虚，气化不及，胆经左右侧数值显示胆虚火盛而气郁（少阳相火不及）。

3. 从以上经络数值分析，可以看出西医的肾病综合征与中医的经络关系

（1）肾脏病变与中医之手阳明大肠经、手太阴肺经有关系（主要是肾盂、肾炎）。

由于肺为水之上源，通调水道下输膀胱，所以西医的肾病与中医的手太阴肺经病变有关，又由于肺与大肠相表里，故西医的肾病主要指肾盂、肾炎的病，

与手阳明大肠经病变有关。

（2）肾脏病变如肾炎与手太阳小肠经关系密切。

由于小肠有泌别清浊之功能，故西医的肾病主要指肾炎，与手太阳小肠经病变有关。

（3）肾脏病变与足太阳膀胱经关系密切。

由于膀胱为都州之官，主气化通利水道主小便，故西医的肾病都与足太阳膀胱经病变有关。

（4）肾脏病变与肝经、胆经有关系。

由于肝之疏泄功能与小便、下焦水道通畅与否关系密切，故足厥阴肝经病变则影响肝的疏泄功能，使下焦水道不通畅，而影响西医所说的肾功能正常。故西医的肾病与足厥阴肝经病变有关，又由于肝与胆相表里的关系，故足少阳胆经病变与西医的肾病亦有密切关系。

由此可见，西医的一个脏器的病变与中医多个经络，多个脏腑有关联。

病例九：黄小鸣，男，1979 年 11 月 6 日夜鼻衄，即诊。

井穴知热感度测定值

	4	1LR28	5	
	3	2LR28	6	——气虚寒（阳虚）
阴虚湿——	6	3LR126	3	
	4	4LR126	7	——气虚
	4	5LR115	4	
	3	6LR115	3	
阴虚血瘀——	12	7LR39	7	——气虚寒
	8	8LR39	9	
	3	9LR17	5	
	3	10LR17	5	
阴虚血瘀——	7	11LR410	5	——气郁
阴虚血瘀——	5	12LR410	4	——气郁

数值分析

1. 手阳明大肠经左右侧数值明显失调，左侧数为3，右侧数为6；足阳明胃经左右侧数值明显失调及倒置，左侧数值为6，右侧数值为3；膀胱经、肾经左右侧数值是整体数值偏高数，膀胱经左侧数为12，右侧数为7；肾经左侧数为8，右侧数为9；胆经、肝经左右侧数值均现倒置现象，胆经左侧数为7，右侧数为5；肝经左侧数为5，右侧数为4。

2. 大肠经左右侧数值显示大肠气虚寒（阳虚）；胃经左右侧数值显示胃阴虚挟湿；膀胱经，肾经左右侧数值显示肾元亏虚（阴阳两虚）；胆经，肝经左右侧数值显示肝阴虚血瘀而气郁，中医认为：阳明主合主降，太阳主开，厥阴主合主升，现大肠气虚寒，胃阴虚挟湿，使阳明不能主合主降，肾元亏虚，使太阳开得太过，肝阴虚血瘀气郁，使厥阴合得不及而升不及，所以此患者鼻衄之症是由于阳明合不及降不及，太阳开得太过，厥阴合不及升不及而造成，故可诊为阳明太阳厥阴合病。

注：值得注意的是：患者有患肝炎的征兆，因其足阳明胃经、足少阳胆经出现明显倒置现象，对于肝炎病患者，在经络测定数值中，往往显现足阳明胃经、足少阳胆经左右侧数值倒置现象，而该患者于1983年元月初，经西医确诊患乙型肝炎。对于经常鼻衄或它处出血的病人，或月经过多的病人，都应考虑到是否与西医的肝脏有病变，因多种凝血酶元都是在肝脏制造的。

从以上的分析得到启示，凡是鼻出血或其它地方出血或月经量多的病人，我们可以考虑从肝脏来着手治疗。

病例十：陈碧英，月经量多。

井穴知热感度测定值

2	1LR28	2	
1	2LR28	1——热	
湿——3	3LR126	1	
4	4LR126	4	

	3	5LR115	2
	2	6LR115	2
阴虚——5		7LR39	7——气虚寒
	4	8LR39	4
	1	9LR17	1——热
	2	10LR17	2
	7	11LR410	3
阴虚血瘀——3		12LR410	2——热

数值分析

1. 大肠经、心包经左右侧数值均为1，是整体数值最低数；胃经、胆经左右侧数值比例明显失调及倒置，胃经左侧数为3，右侧数为1；胆经左侧数为7，右侧数为3；膀胱经左右侧数值是整体数值最高数，左侧数为5，右侧数为7；心经，肝经左右侧数值倒置，它们的左侧数均为3，右侧数均为2。

2. 大肠经左右侧数值显示大肠热，胃经左右侧数值显示胃湿热，心经、心包经左右侧数值显示心阴虚火盛，膀胱经左右侧数值显示膀胱血气两虚而寒，胆经、肝经左右侧数值显示肝阴虚血瘀火盛，由于女子以肝气为先天，肝主藏血，属厥阴，厥阴主合，现肝阴虚血瘀火盛，致厥阴不能主合，主藏血。而且阳明亦主合，现大肠热，胃湿热而致阳明不能主合，故致月经量过多，由于患者月经量过多，侧致膀胱经血气两虚，及心阴虚火盛之象。

注：此例亦是出现足阳明胃经，足少阳胆经左右侧数值倒置，证明血证的确与西医肝病有关。

此病例阳明、厥阴皆显热象，不能主合，故月经量过多，又一证明了《内经》中厥阴阳明主合的观点。

病例十一：孙桂兰，1932 年六月初四卯时出生。现症，腿软、腰痛、高血压。

井穴知热感度测定值

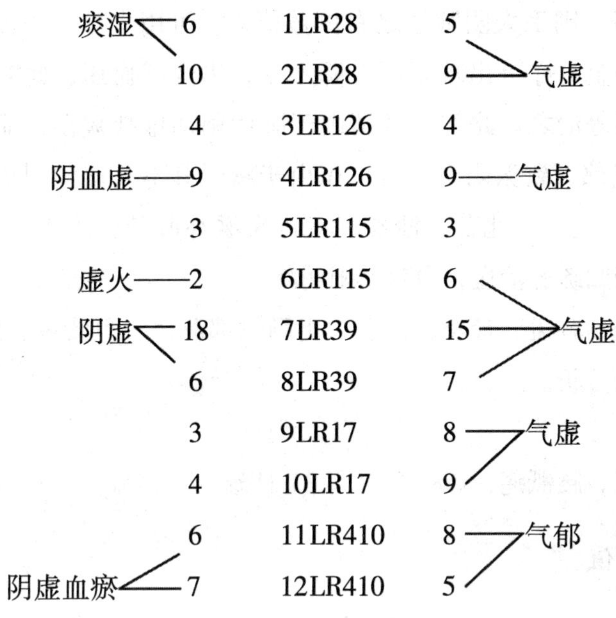

数值分析

1. 大肠经、膀胱经左右侧数值高及倒置，大肠经左侧数为10，右侧是数为9；膀胱经左侧数为18，右侧数为15，是整体左右侧数值最高数；小肠经、心包经、三焦经左右侧数值明显失调，小肠经左侧数为2，右侧数为6；心包经左侧数为3，右侧数为8；三焦经左侧数为4，右侧数为9；肺经、肝经左右侧数值倒置，肺经左侧数为6，右侧数为5；肝经左侧数为7，右侧数为5；脾经左右侧数值都偏高，其数均为9。

2. 从肺经，大肠经左右侧数值显示，肺、大肠气虚挟湿；脾经左右侧数值显示脾血气亏虚挟湿；小肠经左右侧数值显示，小肠气虚有虚火；膀胱经左右侧数值显示膀胱血气虚亏，心包经、三焦经左右侧数值显示，心包、三焦气虚。肝经左右侧数值显示肝阴虚血瘀而气郁，患者肺与大肠气虚且挟痰湿，而影响阳明肃降功能，使阳明肃降不及，而肝又阴虚血瘀气郁，使厥阴升不及；厥阴升不及更使阳明不降，故致血压高；由于患者脾血气虚亏且挟湿，脾主四肢，故腿软；又由于患者膀胱血气虚亏，致肝阴虚血瘀气郁，使小肠、三焦、心包气虚，使阳明更不能肃降，厥阴升不及而致腰痛，（即督脉不通畅）。

注：中医认为：厥阴肝主升，阳明肺主降，高血压患者可因肺之肃降不及而造成，若肺气不能肃降，则手太阴肺经之右侧数值大。可用党参、北芪等治之，若肝火过旺，火气灼金，亦可出现阳明肃降不及，出现高血压，此时可用石膏、黄芩、钩藤、大黄等治之。此例患者则由于肺阴阳两虚挟痰湿，而致阳明降不及；肝阴虚血瘀气郁，致厥阴升不及；而由于厥阴升不及使阳明更不能降所致的高血压，故可用党参、北芪、沙参、玉竹来滋补肝肺；陈皮、半夏、白术通化痰湿，柴胡、当归疏肝治血，白芍助阳明降。

目前数值分析对胃炎、肾盂、肾炎、胃十二指肠球部溃疡、胃溃疡、肝炎、胆囊炎等病已有较准确的分析。

病例十二：碧珍妈妈，腰骶痛，1982 年 3 月 31 日诊。

井穴知热感度测定值

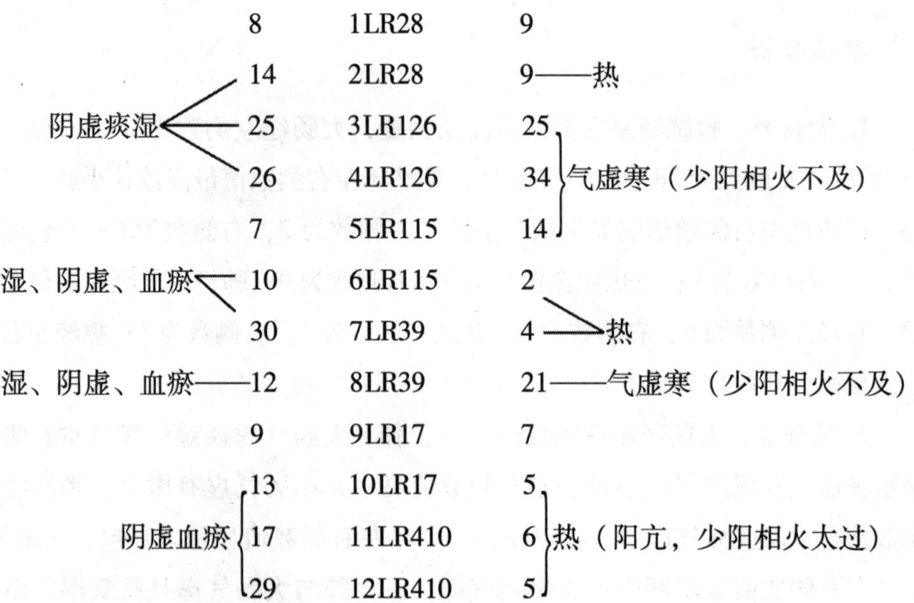

数值分析

1. 大肠经、小肠经、膀胱经、三焦经、胆经、肝经左右侧数值明显失调及倒置；大肠经左侧数为14，右侧数为9；小肠经左侧数为10，右侧数为2；膀胱经左侧数为30，右侧数为4；三焦经左侧数为13，右侧数为5；胆经左侧数为17，右侧数为6；肝经左侧数为29，右侧数为5；脾经、心经、肾经左右侧数明显失调，脾经左侧数为26，右侧数为34；心经左侧数为7，右侧数为14；肾经左侧数为12，右侧数为21；胃经左右侧数值均为25，是整体数值偏高数。

2. 从大肠经、胃经、脾经左右侧数值显示，脾胃虚挟湿，大肠湿热；心经、小肠经左右侧数值显示膀胱湿热，肾元虚亏；三焦经，胆经、肝经左右数值显示三焦、胆、肝湿热，阴虚血瘀，中医认为：腰骶乃督脉所主，而肝主督脉。现患者肝胆湿热，阴虚血瘀而致督脉气血不通，不通则痛；又由于肝胆湿热，阴虚血瘀致三焦亦湿热，阴虚血瘀；三焦乃十二脏腑主气化之脏腑，现三焦湿热阴虚血瘀不能主各脏腑的气化，而致大肠湿热，脾胃虚而挟湿；小肠湿热而心气虚；膀胱湿热而肾元虚亏。

立法处方用药

宜滋养肾水涵肝木，通化湿瘀。

药用：金钱草120g、猪苓60g、茯苓30g、泽泻30g、白术30g、白芍90g、桂枝15g、当归9g、北芪90g、沙参90g、威灵仙90g。

病例十三：张妈妈，西医诊为癔病。1982年5月2日夜11时诊。

井穴知热感度测定值

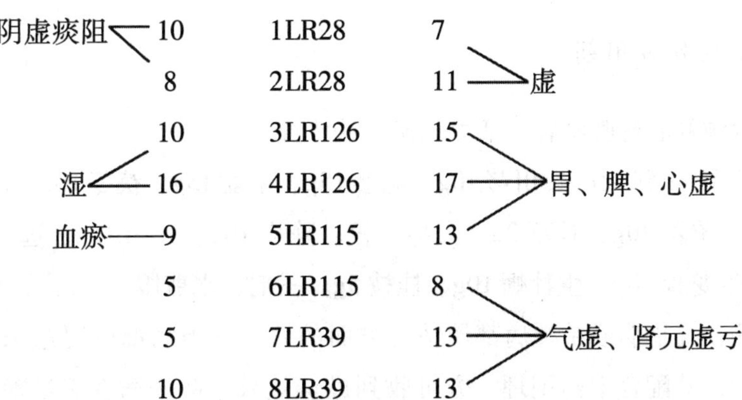

	5	9LR17	6
虚火——3		10LR17	13——气虚
	8	11LR410	4——气郁
阴虚、痰湿、瘀——15		12LR410	9

数值分析

1. 小肠经、膀胱经、三焦经左右侧数值明显失调，小肠经左侧数为5，右侧数为8；膀胱经左侧数为5，右侧数为13；三焦经左侧数为3，右侧数为13；胆经肝经左右侧数值明显失调及倒置，胆经左侧数为8，右侧数为4；肝经左侧数为15，右侧数为9；肾经、心经、脾经、胃经、大肠经左右侧数值均偏高，大肠经左侧数为8，右侧数为11，胃经左侧数为10，右侧数为15；脾经左侧数为16，右侧数为17；心经左侧数为9，右侧数为13；肾经左侧数为10，右侧数为13；肺经左右侧数值偏高及倒置，左侧数为10，右侧数为7。

2. 从肺经、大肠经、胃经、脾经左右侧数值显示，脾、肺阴阳两虚，挟痰湿；心经、小肠经左右侧数值显示心阳虚血瘀；膀胱经、肾经左右侧数值显示肾元虚亏；三焦经左右侧数值显示三焦阳虚；胆经、肝经左右侧数值显示肝阴虚血瘀气郁结。中医认为：肺主藏魄，肝主藏魂，脾主思，心主神，肾主志。现患者心阳虚而血瘀，肾元虚亏而使心肾不交，致患者志不坚，不能主宰意识，况脾阴阳两虚而挟湿致脾不能主思，使思绪混乱不清；肺阴阳两虚挟痰阻，致肺不能藏魄；肝阴虚血瘀而气郁结，致肝不能藏魂，所以患者更加混乱不清而胡思乱想。

立法处方用药

宜滋补心肝脾肺肾，活血化瘀，祛痰湿。

药用：当归10g、川芎10g、党参15g、半夏15g、茯苓10g、白术10g、熟地30g、淫羊藿10g、甘草2g、大枣7枚、陈皮10g、元肉15g、远志10g、水菖蒲10g、生龙骨10g、生牡蛎10g、桂枝5g。三剂，水煎服。

注：凡癔病或精神病都属情志方面的病，这类病都应用意识诱导或催眠术来治疗，并配合中药调理，方可收到最佳效果，此例病者于当晚，经我用催眠

术后，再服用上药方三剂，至今未见复发迹象。

病例十四：王欣五姨，素恙偏头痛，1982 年 4 月 6 日夜 10 点诊。

井穴知热感度测定值

	3	1LR28	5	
	3	2LR28	8	气虚
	5	3LR126	3	
湿	13	4LR126	8	热寒不和 郁李仁
	5	5LR115	3	
	5	6LR115	6	
血虚——	10	7LR39	17	——气虚
	3	8LR39	3	
	5	9LR17	7	
	5	10LR17	10	——气虚
	3	11LR410	3	——白芍
川芎、白芷——	5	12LR410	8	——柴胡

数值分析

1. 大肠经、三焦经左右侧数值明显失调，大肠经左侧数为 3，右侧数为 8；三焦经左侧数为 5，右侧数为 10。胃经、脾经左右侧数值明显倒置，胃经左侧数为 5；右侧数为 3；脾经左侧数为 13，右侧数为 8，膀胱经左右侧数值偏高，左侧数为 10，右侧数为 17。

2. 三焦经，大肠经左右数值显示：大肠气虚，三焦气虚；胃经、脾经左右侧数值显示脾胃寒热不和且挟湿；膀胱经左右侧数值显示膀胱血气两虚，由于膀胱经乃太阳所主，太阳主开，现膀胱血气两虚，使太阳不能正常开，脾经乃太阴所主，现脾胃寒热不和且挟湿，亦致太阴不能正常开；大肠经、胃经乃阳明所主，现大肠气虚，胃又湿热，故致阳明降不正常；三焦经乃少阳所主，现三焦气虚致少阳相火不及而使少阳枢纽失灵，故此患者偏头痛皆因脾肾两虚致少阳相火不及，而使阳明不能主降而造成。

立法处方用药

宜大补脾肾，调少阳相火之不及，使厥阴升而致阳明降。

药用：川芎30g、白芍30g、柴胡3g、郁李仁3g、炙草3g、大枣7枚、元肉5g、酸枣仁5g、远志2g、党参15g、熟地20g、苁蓉30g、淫羊藿5g、白芷15g。

注：该患者是以《辨证奇闻》（清·陈士铎）中之验方：川芎、白芍、郁李仁、柴胡、白芷、甘草加补脾肾药而治愈。

病例十五：胡存慧，女，咳嗽而呕，1982年3月17日巳时诊。

井穴知热感度测定值

	左	穴位	右	
	4	1LR28	5	
	5	2LR28	3	
	4	3LR126	6	
脾湿——	11	4LR126	14	——脾气虚寒——麻黄、五味子
	3	5LR115	3	
	1	6LR115	2	
	7	7LR39	13	——膀胱气虚寒——细辛
	7	8LR39	8	
	3	9LR17	3	
	2	10LR17	3	
	8	11LR410	19	——肝气郁而上逆——北芪、柴胡
	5	12LR410	8	

数值分析

1. 脾经左右侧数值是整体左右侧数值最高数，左侧数为11，右侧数为14；膀胱经，胆经左右侧数值明显失调，膀胱经左侧数为7，右侧数为13；胆经左侧数为8，右侧数为19。

2. 脾经数值显示，脾气虚寒而挟湿，膀胱经数值显示膀胱气虚寒，胆经显示相火不及而致肝气郁而上逆，故此患者是由于膀胱虚寒肝气上逆而咳嗽；脾气虚寒挟湿，肝气上逆而呕。

立法处方用药

宜温补脾肾，疏肝化湿。

药用：麻黄10g、细辛3g、五味子15g、炙甘草6g、北芪30g、柴胡7g，果一剂而愈。

病例十六：朱慧中，女，腹泻7、8年；1982年4月6日诊，左脉缓濡，重按无力，右关略弦，舌质红，苔微薄微黄。

井穴知热感度测定值

	5	1LR28	3	
	6	2LR28	1	
湿	7	3LR126	4	
	8	4LR126	8	
	3	5LR115	3	
	5	6LR115	6	
阴虚	12	7LR39	10	气虚
	8	8LR39	3	化火
	3	9LR17	3	
	3	10LR17	1	热
	8	11LR410	4	
阴虚、湿	7	12LR410	4	化火

数值分析

1. 大肠经左右数值严重失调及倒置，左侧数为6，右侧数为1；肾经、三焦经左右侧数值明显失调及倒置，肾经左侧数为8，右侧数为3；三焦经左侧数为

3，右侧数为1；膀胱经左右侧数值是整体数值最高数，左侧数为12，右侧数为10；胃经、胆经、肝经左右侧数值均现倒置之象，胃经左侧数为7，右侧数为4；胆经左侧数为8，右侧数为4；肝经左侧数为7，右侧数为4。

2. 大肠经左右数值显示大肠湿热；膀胱经、肾经左右侧数值显示膀胱血气两虚，肾阴虚而化火，三焦经数值显示三焦热，胃经数值显示胃有湿饮，胆经、肝经左右侧数值显示肝胆阴虚化火，故此患者由于肾元虚亏化火，膀胱血气两虚，而造成太阳开得太过（肾与膀胱相表里，同属太阳肾所主，太阳主开）；三焦热，肝胆阴虚化火使厥阴升不及（肝与胆相表里，少阳厥阴相表里，故可同属厥阴肝所主）；大肠湿热，胃有湿饮，致阳明降得太过（大肠、胃同属阳明肺所主）；而致腹泻。

立法处方用药

宜滋补肾水涵肝木，清热祛湿，调升厥阴，使阳明降正常。

药用：柴胡6g、白术6g、黄芩15g、益智仁15g、吴萸3g、五味子15g、党参30g、北芪30g、肉豆蔻6g、炙甘草6g、大枣8枚、丹参15g、熟地20g、苁蓉20g、天冬20g、麦冬20g。果七剂而愈。

病例十七：（自病记录）1982年5月12日，上周六即感困倦欲寐，且头脑胀痛，昨又出现鼽嚏咳嗽，曾服大吐纳加味数帖不效，苦思良久，不知所指，乃叹为医难也。5月13日上午依经络测定数据又拟一方，嘱刘芳执药一剂，并鹅不食草纳鼻取嚏，下午顿觉头脑清新，与胡存慧学友谈方剂一直而无倦意，所服方如下：薏米45g、川乌5g、草乌5g、干姜2g、甘草2g、党参15g、大枣8枚。

经络测定数值如下：

3	1LR28	3
2	2LR28	4
3	3LR126	3
6	4LR126	8

2	5LR115	2
2	6LR115	3
3	7LR39	3
3	8LR39	1
2	9LR17	5
2	10LR17	3
6	11LR410	4
4	12LR410	2

病例十八：王欣嫂嫂，月事不调，漏下，经色初暗后亦暗。1982 年 5 月 24 日潮，5 月 28 日诊。

井穴知热感度测定值

	2	1LR28	1	
	2	2LR28	1	热
虚火——	1	3LR126	1	
	2	4LR126	3	
虚火	1	5LR115	2	热
	1	6LR115	1	热
阴虚——	8	7LR39	2	热
	2	8LR39	2	
虚火	1	9LR17	1	热
虚火	1	10LR17	1	热
	1.5	11LR410	3	
	2	12LR410	2	

数值分析

1. 肺经、大肠经左右侧数值失调及倒置，它们的左侧数均为 2，右侧数均为 1；心经左右侧数值失调，左侧数为 1，右侧数为 2；膀胱经左右侧数值严重失调及倒置，左侧数为8，右侧数为2；胃经、小肠经、心包经、三焦经左右侧数值均为1。

2. 肺经、大肠经左右数值显示，肺、大肠热，胃经、心经、小肠经、心包经、三焦经左右侧数值显示它们均为虚火盛而热化，膀胱经左右侧数值显示膀胱阴虚血瘀而火化，故此患者是由于膀胱阴虚血瘀化火而使太阳开得太过，肺、大肠、胃热使阳明不能合，心、小肠、心包、三焦虚火热化使少阴少阳枢纽失灵而致漏下。

立法处方用药

宜滋阴补肾，清热化瘀，调少阴少阳枢，使太阳开正常，阳明合正常。

药用：鳖甲25g、龟板25g、黄芩5g、柴胡3g、党参15g、大枣7枚、甘草3g、半夏5g、干姜2g、泽泻20g、白术10g、白芷2g、葛根5g。

1982年6月20日晚9时35分二诊。

井穴知热感度测定值

	左	穴	右	
	2	1LR28	1	
	2	2LR28	1.5	——热
虚火——	1	3LR126	2	
	3	4LR126	5	
	1.5	5LR115	2	
虚火——	1	6LR115	2	
	3	7LR39	7	——气虚
阴虚——	8	8LR39	3	
	1	9LR17	1.5	
	2	10LR17	1	——热
	3	11LR410	2	
	3	12LR410	3	

数值分析

1. 肺经、三焦经左右侧数值失调及倒置，它们左侧数均为2，右侧数均为1；胃经、小肠经左右侧数值失调，它们的左侧数均为1，右侧数均为2；膀胱经左右侧数值明显失调，左侧数为3，右侧数为7；肾经左右侧数值明显失调及倒置，左侧数为8，右侧数为3。

2. 肺经、三焦经左右侧数值显示，肺、三焦热；胃经、小肠经左右侧数值显示，胃、小肠虚火盛，膀胱经、肾经左右侧数值显示肾元虚亏。

立法处方用药

宜滋补肾元，清泻肺、三焦火及胃、小肠虚火。

药用：沙参20g、玉竹20g、党参15g、甘草3g、大枣7枚、熟地20g、苁蓉20g、淫羊藿5g、生牡蛎15g、柴胡3g、黄芩3g、泽泻15g、白术6g、白芷5g、葛根10g、升麻3g。

连服七剂后，随访至今月事正常。

病例十九：利文忠，男，1982年7月29日初诊。症：半载不寐，右脉弦洪而数，尺部独实，左脉细涩，右盛于左两倍，据经当断为阳明脉证，胃不和则卧不安，胃乃阳明之谓，病机昭然，当遵经选半夏秫米汤，且患者舌淡苔白根腻，正是半夏的症。

药用：半夏45g、芦根60g、玉竹60g。药至第五剂始生效，第七剂全愈。

井穴知热感度测定值

痰湿——6	1LR28	11——肺气虚
2	2LR28	3
3	3LR126	4
3	4LR126	7——脾气虚
4	5LR115	4
阴虚、湿——4	6LR115	2——热

	2	7LR39	4	
虚火	2	8LR39	4	
	4	9LR17	6	
	2	10LR17	2	
	3	11LR410	5	
	4	12LR410	9	气郁上逆

数值分析

1. 肺经左右侧数值是整体数值最高数，左侧数为6，右侧数为11；脾经、膀胱经、肾经、肝经左右侧数值明显失调，它们的左侧数为3、2、2、4；右侧数为7、4、4、9；小肠经左右侧数值明显失调及倒置，左侧数为4，右侧数为2。

2. 肺经左右侧数值显示肺虚挟痰湿，脾经左右侧数值显示脾气虚，膀胱经、肾经左右侧数值显示肾有虚火，小肠经左右侧数值显示小肠湿热；肝经左右侧数值显示肝气郁结上逆。中医认为：肺主一身之气，属阳明，主合、主降，现肺虚且挟痰湿，使其不能主气、主合、主降，而致脾气虚，使太阴开得太过；肾有虚火，小肠湿热而致太阳亦开得太过；肝气郁结上逆而致厥阴升得太过而不能合，故此患者半载不寐之症可诊为阳明证。

注："营夜行25度，卫日行25度"；"不寐者乃卫不入营，寐而不醒乃营不入卫。"《内经》治不寐用半夏秫米汤。《灵枢·邪客篇》："今厥气客于五脏六腑，则卫气独卫其外，行于阳，不得入阴，行于阳则阳气盛，则阳跷陷;，不得入于阴，阴虚，故目不瞑。……饮以半夏汤一剂，阴阳已通，则卧立至……其汤方以流水千里以外者八升，扬之万遍，取其清五升煮之，炊以苇薪火，沸置秫米一升，治半夏五合，徐炊，令竭为一升半，去其滓，饮汁一小杯，日三稍益，以知为度，故其病新发者，复杯则卧，汗出则已矣。久者，三饮而已也"。

《内经》共十三方：

（1）汤液醪醴方《素问·汤液醪醴论》

必以稻米、炊之稻薪。

（2）生铁洛饮方《素问·病能论》

生铁洛为饮。

(3) 左角发酒方《素问·缪别论》

左角发，方一寸，燔治，饮以美酒一升。

(4) 泽泻饮方《素问·病能论》

泽泻十分、白术十分、麋衔五分。

(5) 鸡矢醴方《素问·腹中论》

鸡矢白一两，米酒三碗。

提示：据报道：治肝硬化腹水，以谷喂公鸡，公鸡所拉之屎，取白色部分，用以炒香备用，治疗肝硬化确有疗效。

日本人用米糠提取物治疗肝硬化、肝炎有效，是否与鸡矢之成分有相似之处，是值得我们思考的。民间有用此方治疗破伤风。

(6) 乌鲗骨丸方《素问·腹中论》

主治肝硬化；乌鲗骨、茜草，本人曾以乌鲗骨 120g、茜草 120g、加蜈蚣为主，治疗一例肝癌患者（广西医学院诊断）获愈。

(7) 兰草汤方《素问·奇病论》

治之以兰，主治脾瘅（口中甜）

(8) 豕膏方《灵枢·痈疽篇》

豕膏冷食。

(9) 陵翘饮方《灵枢·痈疽篇》

锉陵翘草根各一升，以水一斗六升煮之；据考证：陵翘即连翘，但是古人是用连翘的根。

(10) 半夏秫汤方《灵枢·邪客篇》

据考证，秫米即北方之高粱。人生以阳气为根，日常生活都在消耗阳气，该患者之不寐，脉数，无疑也是在消耗阳气。

(11) 马膏膏法方《灵枢·经筋篇》

马膏，膏其急，白酒和桂，涂其缓者，以桑钩钩之。

(12) 寒痹熨法方《灵枢·寿夭刚柔篇》

淳酒二十斤、蜀椒一升、干姜一斤、桂心一斤。

(13) 小金丹方《素问·遗篇·刺法论》

辰砂二两、雄磺一两、雌磺一两、紫金半两。

病例二十：郑华，女1982年8月3日诊：不孕，带下漏下，少腹不适，右脉滑细，左关弦滑，舌质红，无苔；经两检为无排卵性不孕。

井穴知热感度测定值

	2.5	1LR28	5——气虚
	3	2LR28	4
	1	3LR126	1——热
	1	4LR126	6——气虚
	2.5	5LR115	1.5
阴虚、血瘀——	13	6LR115	6
肾元虚亏（指向8、1）	8	7LR39	8
	1	8LR39	2
	2	9LR17	1
	2	10LR17	4
阴虚——	8	11LR410	4
	1	12LR410	1——热

数值分析

1. 肺经、三焦经、左右侧数值明显失调，肺经左侧数为25，右侧数为5；三焦经左侧数为2，右侧数为4；脾经左右侧数值严重失调，左侧数为1，右侧数为6；小肠经、心包经、胆经左右侧数值明显失调及倒置，小肠经左侧数为13，右侧数为6，心包经左侧数为2，右侧数为1，胆经左侧数为8，右侧数为4；膀胱经左右侧数为整体数值偏高数，左右侧数均为8；肾经左右侧数值失调，左侧数为1，右侧数为2，胃经、肝经左右侧数为1，是整体左右侧数值最低数。

2. 胃经、脾经左右数值显示脾虚而脾胃寒热不和，致脾胃阴火盛；心经、小肠经左右侧数值显示，心阴虚而血瘀；膀胱经、肾经左右侧数值显示肾元虚亏；心包经、三焦经、胆经、肝经左右侧数值显示肝阴虚而火盛。中医认为：

女子以肝气为先天，肾主先天之气，脾主后天血气之运化，现患者肾元虚亏，不能主先天之气，脾虚而阴火盛不能主后天血气之运化，而致肝阴虚而火盛，使先天之气受损害，而女子生育又以先天之气为本，肝阴阳二气亏损则致不孕。

立法处方用药

宜滋补心肝脾肺肾，清热柔肝。

药用：大吐纳饮子加白芥子 5g、川连 1g、乌梅 1 枚、杞子 10g。

大吐纳方：沙参 15g、玉竹 15g、党参 15g，——呼主于心肺。炙甘草 6g、大枣 7 枚、生牡蛎 25g、熟地 6g、苁蓉 12g、淫羊藿 6g，——吸主于肝肾。

注：沙参、党参——补肺；玉竹——养心；熟地、苁蓉、淫羊藿——滋补肝肾；炙草、大枣——补脾，以助心肝肺肾；牡蛎——潜于海，禀水之气而辅于肾，其又可爬于岸而吸天之气，通于肺，故为肺肾之良药。

由于呼主于心肺，吸主于肝肾，补脾可助心肝肺肾之所主，故上方又称为大吐纳饮子。

凡籽类药物都具有先天生发之气，故用籽类药物治不孕症往往有良效。

此患者服大吐纳加味不到一个月，即受孕。

附：继发性不孕症治案：

当归六两、鸡蛋 2 只，共煮，煮至 3 小时，鸡蛋皮发红。

大吐纳加上之验方而得子。

子宫肌瘤所致不孕症：

以大吐纳饮子加当归、鸡蛋汤，受孕后即服用桂枝茯苓丸而得子。

不孕症之治疗时间：

“西南得朋，东北丧朋。”在后天八卦里，坤卦位于西南方位：坤：元亨利牝马之贞，君子有攸往，先迷后得主。利，西南得朋，东北丧朋，安贞吉。而西南方位配属月份为 6～7 月（老历），故治疗不孕症应选在农历 6～7 月份。

病例二十一：韦初成，男，1928 年六月初六卯时出生，鼻咽癌，病起于1981 年（辛酉年）。1982 年 8 月 11 日诊。

井穴知热感度测定值

	4	1LR28	4	
	2	2LR28	3	
虚火旺——	1	3LR126	4	
	3	4LR126	3	
虚火旺——	1	5LR115	3	
	1.5	6LR115	4	
阴虚	4	7LR39	8	气虚
	2	8LR39	4	
阴虚火旺	1	9LR17	2	
	1	10LR17	3	
	1	11LR410	2	
	2	12LR410	3	

数值分析

1. 胃经、心经、小肠经、膀胱经、肾经、心包经、三焦经、胆经左右侧数值明显失调，其中胃经、心经、心包经、三焦经、胆经左侧数均为1，右侧数为4、3、2、3、2；小肠经左侧数为1.5，右侧数为4；膀胱经左侧数为4，右侧数为8；肾经左侧数为2，右侧数为4。

2. 胃经左右侧数值显示胃阴虚火盛；心经、心包经、三焦经、小肠经左右侧数值显示它们均阴虚火盛，膀胱经，肾经左右侧数值显示肾元虚亏。

3. 由经络数值分析可知：

①足阳明胃经通过鼻咽部，故鼻咽癌与胃经关系密切。

②鼻咽癌与阴虚火旺有关。

立法处方用药

宜滋阴清少阴阳明火。

药用：连翘90g、玉竹120g、茅根120g、羚羊角1~3g。

注：玉竹、茅根以清少阴阳明，连翘解毒可治马刀挟婴，对于癌变有一定疗效。

时相分析

1. 出生时相为：戊辰三之气阳明病极时。

时相框架为：

太阳寒水司天	
厥阴风木客气	
火太过	
少阳相火主气	
太阴湿土在泉	阳明病极时

即

39	
410	
115∧	
17	
126	28

2. 病发时时相为辛酉年。时相框架为：

28

——

39∨

——

115

3. 从以上病者出生时相及发病时相来看，此病与其出生主运及病发时的司天、在泉有关，即此病主要是阳明、少阴合病。

4. 运用五运六气思想，预测患者病重于何年，危殆于何年？

答：1981 年为辛酉年，逢阳明燥金司天，少阴君火在泉，故病发。1982 年为壬戌年，逢太阳寒水司天，太阴湿土在泉，与出生司天，在泉相同，故病情反复；1983年为癸亥年，逢厥阴司天，少阳相火在泉，故病情反复；1984年为甲子年，逢少阴君火司天，阳明燥金在泉，故病重加剧；1985年为乙丑年，逢太阴湿土司天，太阳寒水在泉，故病情反复；1986年为丙寅年，逢少阳相火司天，厥阴风木在泉，故病情反复；1987年为丁卯年，逢阳明燥金司天，少阴君火在泉与病发时司天、在泉相同，故病危殆，甚者死。

病例二十二：马大荣，男，1937年11月17日寅时出生。1958年约6、7月开始出现腹泻，每天2~4次，历24年而不愈。1982年9月6日诊，症见：消渴，利下不止，审明为厥阴证。

井穴知热感度测定值

	5	1LR28	17	——气虚
	5	2LR28	5	
	480	3LR126	176	
阴虚湿饮	738	4LR126	376	气虚
	4	5LR115	1.5	——热
	4	6LR115	9	
	360	7LR39	25	气虚
阴虚	175	8LR39	120	
虚火	1.5	9LR17	8	
	1.5	10LR17	7	
阴虚	530	11LR410	249	
	126	12LR410	148	气虚

数值分析

1. 肺经、小肠经、心包经、三焦经左右侧数值明显失调，肺经左侧数为5，右侧数为17；心包经左侧数为1.5，右侧数为8；三焦经左侧数为1.5，右侧数为7；小肠经左侧数为4，右侧数为9；胃经、脾经、肾经、膀胱经、胆经左右侧数值均高且倒置，胃经左侧数为480，右侧数为176；脾经左侧数为738，右侧数为376；膀胱经左侧数为360，右侧数为25；肾经左侧数为175，右侧数为120；胆经左侧数为530，右侧数为249；肝经左右侧数值亦高，左侧数为126，右侧数为148；心经左右侧数亦失调，左侧数为4，右侧数为1.5。

2. 从肺经左右数值显示，肺气虚；胃经、脾经左右数值显示脾胃阴阳两虚挟湿饮；心经左右侧数值显示心阴虚而火化，小肠经左右侧数值显示小肠气虚，膀胱经左右侧数值显示膀胱阴虚血瘀湿重，肾经左右侧数值显示，肾元亏虚，心包经、三焦经左右侧数值显示心包、三焦虚火盛，胆经、肝经左右侧数值显示，肝胆阴阳两虚血瘀挟湿。中医认为：阳明主合主降，现肺气虚，使阳明不能合而降太过；太阴主开，现脾胃阴阳两虚且挟湿，使太阴不能主开；太阳主开，现膀胱阴虚血瘀挟湿；肾元虚亏使太阳不能主开，少阴、少阳主枢，现心火盛，小肠气虚使少阴枢纽失灵；心包、三焦虚火盛使少阳枢失灵；厥阴主合主升；现肝胆阴阳两虚血瘀挟湿，使厥阴不能合而升不及，故此患者皆由于少阴少阳枢失灵，使太阴、太阳不能主开，厥阴、阳明不能主合而造成腹泻。

立法处方用药

宜滋补少阴少阳，开太阴太阳，合阳明厥阴。

9月6日方：沙参20g、玉竹20g、党参10g、生石羔24g、芦根30g、茅根30g、猪苓10g、泽泻10g、滑石10g、肉苁蓉30g、胡麻仁10g、北芪24g。

此患者用药之后第三天，12井穴皆化脓，脚肿胀不能行走。

9月9日方：大吐纳加北芪、防已、蜈蚣。

药用：沙参20g、玉竹20g、党参10g、炙甘草6g、大枣8枚、生牡蛎25g、熟地20g、肉苁蓉20g、淫羊藿6g、北芪24g、防已24g、蜈蚣3条。

9月12日方：黄连12g、黄芩6g、白芍6g、阿胶10g、猪苓5g、茯苓5g、泽泻5g、滑石5g、苁蓉45g、胡麻仁15g、玉竹120g。(是日捡不到药)

9月13日方：川连12g、猪苓3g、泽泻2g、茯苓3g、滑石3g、玉竹120g、苁蓉25g、枳实5g、葛根12g、执三帖。（是日下午2时30分右手发麻波及左手。)

9月20日方：麻黄30g、细辛10g、甘草15g、苍术30g、厚朴30g、葛根60g、知母60g、桂枝10g、槟榔30g、紫苏30g、大黄30g、白芷30g、吴萸60g、川瓜60g、木通60g，外洗。

内服方：党参12g、北芪24g、玉竹120g、苁蓉24g、白术12g、茯苓12g、枳实12g、甘草6g、大枣24g、葛根45g、杞子12g、菊花12g。

此患者果如我预言，治疗24日即愈。

注：为何是24次？因为肺主治节，节即节令之节，人体亦有节令，而与天之24节气相通，年有春、夏、秋、冬，日亦有由春、夏、秋、冬所产生的24节气，肺与大肠相表里，与大肠相表里之肺出现病变，即治节系统出现病变，使每日之节律出现错乱，故治疗24日即愈。

治此病之思路得启发于《徐大椿医案》，清代医家徐大椿，人言其能与病者之肺相通。

用五运六气时相观分析

1. 患者出生时相为丁丑年五之气，阳明病剧时，逢木运不及，太阴湿土司天，太阳寒水在泉，主气、客气、时辰均为阳明燥金，故其人先天禀赋为风寒湿澡错杂型，由于出生时相突显阳明燥金，故易患阳明病证。

2. 患者病始发时相为戊戌年三之气，逢火运太过，太阳寒水司天，太阴湿土在泉，主气少阳相火，客气太阳寒水加临，一派寒热湿错杂之气；遇上禀赋为风寒湿燥错杂型之人，就易使体内风寒热湿燥错杂交炽，致太阳肾不能主先天之气，太阴脾不能立后天血气运化，阳明肺不能主气、主合、主降，厥阴肝不能主升主合而腹泻。

3. 患者来诊时相为壬戌年四之气，逢木运太过，太阳寒水司天；太阴湿土在泉；主气太阴湿土；客气少阳相火加临，呈一派风寒湿热错杂之气，与其先天禀赋交炽，使其经络数值测定显示：手太阴肺经气虚；足阳明胃经阴阳两虚而挟湿；足太阴脾经阴阳两虚挟湿；手少阴心经显示热；手太阳小肠经显示虚寒；足太阳膀胱经显示阴虚血瘀挟湿；足少阴肾经显示肾元亏虚；手厥阴心包经显示虚火盛；手少阳三焦经显示虚火盛；足少阳胆经显示阴阳两虚挟湿；足厥阴肝经显示阴阳两虚而血瘀，从以上分析看出，人体患病与其出生禀赋病发时相有关，而在经络测定值所显示的数据亦与病人出生时相、病发时相，来诊时相有关联。

病例二十三：曹健，女，痧胀。

井穴知热感度测定值

阴虚痰湿——8		1LR28	2	
	2	2LR28	3	
	2	3LR126	3	
	4	4LR126	10——气虚	
	3	5LR115	2	
	2	6LR115	2	
	3	7LR39	5	
阴虚血瘀	8	8LR39	2	
阴虚血瘀	2	9LR17	1——热	
虚火	1	10LR17	4	肝气郁结
虚火	4	11LR410	4	肝气郁结
虚火	2	12LR410	6	肝气郁结

数值分析

1. 肺经、心包经、肾经左右侧数值明显失调及倒置；肺经、肾经左侧数均为8，右侧数均为2；心包经左侧数为2，右侧数为1；脾经、三焦经、肝经左右侧数值明显失调，脾经左侧数为4，右侧数为10；三焦经左侧数为1，右侧九为4；肝经左侧数为2，右侧数为6。

2. 肺经左右侧数值显示肺阴虚挟痰湿；肾经左右侧数值显示肾阴虚血瘀；心包经左右侧数值显示心包热；脾经左右侧数值显示脾气虚寒，肝经左右侧数值显示肝气郁结。中医认为肝气郁结是痧胀的主要病机，由于肝主督脉，现肝气郁结使督脉血气运行受阻而产生肺阴虚挟痰湿，脾气虚寒，肾阴虚血瘀，心包热等症；故古人主张用陈皮、厚朴、槟榔一类行气药治之。

立法处方用药

宜用疏肝解郁行气药物，加通经活血药物煲水外洗。

药用：陈皮60g、厚朴60g、北芪60g、麻黄10g、细辛6g、桃仁30g、红花30g、威灵仙60g、艾叶120g，或可用药油刮痧通督脉。此患者是用刮痧疗法一次治愈。

病例二十四：胡医师，男，1984年9月23日亥时诊，症见早搏。

井穴知热感度测定值

阴虚痰湿	7	1LR28	4	
	6	2LR28	5	
	9	3LR126	17	气虚寒
	26	4LR126	79	
	5	5LR115	6	
阴虚血瘀挟湿	13	6LR115	8	
	73	7LR39	25	气虚寒
	31	8LR39	6	
	7	9LR17	5	
	7	10LR17	8	
阴虚血瘀	25	11LR410	6	气郁
	8	12LR410	12	

数值分析

1. 胃经左右侧数值明显失调，左侧数为9，右侧数为17；小肠经、膀胱经、肾经、胆经左右侧数值明显失调及倒置，膀胱经左侧数为73，右侧数为25；肾经左侧数为31，右侧数为6；胆经左侧数为25，右侧数为6，肺经、大肠经、小肠经、心包经左右侧数值均现倒置现象，脾经左右侧数值偏高，左侧数为 26，右侧数为 79。

2. 从肺经、大肠经左右数值显示肺、大肠阴虚；胃经、脾经左右数值显示，脾胃虚寒挟湿，小肠经左右侧数值显示小肠阴虚挟湿，膀胱经、肾经左右侧数值显示，膀胱血气两虚且血瘀挟湿，肾阴虚血瘀，心包经、胆经左右侧数值显示肝气郁结而阴虚血瘀。中医认为："胃气通于口，而脉息是主。"《内经》云："胃之大络，名曰虚里，其动应衣。"可见现代医学所指之心脏，有时是指中医之"胃"。而中医又有"以心包代心主受邪"之说，故现代医学所指之心脏又与心包关联密切。所以若患者在经络测定数值显示足阳明胃经，手厥阴心包经同时出现左右数值比例明显失调之现象时，其人的心脏或心血管一定有毛病。而此患者心脏出现早搏现象，是由于膀胱血气虚寒，挟湿血瘀，使肾元虚亏而不能主先天之气，脾胃虚寒挟湿，使脾不能主后天气血运化，由于先天之气亏损，使后天血气运化不正常，使肺、大肠阴虚挟痰湿，致阳明降不及；心包阳虚，肝胆气郁上逆，阴虚血瘀，致厥阴升太过；小肠、肾阴虚挟湿，血瘀致少阴枢纽失灵而致。

立法处方用药

宜滋补脾肾，通化湿瘀，调少阴，使阳明降厥阴升恢复正常。

药用：归脾汤治之。当归 3g、元肉 3g、酸枣仁 10g、远志 10g、党参 15g、黄芪 15g、白术 6g、茯苓 6g、木香 5g、甘草 3g、干姜 2g、大枣 8 枚。

运用五运六气分析

病者不知具体出生年月 ，只是有三个可能，年月：1934 年、1936 年、1938 年的 12 月 20 日（农）。我们能否据"五运六气"及其病证，经络测定数值分析，推断出其具体出生年月？

1. 列出 1934 年、1936 年、1938 年时相

1934 年为甲戌逢土运太过，太阳寒水司天，太阴湿土在泉。

1936 年为丙子年逢水运太过，少阴君火司天，阳明燥金在泉。

1938 年为戊寅年，逢火运太过，少阳相火司天，厥阴风木在泉。

2. 早搏——乃胸部之病变，心肺居于胸中，是必有阳明之病症，因此司天，在泉及主气、客气必定有阳明（28）存在。

3. 有的医书记载，每步间气到来较实际日期晚 15 天，因此病者很可能是 1936 年终之气或 1937 年初之气出生，若为 1937 年初之气，则可能为太阴标本所致之病。

4. 根据经络测定数值分析：证明病者为 1937 年初之气出生。因为 1937 年为丁丑年，逢木运不及；太阴湿土司天，太阳寒水在泉，初之气主气为厥阴风木，客气为厥阴风木加临，呈风寒、风湿型之禀赋，故其经络测定数值显示，足太阴脾经左侧数为 26，右侧数为 79，为整体右侧数值偏高数，显示太阴脾经极其虚寒而挟湿，足太阳膀胱经左侧数为 73，是整体左侧数值最高数，右侧数为 25，显示太阳膀胱经阴阳两虚，寒且挟湿及血瘀，而初之气则遇主客气均为厥阴风木，故致手厥阴心包经，足少阳胆经左右数值明显失调及倒置现象，故可判断此患者出生年月为 1937 年初之气，即 1936 年 12 月 20 日（农历）出生，此出生禀赋者宜归脾汤治之。

病例二十五：胡锡康，男，1952 年农历九月二十四日酉时出生。分别于 1967 年夏季、1982 年春季、秋季酉戌之时吐血，共三次。1982 年 9 月 27 日巳时诊。

井穴知热感度测定值

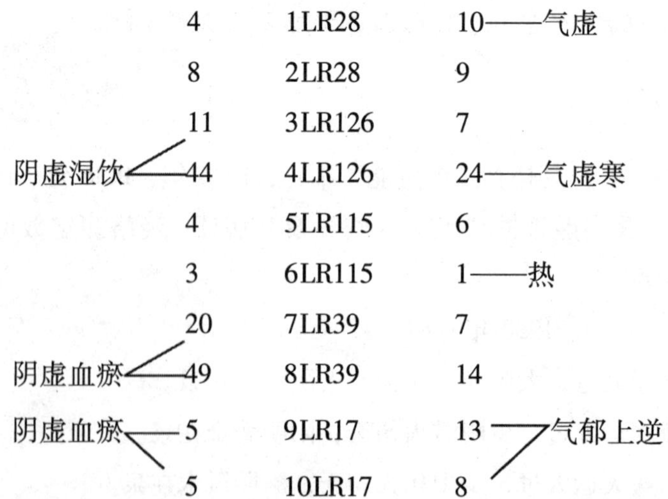

	左		右	
	4	1LR28	10	气虚
	8	2LR28	9	
	11	3LR126	7	
阴虚湿饮	44	4LR126	24	气虚寒
	4	5LR115	6	
	3	6LR115	1	热
	20	7LR39	7	
阴虚血瘀	49	8LR39	14	
阴虚血瘀	5	9LR17	13	气郁上逆
	5	10LR17	8	

阴虚血瘀——20　　11LR410　　5——气郁上逆
　　　　　13　　12LR410　　13

数值分析

1. 肺经左右侧数值明显失调，左侧数为4，右侧数为10；脾经、小肠经、膀胱经、肾经、胆经左右侧数值明显失调及倒置，脾经左侧数为44，是整体左则数值最高数；右侧数值为24，是整体右侧数值最高数；小肠经左侧数为3，右侧数为1，是整体左右侧数值最低数；膀胱经左侧数为20，右侧数为7；肾经左侧数为49，是整体数值最高数，右侧数为14；胆经左侧数为20，右侧数为5；心包经左右侧数值明显失调，左侧数为5，右侧数为13；胃经左右侧数值倒置，左侧数为11，右侧数为7。

2. 肺经左右侧数值显示，肺气虚；胃经、脾经左右侧数值显示脾血气虚寒，脾胃湿饮；小肠经，膀胱经，肾经左右侧数值显示肾元虚亏，膀胱阴虚血瘀，小肠虚火盛；心包经、胆经左右侧数值显示肝胆气郁上逆，肝阴虚血瘀。

注意：吐血后使数值变大。由经络测定数值显示，足太阴脾经左右侧数值高，说明脾之气血双亏。中医认为：精血同源，现患者血伤及精，致肾精亦亏，故足少阴肾经左右侧数值均大。

为何都是酉戌之时吐血？

酉、戌之时为少阳、厥阴病剧时，此时应为人体气血降收之时，但由于患者脾气血双亏损，使肾元虚亏，而致脾不能主后天气血运化，厥阴肝、少阳胆在其易病剧之时出现病变，致血气上逆，使阳明肺不能主降而致吐血。

3. 从八卦十二地支图分析（图2）：我们知道：在一年四季里，春气主升，秋气主降；夏至一阴生，要使阴生得好，先决条件就是视春气是否生得好，升得好，如果春气生得不好，使气升得太过或不及，都会影响阴的生长，亦即是春阳长得好，阴才生得好。秋气主降主收，冬至一阳生，要使阳生得好的先决条件亦是视秋气是否降得好，收得好，如果秋气降得不及或太过，收得不好，就会影响阳的生，阴长得不好，则影响阳的生，故冬阳生得不好则影响春气的升，夏阴生得不好亦影响秋气的降。一年如此，一日亦如此；即子时一阳生，午时一阴生卯时主升，酉时主降。该患者由于脾肾神脏元气虚亏而至阴生不好，使厥阴升得太过而不能合，又至阴生得不好使阳明不能主降主合，故在酉戌阳明主降之时而不能主降，主合，出现吐血现象。

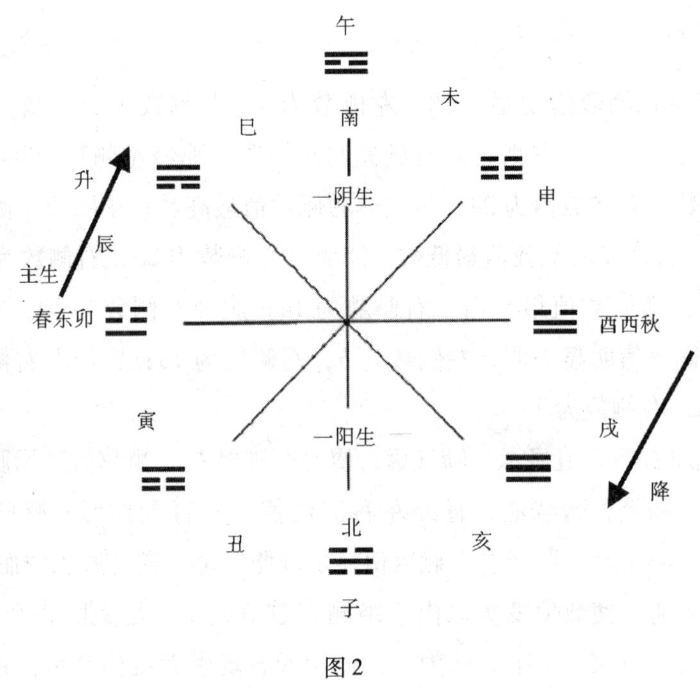

图2

4. 李东垣有诗曰："乾属天门冬，巽为地户黄。"是何意？

东南之方为地户配属巽卦（☴），西北之方为天门配属乾卦（☰），乾卦在人体配属肺肾，在地为西北方位，为天阴阳之气收藏之门；巽卦在人体配属肝脾，在地为东南方位，为地之阴阳之气化之门。天门冬之所以能治天门之病，是由于天门冬可以滋养肾阴肺阴；肺肾神脏能够更好地阴生阳长，使体内的气立调节与天地间的气立调节达到同步，即厥阴主升时能正常升，阳明主降时能正常降。地黄之所以能治地户之病，是由于地黄可以滋补肝脾血气，使肝脾神脏能够阴生阳长，使其气立能与天地间的气立协调，使厥阴升正常，阳明降正常。

立法处方用药

此患者正是由于脾血气双亏，属地户之病变，肾精亏损，属乾天门之病变，致使厥阴升得太过，阳明降不及而出现吐血；故用天冬120g、地黄120g。

用五运六气分析

1. 患者出生时相为：1952 年 9 月 24 日酉时（农）；即为：壬辰年五之气，少阳，厥阴病剧时，逢木运太过；太阳寒水司天，太阴湿土在泉，主气阳明燥金；客气少阴君火加临；时辰少阳、厥阴病剧时。

由以上出生时相看出，其人出生时相与经络测定数值分析，出现的病变点相符；手太阴肺经，足太阴脾经的病变数值与太阴湿土在泉，手太阴肺经，足阳明胃经的病变数值与阳明燥金主气相符；手太阳小肠经，足少阴肾经，足太阳膀胱经的病变数值与太阳寒水司天，少阴君火客气相符，手厥阴心包经，足少阳胆经的病变数值与主运木运太过，时辰少阳，厥阴病剧时相符。由上分析更加证实出生点的时相，亦将是病点的依据。

2. 患者病发时时相

1969 年三之气酉戌时，即为：丁未年三之气少阳、厥阴病剧时，逢主运木运不及，太阴湿土司天，太阳寒水在泉，少阳相火主运，太阳寒水客气；少阳、厥阴病剧时。

1982 年春季、秋季，酉戌时。

A——即为壬戌年初之气，少阳、厥阴病剧时，逢木运太过主运，太阳寒水司天，太阴湿土在泉，主气厥阴风木，客气少阳相火；时辰为少阳，厥阴病剧时。

B——即为壬戌年五之气，少阳、厥阴病剧时，逢木运太过主运，太阳寒水司天；太阴湿土在泉；主气阳明燥金，客气阳明燥金。

3. 从以上患者出生时相看出，与其病发三次的时相相符，故由此可见出生时相与病发时相具有严密的相关性。

病例二十六：小李，男，干咳无痰，好发于夜，历两月余而不愈。

井穴知热感度测定值

7	1LR28	9——虚寒，麻黄
4	2LR28	4

	4	3LR126	5	
	5	4LR126	17	——气虚寒 五味子、炙甘草
	6	5LR115	4	
	4	6LR115	3	
阴虚湿	11	7LR39	11	——寒
	7	8LR39	3	
	5	9LR17	6	
	5	10LR17	2	——热，沙参、玉竹
川芎当归	5	11LR410	5	
阴虚血瘀	6	12LR410	4	

数值分析

1. 肺经、膀胱经左右侧数值为数值偏高数，肺经左侧数为7，右侧数为9；膀胱经左右侧数均为11；脾经左右侧数值明显失调，左侧数为5，右侧数为17；三焦经、肾经左右侧数值明显失调及倒置，三焦经左侧数为5，右侧数为2；肾经左侧数为7，右侧数为3；心经，肝经左右侧数值倒置，心经、肝经左侧数均为6，右侧数均为4。

2. 肺经、脾经左右侧数值显示脾肺虚寒；膀胱经、肾经左右侧数值显示肾虚，膀胱虚寒挟湿；心经、三焦经、肝经左右侧数值显示心肝阴虚血瘀。由上分析可见，此患者是由于脾肺膀胱虚寒，使肾元虚亏，心肝阴虚血瘀而致肝气上逆，肺气不能降而产生干咳之病症。

立法处方用药

1. 从病好发于夜的时间点来看，该病属太阳咳嗽。

2. 可选小青龙汤加减。小青龙汤中治咳之药为：麻黄、炙甘草、细辛、五味子，余药均不为咳嗽而设，呕加半夏，下利加干姜，发热汗出加白芍，恶寒加桂枝。

3. 本例患者夜有咳嗽，故仅有半龙散，麻黄之量一般不少于10g，与五味子等量。

4. 按以上数值分析，宜用：滋补心肝脾肺肾，活血化湿，调厥阴升，阳明降正常之药物。

药用：麻黄10g、细辛2g、五味子10g、炙甘草5g、党参15g、北杏10g、沙参12g、玉竹12g、川芎3g、当归3g。

患者病始发时相分析

病始发时相应为：1982年8月初夜，即为壬戌年四之气太阳病剧时；逢木运太过主运，太阳寒水司天，太阴湿土在泉，主气太阴湿土客气，厥阴风木加临，时辰为太阳病剧时。从以上我们可以看到，壬戌年的禀气呈：水木相生，木土相克，土水相克之状。今逢四之气，主气为太阴湿土，客气为厥阴风木，便易造成：木克土，土侮木的胜复之作，使人们体内肝脾不和，而夜间是太阳寒水气立开时，由于体内肝脾不和，又逢太阳寒水司天之岁，就更易使体内太阳寒水气立开关开得太过而致咳嗽，故该病可诊为太阳寒水咳嗽。

患者来诊时时相与经络数值分析

来诊时相为：1982年10月11日；即为壬戌年五之气，逢木运太过主运；太阳寒水司天；太阴湿土在泉，主气阳明燥金，客气少阴君火。而经络测定值分析中：肺经出现病变点与其来诊时相的司天，在泉，主气有关；脾经出现的病变点与主运、司天、在泉、主气有关；脾经出现的病变点与主运、司天、在泉、主气有关；小肠经、肾经、膀胱经出现的病变点与司天、在泉、主气、客气有关；三焦经、胆经出现病变点与主运、司天、在泉、客气、主气有关。

病例二十七：林毅忠，男1947年五月十六日（农）出生，右腿痛作于农历7月14，剧于夜，刻下，右髀右膝，右踝关节疼痛不适。

井穴知热感度测定值

阴虚痰湿——116	1LR28	7
6	2LR28	5
阴虚痰湿——10	3LR126	15

阴虚痰湿——32	4LR126	17	
5	5LR115	9	
3	6LR115	5	
阴虚——21	7LR39	9	
3	8LR39	16——气虚	
6	9LR17	5	
3	10LR17	4	
12	11LR410	9	气郁结
阴虚血瘀——7	12LR410	14	

数值分析

1. 肺经左右侧数值严重失调及倒置，左侧数为116，是整体左侧数值最高数，右侧数为7；脾经、膀胱经左右侧数值明显失调及倒置，脾经左侧数为32，右侧数为17，膀胱经左侧数为21，右侧数为9；肾经、肝经左右侧数值明显失调，肾经左侧数为3，右侧数为16；肝经左侧数为7，右侧数为14。

2. 肺经左右侧数值显示，肺阴虚寒挟痰湿，脾经左右侧数值显示脾气血虚挟湿，膀胱经、肾经左右侧数值显示，膀胱、肾血气虚；胆经、肝经、左右侧数值显示肝气郁结而血瘀。由于肺经左右侧数值严重失调及倒置，其左侧数值又高于整体数值甚多，说明肺经虚极，其虚寒且挟痰湿，中医认为肺主一身之气，主节，现肺阴虚寒且挟痰湿，使肺不能主气主节，故致脾肾肝血气皆虚而挟湿血瘀，使其右髀、右膝、右踝关节疼痛不适。

立法处方用药

宜滋补肺虚、温化寒湿、活血化瘀。

1. 玉竹120g、北芪60g、麻黄90g、川芎10g、白芷10g、白芍60g、细辛10g。

2. 药棍外治患处。

时相分析

1. 出生时相为1947年五月十六日（农），即为丁亥年三之气。逢木运不及主运，厥阴风木司天，少阳相火在泉，主气少阳相火，客气厥阴风木。

2. 病始发时相为 1982 年老历 7 月 14 日，剧于夜。即为壬戌年四之气太阳病剧时，逢木运太过主运，太阳寒水司天，太阴湿土在泉，主气太阴湿土，客气厥阴风木，时辰太阳病剧时。

3. 来诊时时相为 1982 年 10 月 19 日午时，即为壬戌年五之气太阴病剧时。逢木运太过主运，太阳寒水司天，太阴湿土在泉，主气阳明燥金，客气少阴君火，时辰为太阴病剧时。

4. 患者出生时相与病始发时时相分析

患者出生时相为：木运不及主运，厥阴风木司天，少阳相火在泉，主气少阳相火，客气厥阴风木，呈风火相煽型之禀赋；遇木运太过主运，太阳寒水司天，太阴湿土在泉，主气太阴湿土，客气厥阴风木之时相，就易产生寒热错杂，风寒风热，寒湿，湿热错杂交织，以致肺不能主气、主节而导致右腿痛，而剧于夜是由于夜深为太阳病剧时，亦即是太阳寒水气立打开时，太阳气立开得太过致厥阴风木开关失灵，使厥阴升不及而合得太过，使厥阴升不及而合得太过，而致阳明降不及而合得太过，使血气更阻滞于右腿，故痛加剧。

5. 出生时相及来诊时相与经络测定数值分析

出生时相为木运不及主运，厥阴风木司天，少阳相火在泉，主气少阳相火，客气厥阴风木。来诊时相为木运太过主运；太阳寒水司天；太阴湿土在泉；主气阳明燥金；客气少阴君火，时辰为太阴病剧时。

从以上经络测定数值分析看出：阳明肺经、太阴脾经病变点与来诊时相中的司天、在泉、主气、时辰有关；太阳膀胱经，少阴肾经的病变点与出生时相中的在泉、主气及来诊时相中的司天、在泉、客气、时辰有关；胆经、肝经的病变点与出生时相中的主运、司天、在泉、主气、客气及来诊时相中的主运、在泉、主气、客气、时辰有关。

病例二十八：莫文华，女，慢性咽炎，心悸，便溏。1982 年 10 月 26 日诊。

井穴知热感度测定值

3　　1LR28　　4

	左	经络	右	
	3	2LR28	4	
虚火——1	1	3LR126	1	寒热不和
湿——5	5	4LR126	5	
	4	5LR115	5	
	3	6LR115	5	
	4	7LR39	5	
	3	8LR39	5	
阴虚	4	9LR17	2	阳亢
	4	10LR17	2	
	3	11LR410	4	
	3	12LR410	5	

数值分析

1. 胃经左右侧数值均为1，是整体左右数值最低数；脾经左右侧数值均为5，是整体左右数值偏高数；心包经、三焦经左侧数值明显失调及倒置，它们左侧数均为4，右侧数均为2。

2. 胃经、脾经显示，脾胃寒热不和，脾虚挟湿，胃阴虚火盛；心胞经、三焦经左右侧数值显示它们均阴虚相火盛；由于中医认为胃气通于口，现脾胃寒热不和，胃阴虚火盛，故致咽炎。又由于："胃之大络，名曰虚里，其动应衣"，"心包代主受邪"；现胃阴虚火盛及心包阴虚阳亢，故致心悸；又由于脾胃寒热不和，脾虚挟湿，三焦阴虚阳亢，故致便溏。

立法处方用药

宜健脾化湿，清泻胃火。

药用：生地15g、熟地15g、五味子15g、白术6g、厚朴10g、枳实10g、北芪15g、黄芩3g、黄连1g、天冬15g。

来诊时相与经络测定数值分析

患者来诊时相为：1982年10月26日，即为壬戌年五之气，逢木运太过主运；太阳寒水司天，太阴湿土在泉，主气阳明燥金，客气少阴君火。其经络测定数值出现的足阳明胃经病变点，与其阳明燥金主气，少阴君火客气有关，足太阴脾经病变点与司天太阳寒水，太阴湿土在泉，客气少阴君火有关；手厥阴心包经，手少阳三焦经病变点与主运木运太过，司天太阳寒水有关。

病例二十九：周某某，男，1982年11月12日上午10时45分来诊。1928年2月24日（农）出生，1982年6月广西医学院诊为肝炎，1982年9月诊为肝癌。

井穴知热感度测定值

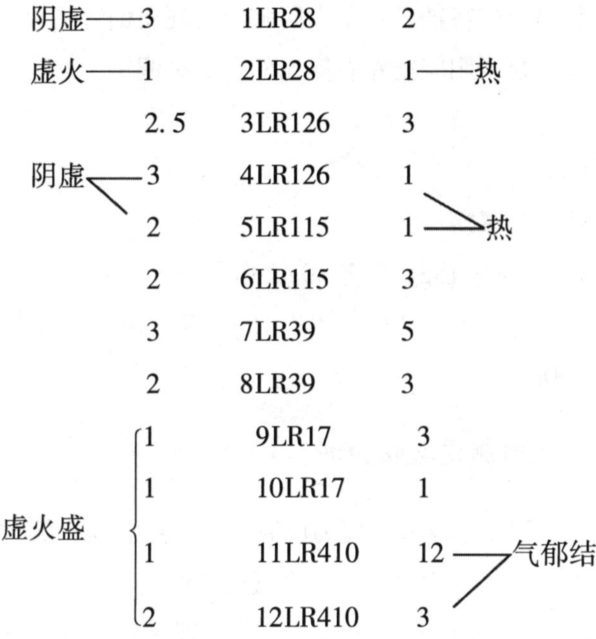

阴虚——3		1LR28	2	
虚火——1		2LR28	1——热	
	2.5	3LR126	3	
阴虚	3	4LR126	1	热
	2	5LR115	1	
	2	6LR115	3	
	3	7LR39	5	
	2	8LR39	3	
虚火盛	1	9LR17	3	
	1	10LR17	1	
	1	11LR410	12	气郁结
	2	12LR410	3	

数值分析

1. 脾经、心经左右侧数值明显失调及倒置，心经左侧数为2，右侧数为1；脾经左侧数为3，右侧数为1；心经左右侧数值明显失调，左侧数为1，右侧数为3；胆经左右侧数严重失调，左侧数为1，右侧数为12；肺经左右侧数值为弱倒置，左侧数为3，左侧数为2。

2. 脾经左右侧数值显示脾阴虚而湿热；心经左右侧数值显示心阴虚火盛，

心包经左右侧数值显示心包虚火盛，胆经左右侧数值显示，胆气虚寒而虚火盛；肺经左右侧数值显示肺阴虚。中医认为：脾主后天血气之运化，肺主一身之气，心主神，统五脏六腑……。现此患者由于脾血气两虚而挟湿热，不能主体内血气运化，致肺阴虚而不能主气；心阴虚化火而不能主神，统五脏六腑，使心包虚火盛，胆气虚寒而虚火盛；由于心包、肝均属厥阴，而肝与胆又相表里，故心包与胆虚火盛及胆气虚寒，必致肝气郁结而阴虚血瘀。故西医的肝病往往在经络测定数值上足少阳胆经会出现明显比例失调之现象。

注意：①肝癌病患者在经络测定数值上的特征是：足太阴脾经出现倒置现象。

②癌症病人在经络测定数值上的特征是：手太阴肺经出现弱倒置现象。

③肝脏损害严重的标志是：足少阳胆经左右侧比例严重失调。

立法处方用药

宜滋养心脾肺，疏肝清热，祛湿瘀。

药用：沙参30g、玉竹30g、麦冬15g、天冬30g、白芍30g、白芷10g、白芨30g、贝母30g、白术10g、炙草6g、大枣7枚、川连15g、龙葵根90g、田七6g、琥珀6g、西洋参6g、阴阳莲90g。

出生时相、来诊时相与经络测定数值分析

1. 出生时相为1928年2月24日（农），即为戊辰年二之年。逢火运太过主运；太阳寒司天；太阴湿土在泉，主气少阴君火，客气阳明燥金。

2. 来诊时相为：1982年11月12日上午10时45分，即为：壬戌年五之气太阴病剧时。逢：木运太过主运，太阳寒水司天，太阴湿土在泉，主气阳明燥金，客气少阴君火，时辰为太阴病剧时。

3. 从经络测定数值分析中：手太阴肺经出现病变点与其出生时相来诊时相的司天、在泉、主气、客气有关；足太阴脾经出现的病变点，与出生时相、来诊时相的主运、司天、在泉、及其出生时相的主气，来诊时相的客气与时辰有关，厥阴心包经，足少阳胆经出现的病变点与出生时相，来诊时相的主运、司天、在泉及出生时相的主气，来诊时相的客气时辰有关。

运用五运六气分析患者病发时相、病重时相及推断病危时相

1. 患者病发时相为1982年6月。即为：壬戌年三之气，逢木运太过，太阳寒水司天，太阴湿土在泉，主气少阳相火；客气太阳寒水，其禀气呈风寒风湿交炽，寒热错杂之象；而其人出生时相为火运太过，太阳寒水司天，太阴湿土在泉，主气少阴君火；客气阳明燥金，其禀气呈寒热错杂湿燥交炽之象，适逢木运太过之岁，少阳相火主气，形成风火相煽，而使其人体内寒湿燥热之气更加混杂交织而致病发。

2. 患者病重时相为1982年五之气，即为壬戌年五之气，逢木运太过，太阳寒水司天，太阴湿土在泉，主气阳明燥金，客气少阴君火，此时由于主气为阳明燥金，金克木，使木不能疏土，致土反过来侮木，造成肝脾不和，而致肝病加重。

3. 1983年时相为：癸亥年，逢火运不及主运，厥阴风木司天，少阳相火在泉，与其出生时相的火运太过正好调和，而司天在泉都呈相生之象（即水生木，火生土）。故1983年病情稳定。1984年时相为甲子年，逢土运太过主运，少阴君火司天，阳明燥金在泉。与其出生时相形成火土相生，使其土更过而侮木，使病情加重。1985年时相为乙丑年，逢金运不及主运，太阴湿土司天，太阳寒水在泉，与其出生时相形成寒湿太过，而其火运太过又克金，使金更弱而致母刑子，即土刑金，使金不能克木而致木土产生胜复之作，使肝脾更不和而致肝病加重至病危。

病例三十：黄瑞金，男，1958年元月28日寅时出生；1982年12月20日来诊。证：阳痿。

井穴知热感度测定值

阴虚痰湿——（13、13）	13	1LR28	16——气虚寒
	13	2LR28	8
	4	3LR126	12——气虚寒
阴虚痰饮——	28	4LR126	7——脾胃寒热不和

	4	5LR115	7	
	3	6LR115	3	
阴虚血瘀——	19	7LR39	22	——气虚寒
	13	8LR39	4	
	5	9LR17	5	
	3	10LR17	3	
	3	11LR410	7	——气郁
	3	12LR410	10	

数值分析

1. 脾经、肾经左右侧数值明显失调及倒置，脾经左侧数为28，是整体左侧数值最高数，右侧数为7；肾经左侧数为13，右侧数为4；胃经、胆经、肝经左右侧数值明显失调，胃经左侧数为4；右侧数为12；胆经左侧数为3，右侧数为7；肝经左侧数为3，右侧数为10；肺经，膀胱经左右侧数值偏高，肺经左侧数为13，右侧数为16；膀胱经左侧数为19，右侧数为22，是整体右侧数值最高数；大肠经左右侧数值倒置，左侧数为13，右侧数为8。

2. 肺经左右侧数值显示，肺阴阳两虚而挟痰湿，大肠经左右侧数值显示大肠亦阴阳两虚而挟湿；胃经、脾经左右侧数值显示脾胃寒热不和而致脾阴虚湿饮，胃阳虚寒；膀胱经、肾经左右侧数值显示膀胱血气两虚，肾阴虚血瘀阻，胆经肝经左右侧数值显示肝胆气虚郁结，中医认为：肾主先天之气，为作强之官，封藏之本；脾主后天血气运化，肺主气，肝主筋：现患者膀胱血气两虚，肾阴虚、血瘀阻，说明其先天之气严重亏损；脾阴虚湿饮，胃阳虚寒，肺大肠虚而挟湿，肝胆气虚郁结，说明其后天气血运化严重失调，而致肾不能主先天之气，为作强之官，封藏之本，肺不能主气，肝不能主筋，故阳痿。故从上数值分析显示该患者阳痿乃为先天不足所造成。

立法处方用药

宜滋补脾肾、温化痰湿瘀，调阳明、厥阴。

药用：沙参15g、玉竹15g、天冬15g、麦冬15g、杞子15g、附子6g、首乌

30g、金樱子 30g、白芍 15g、白术 6g、甘草 3g、大枣 7 枚、北芪 20g、党参 15g、当归 10g、田七 10g、西洋参 10g、巴戟 10g，酒水各半煎服。

病例三十一：曹哲，男，1936 年 3 月 22 日出生，1982 年 7 月觉颈项不能后仰，后则出现左手麻木、头晕，经冯天有、韦贵康正骨治疗无效，反增步履不稳似踏棉花，1982 年 12 月 10 日来诊。

井穴知热感度测定值

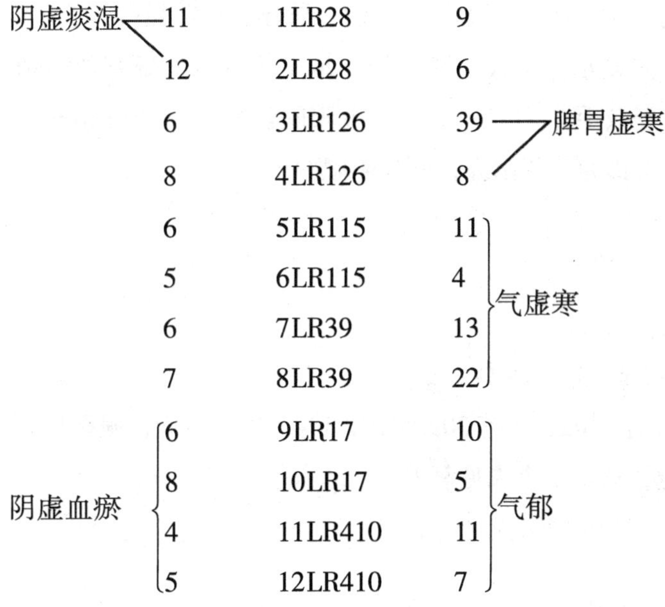

	左	穴位	右	
阴虚痰湿	11	1LR28	9	
阴虚痰湿	12	2LR28	6	
	6	3LR126	39	脾胃虚寒
	8	4LR126	8	脾胃虚寒
	6	5LR115	11	气虚寒
	5	6LR115	4	气虚寒
	6	7LR39	13	气虚寒
	7	8LR39	22	气虚寒
阴虚血瘀	6	9LR17	10	气郁
阴虚血瘀	8	10LR17	5	气郁
阴虚血瘀	4	11LR410	11	气郁
阴虚血瘀	5	12LR410	7	气郁

数值分析

1. 大肠经左右侧数值明显失调及倒置，左侧数为 12，右侧数为 6；胃经、膀胱经、肾经、胆经左右侧数值明显失调，胃经左侧数为 6，右侧数为 39，是整体右侧数值最高数；膀胱经左侧数为 6，右侧数为 13；肾经左侧数为 7，右侧数为 22；胆经左侧数为 4，右侧数为 11；三焦经左右侧数值倒置，左侧数为 8，右侧数为 11。

2. 大肠经左右侧数值显示，大肠阴虚而挟痰湿，胃经左右侧数值显示胃阳极其虚寒；膀胱经、肾经左右侧数值显示膀胱、肾气虚寒；三焦经左右侧数值显示三焦阴虚血瘀阻；胆经左右侧数值显示胆气虚寒。中医认为：太阳肾主先天之气，主骨；太阴脾主后天之血气运化；阳明肺主气、主节、主降；厥阴肝主升、主筋、主督脉。现患者膀胱、肾气虚寒，使太阳肾不能主先天之气、主骨；大肠阴虚挟痰湿，胃阳极其虚寒致使太阴脾不能主后天血气运化；阳明肺不能主气、主节、主降；（因为肺与大肠、脾与胃相表里的关系，及太阴与阳明相表里的关系）。三焦阴虚血瘀阻；胆气虚寒而致厥阴肝不能主升、主督脉、主筋（皆因胆与肝相表里，少阳与厥阴相表里的关系），故此患者是因为脾肾气虚寒而致阳明、厥阴升降失调而致患病。而在十二正经中，厥阴主督脉，脾主四肢。张仲景在《伤寒论》中亦指定“太阳之为病、脉浮、头项强……。”而该患者的经络测定数值分析亦显示，足太阳膀胱经，足少阴肾经气虚寒的数值；手阳明大肠经，足阳明胃经及手少阳三焦经，足少阳胆经的数值分析亦显示该患者肝脾阴阳两虚，故亦可诊为：肾阳虚，肝脾阴阳两虚之证。

立法处方用药

宜滋补肝脾肾，温化痰湿瘀。

药用：麻黄60g、细辛 10g、沙参 30g、玉竹 120g、北芪 60g、肉苁蓉 15g、淫羊藿 6g、白术 30g、白芷 30g、川芎 30g、桂枝 30g、连执三剂，服药后用药棍治疗（敲打脊椎）果愈，随访至今未见复发。

注意：本病症似西医之脊髓病变之病症。

用五运六气分析其出生时相及病发时相

1. 出生时相为 1936 年 3 月 22 日出生，即为：丙子年二之气，逢水运太过主运，少阴君火司天，阳明燥金在泉，主气少阴君火，客气厥阴风木，呈风、寒、燥、热交织错杂之先天禀赋。

2. 病发时相为：1982 年 7 月 25 日，即为：壬戌年四之气，逢木运太过主运，太阳寒水司天，太阴湿土在泉，主气太阴湿土，客气厥阴风木；呈风、寒、湿交织错杂之禀气。

3. 由于其人的先天禀赋为风、寒、燥热交织之气，今逢风、寒、湿交织之气，使体内风寒加重，而致阳气虚寒，而不能化湿，使湿重而血瘀阻，致督脉不通造成病变。

出生时相、来诊时相与经络测定数值分析

1. 出生时相为丙子年二之气，逢水运太过，少阴君火司天，阳明燥金在泉，主气少阴君火；客气厥阴风木。

2. 来诊时相为 1982 年 12 月 10 日，即为壬戌年终之气，逢木运太过，太阳寒水司天，太阴湿土在泉，主气太阳寒水，客气太阴湿土。

3. 经络测定数值分析显示：大肠阴虚挟痰湿，与其出生时相的司天、在泉、主气及来诊时的司天、在泉、主气、客气有关；胃阳虚寒挟湿，与其出生时相的主运、在泉及来诊时相的司天、在泉、主气、客气有关；膀胱、肾气虚寒与其出生主运、司天、主气及来诊时相的司天、主气有关；三焦阴虚血瘀阻与其出生司天、在泉、主气、客气及来诊时主运、在泉、客气有关；胆气虚寒与其出生时相的主运、客气及来诊时相的主运、司天、在泉、主气、客气有关。

病例三十二：何清平，男，戊亥之时胃痛 8 年。

井穴知热感度测定值

	4	1LR28	5	
	3	2LR28	4	
	4	3LR126	3	
	3	4LR126	5	
	4	5LR115	3	
	4	6LR115	3	
	7	7LR39	7	
	9	8LR39	7	
厥阴胃痛	4	9LR17	1	——针内关
	5	10LR17	2	
	4	11LR410	4	
	3	12LR410	3	

数值分析

1. 手厥阴心包经、手少阳三焦经左右侧数值明显失调及倒置，心包经左侧数为4；右侧数为1；三焦经左侧数为5，右侧数为2。

2. 心包经左右侧数值显示心包阴虚湿热，三焦经左右侧数值显示，三焦阴虚湿热。由于中医认为厥阴少阳相表里，故心包阴虚湿热及三焦阴虚湿，造成的胃痛可诊为厥阴胃痛；况且，该患者是在戌亥时胃痛，即为厥阴病剧时胃痛；《伤寒论》曰："厥阴之为病，消渴，气上撞心，心中疼热，饥而不欲食，食则吐蛔。"由此可见该患者为厥阴胃痛。

立法处方用药

经针刺右侧内关，留针1小时后，胃痛未再发作。

病例三十三：刘老三，男，左肩井穴疼痛8年，夜间甚。

井穴知热感度测定值

	3	1LR28	3	
湿——	3	2LR28	1.5	——热
	2	3LR126	2	
	2	4LR126	3	
阴虚血瘀——	5	5LR115	2	
湿——	3	6LR115	2	
阴虚寒——	6	7LR39	5	——气虚寒
阴虚血瘀——	4	8LR39	3	
	2	9LR17	3	
	2	10LR17	3	
阴虚血瘀挟寒——	4	11LR410	2	
	2	12LR410	2	

数值分析

1. 大肠经、胆经左右侧数值明显失调及倒置，大肠经左侧数为3，右侧数为1.5；胆经左侧数为4，右侧数为2；膀胱经左右侧数值是整体数值最高数，左侧数为6，右侧数为5；心经、小肠经、肾经左右侧数值倒置，心经左侧数为5，右侧数为2；小肠经左侧数为3，右侧数为2；肾经左侧数为4，右侧数为3。

2. 大肠经左右数值显示大肠湿热；心经、小肠经左右侧数值显示心血虚而瘀血，小肠挟湿，膀胱经、肾经左右侧数值显示膀胱血气虚寒，肾阴虚血瘀；胆经左右侧数值显示，胆阴虚血瘀。由以上数值分析看出：由于足太阳膀胱经血气虚寒而造成手少阴心经，足少阴肾经血虚寒而血瘀；足少阳胆经血虚寒而血瘀，而致厥阴、阳明升降失调，使血气滞留于左肩井穴而疼痛，而夜间正是太阳病剧时，故夜间更痛。

注意：肩井穴为胆经之穴位，现病患者经络测定数值显示足少阳胆经左侧数为4，右侧数为2，乃可诊为血瘀夹寒之证。

立法处方用药

宜温寒活血化瘀。

药用：肉桂30g、干姜30g、川椒30g、红花15g、当归15g、甘草15g、细辛15g、香信60g、人参30g、八百力120g、泡三斤米三花酒，酒成后，以药棒敲痛处2小时余，后随诊致今未见复发。

病例三十四：秀花母亲，右侧腰痛，1983年7月16日诊。

井穴知热感度测定值

阴虚痰湿——9	1LR28	5
4	2LR28	4
阴虚痰湿——12	3LR126	5
阴虚湿饮——13	4LR126	6

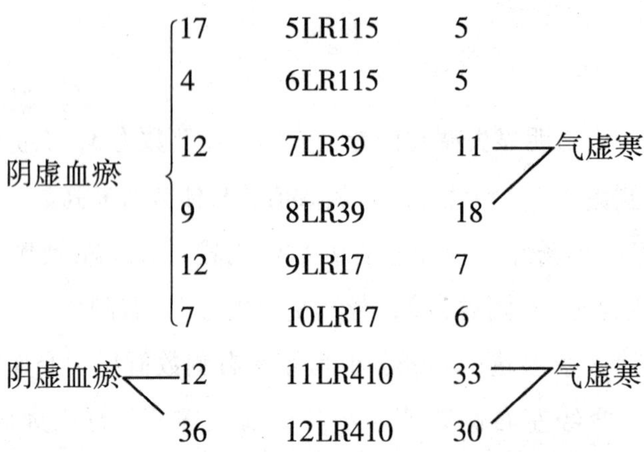

数值分析

1. 胃经、脾经、心经、小肠经左右侧数值明显失调及倒置，胃经左侧数为12，右侧数为5；脾经左侧数为13，右侧数为6；心经左侧数为17，右侧数为5；小肠经左侧数为4，右侧数为2；肾经、胆经左右侧数值明显失调，肾经左侧数为9，右侧数为18；胆经左侧数为12，右侧数为33，是整体右侧数最高数；肝经左右侧数值是整体左右侧数值偏高数，左侧数值为36，是左侧数值最高数，右侧数值为30。

2. 胃经、脾经左右侧数值显示，脾胃阴虚挟湿，心经、小肠经左右侧数值显示心、小肠阴虚血瘀；肾经左右侧数值显示肾血气虚寒血瘀；心包经、胆经、肝经左右侧数值显示厥阴肝血气虚寒血瘀。中医认为腰痛与督脉血气运行不通畅有关。而肾主先天之气，脾主后天血气运行，心主脉，肝主筋，主督脉；现患者经络测定数值显示肾血气虚寒、血瘀而不能主先天之气；脾胃阴虚挟湿而不能主后天血气之运化，心阴虚血瘀不能主脉，肝血气虚寒血瘀而致督脉血气运行阻塞，而致腰痛。

立法处方用药

宜滋补心肝脾肾，温化瘀湿。

药用：麻黄15g、桂枝3g、香附5g、黄芪24g、川芎6g、白芷6g、陈皮6g、熟地24g、苁蓉24g、淫羊藿10g、杞子24g、炙草6g、首乌6g、沙参24g、麦冬12g、党参12g、大枣12枚，连服三剂后用药棒敲打患处，并轻敲整个脊椎，果痛解。

数值分析辨证结合手部望诊医案二十五例解析

一．手部望诊杂谈趣谈

我对手相诊病之研究，始于1970年，因为1970年我碰见一位行医者，他单凭看人之手相就可断人之病变，而更绝的是有一病患者，见其断病如此准确，就逼其帮自己父亲诊病（即通过儿子的手相来判断远在他方的父亲的病），当时只见医者看了对方的左手后，就说："你父亲被车撞伤，左腿断了。"话音刚落，只见对方下跪求医者，跟他一起回家，帮其父治疗。

《水镜集》记载有一条手相断病：小指弯曲者，50岁将得瘫痿。《水镜集》为看相算命之书。彭用光《太素脉诀》中有诊诀指掌图及指掌图歌。

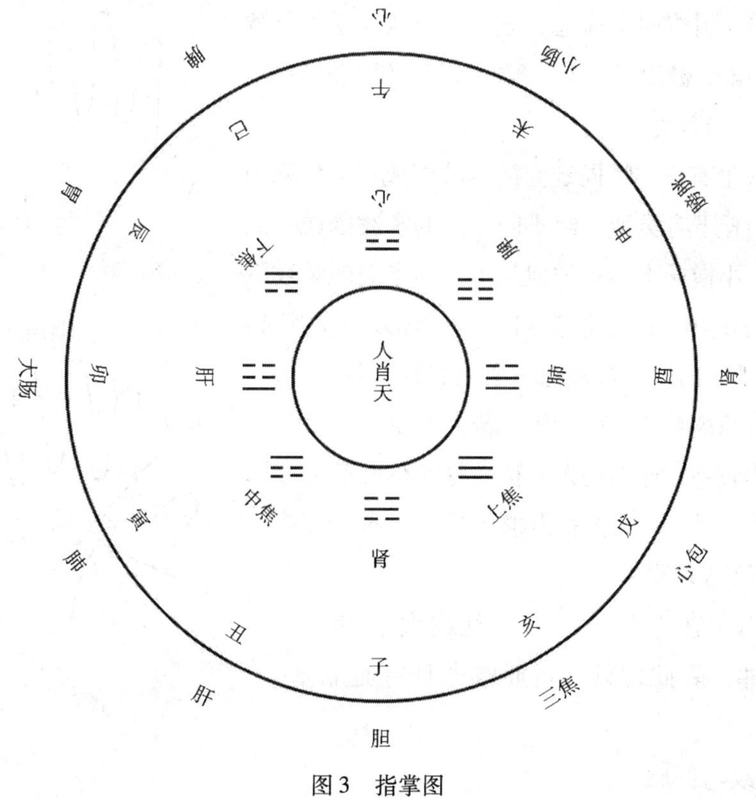

图3　指掌图

指掌图歌：

命宫心部小肠迁，官禄肝经胆福全；

肾上寿夭膀胱疾，肺为父母夫妻连。

脾宫田宅胃财帛，兄弟命门焦仆绵；

十二宫中皆有定，要看太素在心专。

杨上善著有一书，名《内经太素》，此处“太素”为何意？

由于“太素”为物质在尚未形成时的一状态，即有气而无形之态，传统观念是气聚成型，太素是气刚要聚而未成形之最初始之状态。人为气凝而成，据气之运动展开其生命活动。故要知人之生老病死，吉凶祸福，与父母兄弟姐妹之关系如何，就要专心看到太素这一层次，明乎此则对于遗传性疾病之预后，有较准确之判断。

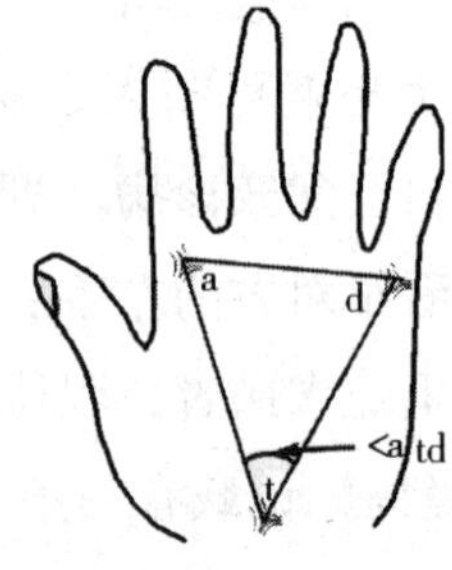

图4　智力角图

1980年《中华儿科杂志》发表文章谈及手相与智力，犯罪因素，健康等关系。现摘录部分供大家参考。

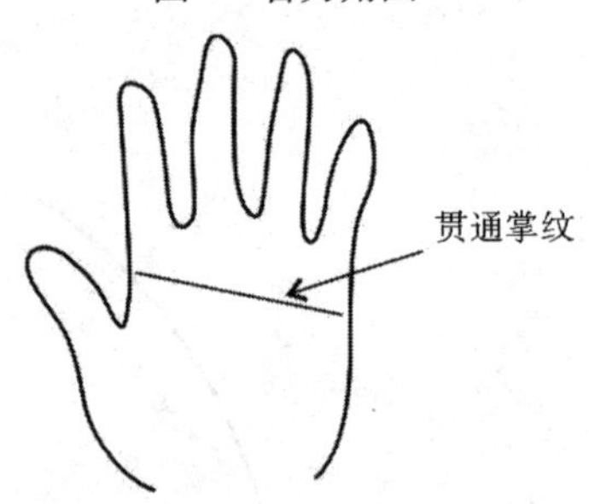

图5　贯通图

1. 手纹与智力

腕横纹上有三组不同走向的掌纹围成一点，称为七点；食指丘下有类似三组不同走向的掌纹围成一点称为a点；小指丘下亦有类似三组不同走向的掌纹围成一点称为d点，并将这三点连成三角形。（如图4）则形成<atd之角度，将标志一个人的智力角；一般人之智力角度数为30°~40°，若大于45°角，相对而言智力较差，亦即是人的智力角度在大于45°情况下，角度越大此人的智力越低下。

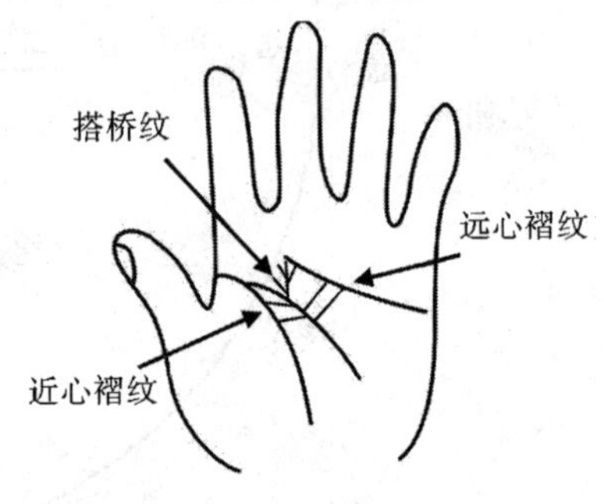

图6

2. 手纹与犯罪因素

据上海少管所测定：<atd往往大于48°之儿童易犯罪，除此之外，贯通掌亦具有犯罪基因。（如图5）

3. 手纹与健康

有的人在近心褶纹线，远心褶纹线之间有纹相搭成桥型线，此类人易患心脏病。(如图6)

此外还有贯通型（如图5)，分叉型（如图7)，分叉型其白血病患病率较常人高五倍。

一般而言，手纹能反映一个人一生中所应患之疾病，但也有些是具有微妙之变化，有些疾病可以使手纹产生变化。

《医案金鉴》即清楚记载了指纹与疾病之关系，国外人都给指纹学披上所谓科学这外衣，认为是疾病作用于自主神经、脊髓神经所致。

①如果健康线又深又长又连贯，则标志健康水平高，健康线浅表或不连续，则健康水平相对较低，甚者疾病缠身。一般健康线亦遵循左配左，右配右之规律，可以依此来帮助诊断哪侧之疾病。

②鱼际纹（健康线）与近心纹（智慧线）断裂，都是不健康之表现，并且可以以此推断，父母之身体健康情况，如为左侧鱼际纹近心纹断裂，则往往是父亲之身体健康状况较差，反之则母亲健康情况较差。

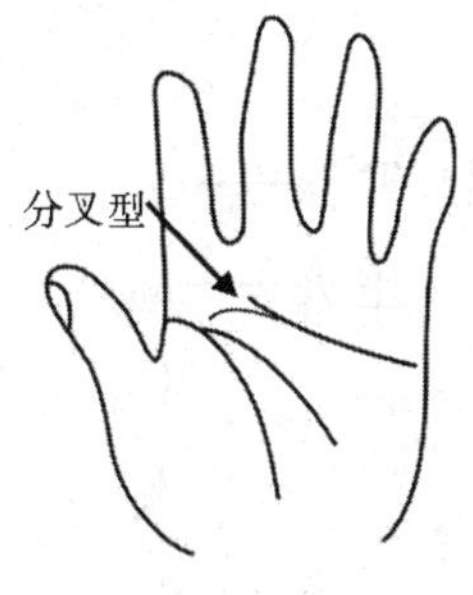

图7

病例一：杨静秋，女，1982年6月11日来诊。是日尿常规检查诊断：尿道感染。症见：眩晕，耳鸣，腰酸胀，小便不利。

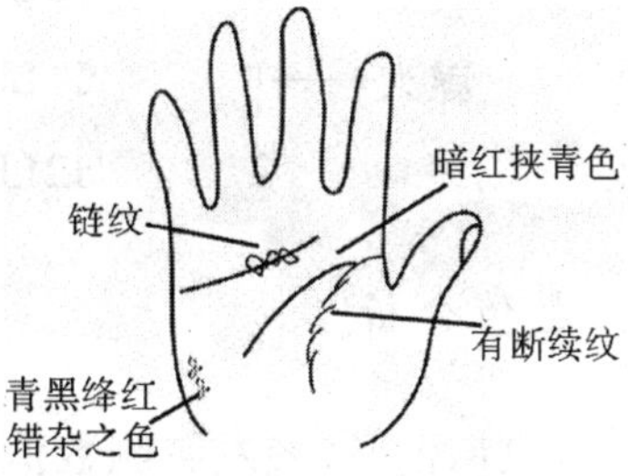

暗红挟青色
链纹
有断续纹
青黑绛红
错杂之色

图8

手部特征

右手健康线在震卦对应处出现断裂，并有断续相互交接的细纹连接，食指峰与健康线交接处呈青黑色；远心线（心线）在无名指峰对应处呈链纹状，小鱼际肌位兑卦呈青黑绛红之错杂之色（如图8)。

手部分析

患者右手健康线在震卦对应处出现断裂并有断续相互交接的细纹连接。这种现象说明其人在约33岁至36岁之间体弱多病，而且其病症都与中医的厥阴肝、阳明大肠有关系；食指峰与健康线交接处呈青黑色，说明肝风动，而脾寒湿；心线在无名指峰对应处呈链状纹，说明此人易出现心悸之症状；小鱼际肌位兑卦处呈青黑绛红之错杂颜色，说明其人肺、肾、心包、膀胱寒热错杂，且挟风湿。

井穴知热感度测定值

阴虚痰阻——4	1LR28	2
2	2LR28	4 —— 气虚
2	3LR126	2
阴虚寒湿——5	4LR126	3
虚火——1	5LR115	2
1	6LR115	1
3	7LR39	5——气虚寒
阴虚——4	8LR39	1——热
虚火——1. 5	9LR17	4——气虚
2	10LR17	2
虚火——1	11LR410	2
2	12LR410	3

数值分析

1. 肺经、肾经左右侧数值明显失调及倒置；肺经左侧数为4，右侧数为2；肾经左侧数为4，右侧数为1；大肠经、心经、心包经、胆经左右侧数值明显失调，大肠经左侧数为2，右侧数为4；心经左侧数为1，右侧数为2；心包经左侧数为1.5，左侧数为4；胆经左侧数为1，右侧数为2；脾经左侧数为5，是整体左侧数值最高数；膀胱经右侧数为5，是整体右侧数值最高数。

2. 肺经、大肠经左右侧数值显示肺阴虚痰阻，大肠气虚；心经左右侧数值显示心虚火盛；膀胱经、肾经左右侧数值显示膀胱气虚寒而肾阴虚而火化；心包经左右侧数值显示心包气虚而挟虚火；胆经左右侧数值显示胆虚火盛。由于心包气虚而挟虚火，胆又虚火盛，故致肝气郁结而虚火盛，使肝风上扰（即厥阴升太过），而肺阴虚痰阻，大肠气虚使阳明不能主降，故出现眩晕之症；膀胱气虚寒，肾阴虚化火，心虚火盛而心包气虚，肝胆虚火（肝与胆相表里的关系，故胆虚火盛，肝亦虚火盛）而造成耳鸣，腰酸胀；脾阴虚寒湿，膀胱气虚寒，肾阴虚化火，使太阴脾、太阳肾不能主开（即开得不正常），肺阴虚痰阻，大肠气虚使阳明不能主降主合（降与合处在不正常态），心包气虚，胆虚火盛，使厥阴不能主升主合（升与合处于不正常态）；心虚火盛，肾阴虚化火使少阴枢纽失灵（少阳主枢）；胆虚火盛，使少阳枢纽失灵（少阳主枢）；胆虚火盛，使少阳枢纽失灵（少阳主枢），故致小便不利。

立法处方用药

宜滋补脾肾，温化寒湿痰，调少阴少阳枢，使阳明、厥阴升降合正常，太阴、太阳开合正常。

药用：党参 15g、熟地 30g、杞子 10g、大枣 7 枚、甘草 3g、龟板 10g、陈皮 4g、半夏 4g、川连 2g、良姜 3g、乌梅 2 枚、柴胡 3g、麦芽 10g。

手部与经络测定数值分析

1. 患者今年正处 33 岁，自春节以来一直身体不适，正好与其右手健康线位于指掌图中震卦所对应处出现断裂，并有断续相互交接的细纹连接，这种对应于 33 ~ 36 岁之间体弱多病之相格相吻合；而且在指掌图中震卦位正好对应于人体的肝与大肠（注意这里指的是中医的五脏六腑，并不等于西医的五脏六腑）。故可以由此肯定患者在这几年所患的病都与中医的肝及大肠有关联，从以上经络测定数值中，我们亦可见到患者的厥阴心包经、足少阳胆经左右侧数值失调的病变状态，就可说明患者的病与肝有关系（因为肝与胆相表里的关系，厥阴与少阳相表里的关系及厥阴为肝所主的关系）；手太阴肺经、手阳明大肠经、足太阴脾经左右侧数值显示出的病态与大肠有关联（因为肺与大肠相表里，阳明与太阴相表里的关系）。

2. 患者食指峰与健康线交接处呈青黑色，此处属人体的下焦及脾胃，呈青黑色说明患者下焦及脾胃受风寒邪困扰，从以上经络测定数值显示的手太阴肺经、手阳明大肠经、足太阴脾经、足太阳膀胱经病态与风寒邪困扰有关联。

3. 小鱼际肌位指掌图兑卦位处呈青黑绛红错杂之色，因此处属人体膀胱肾、心包、呈青黑绛红错杂之色。说明患者膀胱、肾、心包寒热错杂且挟风邪，从以上经经络测定数值显示的手少阴心经、足太阳膀胱经、足少阴肾经、手厥阴心包经、足少阳胆经的病态数据与小鱼际肌病态投影之相相吻合。

4. 心线（远心线）在无名指峰对应处呈链纹状，此部位对应于人体的心与小肠，故此人亦易患中医的心与小肠的疾病。在以上经络测定数值显示，手少阴心经、足少阳胆经、足少阴肾经出现病态数值与此处链纹状有关联。

由上分析得知，此患者所患的病症都与中医的肝胆、心肾、大肠有关联。

病例二：李玲玲，女，1982 年 8 月 5 日夜诊，症见：头晕、胸闷、心悸，呕吐清涎。

手部特征

左手健康线（鱼际纹）在位于艮卦对应处出现断裂，在大鱼际肌外侧与指掌图艮卦对应处有一井字纹；食指峰外侧至震卦位处呈青黑绛红错杂之色；远心线（心线）在小指峰对应的位置出现细纹分叉线，且在细纹分叉线上呈青黑色（如图 9）。

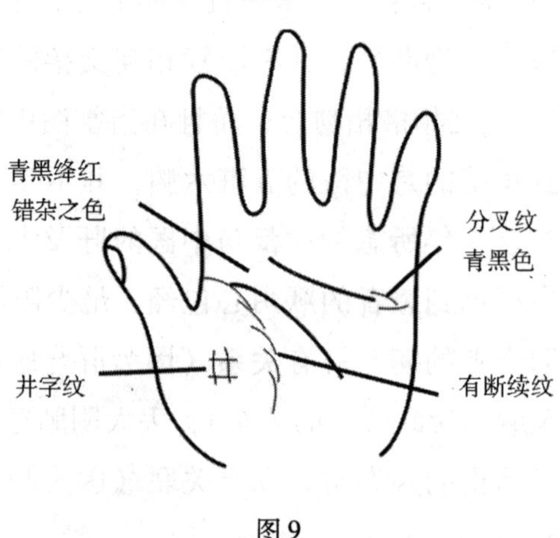

图 9

手部分析

1. 患者左手健康线在位于艮卦对应处出现断裂纹，说明其父亲体弱多病，而由于断裂纹所处位置正好对应于指掌图的艮卦位与人体的中焦、肺有关，故亦可肯定其父亲易患中医的中焦及肺之疾患，而且其在大鱼际肌外侧与艮卦对应之处有一井字纹出现，而在前人及我的经验中，可以肯定凡在鱼际肌出现井字纹的人，其家族必有患结核病病史。所以，由此亦可判断其父有肺结核病史。由于每一个人的先天之气都与父母之本有关，故亦可说明该患者易患中焦与肺有关联的病症。

2. 患者食指外侧至震卦处呈青黑绛红错杂之色，正好是指掌图对应人体的肝、脾、肾、下焦、大肠的部位。此处呈青黑绛红错杂之气色，则反映其人脾胃寒热不和，且肝风上扰，下焦、大肠则风寒风热错杂。

3. 患者小指峰所对应的心线上出现细纹分叉线，且在此部位呈青黑色。在指掌图中此部位正好是坤卦位对应于人体的脾，而小指又是手少阴心经、手太阳小肠经通过之处，由于中医的脏腑表里关系及六经的表里关系，故小指峰所对应的心线位置与人体的脾、心、肾、小肠都有关联，故此处出现细纹分叉线，说明其人易患心、肾、脾、小肠方面的疾病，现此处呈青黑色，说明患者脾、心、肾、小肠均受到风寒困扰。

井穴知热感度测定值

虚火——1	1LR28	1	
虚火——1	2LR28	2	
湿——2	3LR126	1——	热
湿——3	4LR126	2	
1	5LR115	2	
1	6LR115	1	
3	7LR39	5	
阴虚寒——5	8LR39	2	
虚火——1	9LR17	2	
虚火盛——1	10LR17	1	
虚火盛——1	11LR410	2	
虚火盛——1	12LR410	1	

数值分析

1. 大肠经、心经、心包经、胆经左右侧数值明显失调，它们的左侧数均为1、右侧数均为2；胃经、肾经左右侧数值明显失调及倒置，胃经左侧数为2，右侧数为1；肾经左侧数为5，右侧数为2；脾经左右侧数值出现倒置现象，左侧数为3，右侧数为2。

2. 大肠经左右侧数值显示大肠虚火；胃经、脾经左右侧数值显示胃湿热，脾阴虚挟湿，心经左右侧数值显示心阴虚火盛，肾经左右侧数值显示肾阴虚寒，心包经左右侧数值显示心包虚火盛，胆经左右侧数值显示胆阴虚火盛。由以上分析，我们知道该患者是由于心包、胆阴虚火盛而使肝气上逆（肝风上扰）且肾阴虚寒，故头晕；脾阴虚而脾胃湿热，大肠阴虚火盛及肝风上扰，肾阴虚寒，心阴虚火盛而致胸闷、心悸、呕吐清涎。

立法处方用药

宜滋阴泻火。

药用：沙参10g、玉竹10g、川连1g、乌梅1枚、甘草3g、大枣4枚。

手部与经络测定数值分析

1. 患者左手食指峰外侧至震卦处呈青黑绛红错杂之气色，与经络测定数值中大肠经、脾经、胃经、心包经、胆经所出现的病态数值有关。

2. 患者小指峰所对应的心线上，出现细纹分叉线，且呈青黑之气色，与经络测定数值中脾经、心经、肾经所出现的病态数值有关。

值得注意的是该患者所出现的头晕、胸闷、心悸、呕吐、清涎症状，除头晕之外，其余的都属于中焦的病症，由此更可以印证，每个人的先天之气与父母之本有关联。

二. 指纹

十个手指的指纹共有18种，分四大类：

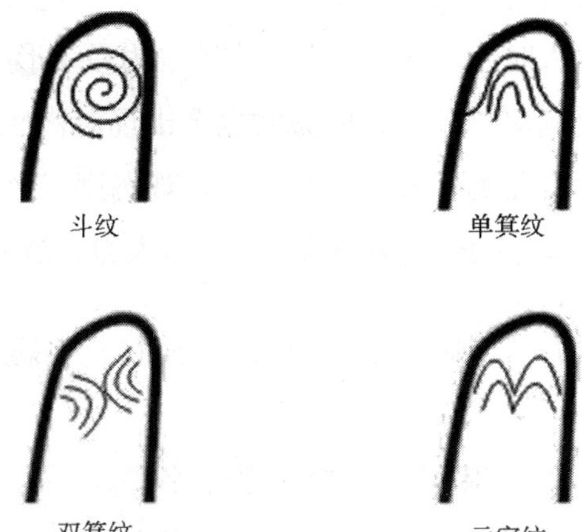

在《易经》中，18为一爻之变数，18变为一爻。

现在我们讨论先天八卦之排列方法，为什么要有一定之排列法？若不按规定排列可否？回答是否定的，因其违背了自然规律。

从自然观测，我们知道任何事物都有连续的一面，和不连续的一面；如人发育到一定阶段，从生长趋向于衰老。在生长发育阶段是一个连续的过程，而转向衰老时则转向突变过程。这种现象就是不连续的（即与生长阶段不连续而跳跃到开始衰老这个点上），是跳跃式的转变到开始衰老这个起点上，而又开始进行衰老这个连续过程。如太阳早上升起，逐渐使圭影变短，一定时候圭影变成最短，到此时则产生一个不连续的过程，产生一个突变，使圭影逐渐变长。

从上述例子，任何一样事物都不可能无限制的连续，都是连续与不连续相替而行的。先天八卦图的排列，亦反映了这一自然规律（如图10）。

从图中数字的排列就可看到由0～3是连续的，由3～4是不连续的，而4～7又是连续的；由此可见，八卦之排列寓意深刻。

指纹除观测其型外，还须观测指纹之纹数，男的指纹数一般为145，女的指纹数一般为122。指纹之数目代表了智力的高低，纹数愈多则表示智力（商）愈高，反之则愈低。

0
1 ☱　☴ 4
2 ☲　☵ 5
3 ☳　☶ 6
☷
7

图10　先天八卦图

我们在治疗癫痫病人时，若病人之十个指纹均为弓字形，则其病难愈，或终身不愈。世界点是充满对称性的，但有时也会出现对称性的破缺，这是自然的造就，人无法改变。故对此类病人，我们不抱乐观态度。如以上所说的十个指纹均为弓字形的，这种对称性的破缺的癫痫患者，以人力亦是无法改变病态的。

若指纹之横线过多，则不仅智力低下，而且此类病人若患精神病，往往不易治愈。

先天痴呆型患者，一般其父母之指纹呈弓字型纹，指数可占十个以上。因此男女之弓字纹指数合起来有十个以上的话，就不宜结合为夫妻，以免影响后代，此是优生学的重要素材，可据此来优生。

病例三：刘小丽，女，1983 年 9 月 19 日酉时出生，1986 年 11 月 10 日来诊，西医诊为大脑发育不全。

手部特征

左手心线（远心线）起自健康线，并在位于食指峰交中指峰处出现断裂，并在中指峰对应处呈叉纹连接纹（如图 11），止于无名指丘与小指丘交接处；小指、拇指呈弓字纹。

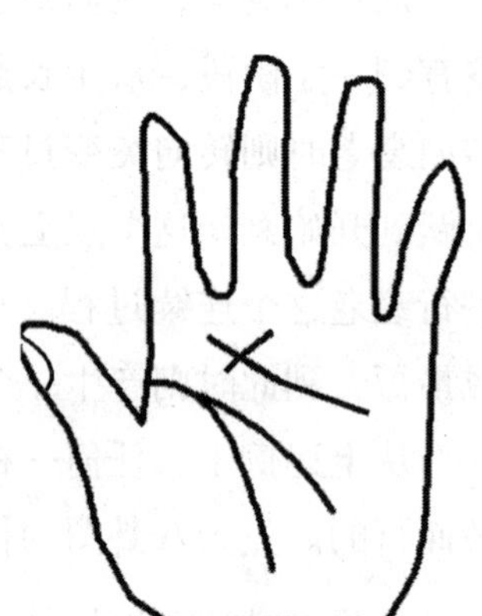

图 11

手部分析

1. 左手心线起自健康线，由于健康线起点的位置处于指掌图中的震卦与巽卦交接处，而心线往往是观测中医心的主要纹路，而心属离卦属火，震卦属木，巽卦属风，形成风火相煽型，使人体产生木生火，火反型木，火侮水的局面；由于在人体中肝属木，肾属水，现由于风火相煽，使火过旺而型木侮水，使肝木、肾水都处在弱势，而女子以肝气为先天，肾主先天之气，现患者的心线起自健康线，说明其先天之气不足。

2. 心线止于无名指丘与小指交接对应处，正常人的心线是一直延伸到掌边，而小指是手少阴心经，手太阳小肠经所过之处，而手少阴心经与足少阴肾经，手太阳小肠经与足太阳膀胱经的对称关系来看，此患者心线止于无名指丘与小指丘交接对应处，说明患者心肾不交。

3. 自食指峰交中指峰对应处出现断裂并在中指峰对应处呈叉纹链接纹纹，中指峰在指掌图中对应于离卦，属人体心的部位，心主神灵，宰意识，此处出现断裂及呈叉纹连接纹，说明心出现病变而不能主神灵、宰意识。

4. 患者左手小指、拇指呈弓字纹，跟以上前人总结的易患先天痴呆症相符。

从以上分析来看，该患者是由于先天的火太盛，而造成心肾不交，使肝不能藏魂，心不能主神灵、宰意识的大脑发育不全症。

出生时相分析

1. 出生时相为 1983 年 9 月 19 日酉时，即为癸亥年四之气，少阳少阴病剧时，逢火运不及主运，厥阴风木司天；少阳相火在泉；主气太阴湿土；客气少阴君火；少阳少阴病剧时。由以上的出生时相看出，其人的出生禀赋亦是火太过。

立法处方用药

宜补肝肾、清心火宁神。

药用：川连 120g、茯神 120g、白芍 120g、泽泻 120g、炙草 120g、远志 120g、附子 120g、红参 120g，研成粉，每日三次，每次 5g，连服三年。

注意：儿童先天愚型的治疗方法及疗效与一些神秘的数字有关。美国一机构在对 17 位智商很低的儿童进行食物调节治疗，结果治愈 14 位，这 14 位的儿童都是在 2 ~ 5 岁之间就进行治疗，其余三位是 6 岁以上才进行治疗。由此可见对先天愚型儿童的治疗时间应该在 6 岁前进行才有效果，这都与河图数：“天一生水，地六成之”，有密切关联，因为肾属水，主脑，由以上河图数可知，人在 6 岁时脑已定型，又由于一是生数，故人脑在一岁开始生长发育，六为成数，故六岁后先天愚型患者将无法治愈。

又一例：余老师其哥之女儿 10 岁，大脑发育不良，经检查否定是遗传性引起的先天性愚型，我的诊断又如何呢？首先应检查女孩及其父母的指纹。

检查发现其父的左手食指出现了帐篷弓纹，女孩右物食指出现了帐篷弓纹，按国外资料及我的经验：

1. 十个手指都是弓形——痴呆。

2. 据中医理论，食指属阳明，阳明管脑，即使不是十个手指弓纹，只是食指是弓纹也是极瑞危险的，但并不是说有弓纹就智力低下，如其女孩之父亲智力不低的人却出现了弓纹。

由上指纹分析得知女孩右手食指出现的帐篷弓纹，是其父的遗传所致。

其次查询女孩母亲在怀孕期间的发病史及服药史，结果是：其母在怀孕 20 多天时服过一片安定。

由上分析，我可以肯定是由于其母在受孕 20 多天服了一片安定，而使其父本来是隐性智障的病变基因诱发变为显性的病变基因，遗传给胎中的女儿，而致大脑发育不良。

三. 人肖天

大爆炸理论是西方哲学家推测宇宙是若干年前突然爆炸形成的，并不断扩大的。大爆炸原理是物质不断缩小之过程中，当缩小至一定程度后，由于力之不能承受而发生爆炸。宇宙在爆炸之前 1/1000 秒是没有物质的，只是在大爆炸之后才形成千奇百怪之世界。这与我国古代之道家思想相似；老子《道德经》云：“道生一，一生二，二生三，三生万物”。故可以说西方的大爆炸理论与道家的“无中生有”之学说相似，整个宇宙也就是无中生有的。

人肖天——就是指道，由道化生了后天之八卦，此是由无中生出了有，有则名；“名”乃是一个哲学上的概念。如：名、理、忧、已乃是中国哲学上很重要的哲学观点。

人是怎样形成的呢？人既是万物之灵，但又受到形成宇宙的道所支配，由其生出了天地山川，生出了人。道好似一个万能模型，由其模拟出天地之万物，如此比喻是为了说明天地间之万物万事都是由一个统一的东西来支配的，即都是由道来支配的。由于万事万物是由道来支配的，那么时间的起点是什么？“天开于甲，地开于子”。故时间的起点是甲子，时间是有起点有顺序排列的，周而复始不断循环的，这是中国先人运用道的思想对时间的认识。

关于时间的本质，是现代哲学界引起热烈讨论和争论的问题。由人肖天图（图12）可见：天地产生时，首先产生水☵坎卦，然后按照☶艮卦、☳震卦、☴巽卦、☲离卦、☷坤卦、☱兑卦、☰乾卦顺序排列，后天八卦的排列是受到五行来支配的，按照五行相生的顺序排列的。

如何从象悟理，由理悟数，或由理悟象呢？这就靠精气神之修炼，实现宇宙道的过程。“炼精化气，炼气还神，炼神还虚”。这样便可以悉知宇宙间的万物万事，感受到宇宙的本来面目。

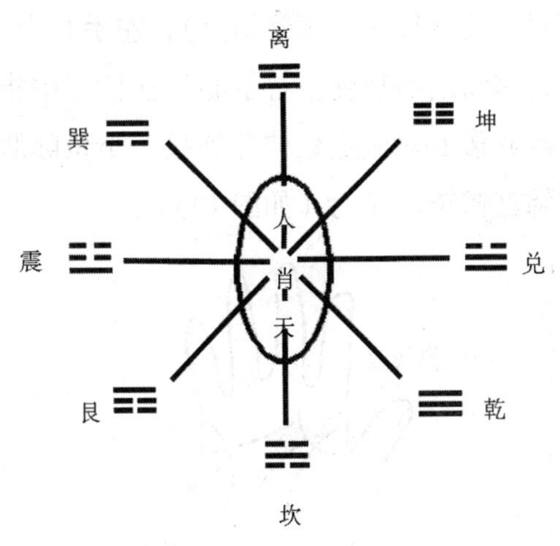

图12 后天八卦图

中医乃深奥之学问，处处是言不尽意，文不尽言，其需要极高之修养，能守虚定神才可谓掌握中医之学问。在古代只有巫才具有这种修养，而巫则主张信奉唯虚主义、唯神主义。认为万能思维模式的掌握是可以无师自通，可以通万物，掌握知识。而我认为：要精通中医学问，必须要熟习概念，并由原来概念使其内涵不断延伸，并产生新的概念，因此学习中医必须首先从经典着手，弄清经典的概念，经典概念弄清了，才会对学习后来的东西有更大的帮助。

二千多年来，历代医家并没有发展《黄帝内经》的经典概念，相反在很大的程度是缩小经典的概念，甚至对经典概念起到破坏作用。

现代生物学家研究结果，生态的发展是不平衡的，有时甚至是破坏性的，人并不是一代代的聪明起来，由于生态的不平衡，很可能出现对称性的破缺。所以现代的人们不要误以为自己一定比古代的贤哲聪明，以此而将古代先哲创造出的经典概念喻为糟粕而加以排斥，不要将宇宙缩小到自己认识范围以内。

我们完全可以根据现有的概念，或将其内涵延伸就可以大部份地解释，或完全解释现代的一些东西。例如现代医学的一切东西，就完全可以用中医的观念去分析说明。

病例四：四大，女，1908 年 7 月 28 日（农）酉时出生，1982 年 8 月 1 日诊；症见：身热咳嗽，舌淡，苔微黄，脉弦洪，形似雀啄。

手部特征

左手健康线在掌图的艮寅位所对应点开始出现断续连接纹，一直延至坎卦所对应处（即一直至终结点），左手心线（远心横曲纹）在无名指峰对应处出现被许多纵线切割纹。右手心线在位于中指峰所对应点有斜线纹，向健康线（鱼际纹）震卦对应点延伸并连接，小鱼际肌以指掌图的申至亥所对应的位置呈青黑绛红错杂之气色（如图 13）。

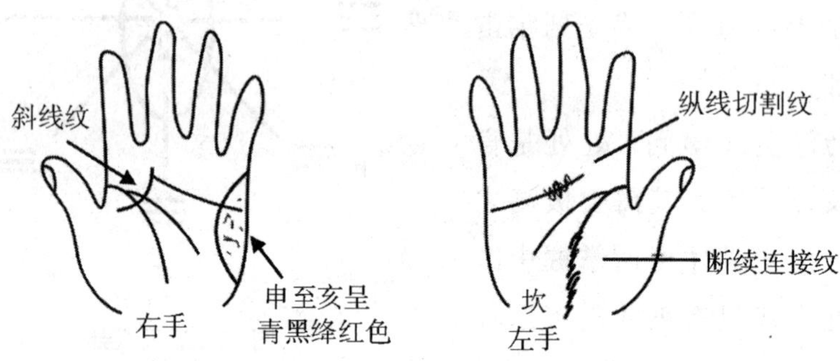

图 13

手部分析

1. 患者左手大鱼际纹（健康线）在艮寅位所对应点开始出现断续连接纹，一直延至终结，说明其人在 45 岁左右就开始身弱多病，而所患的疾病都与中医的中焦、肺、肝、胆、肾有关联的疾患。

2. 左手心线（远心横曲纹）在无名指峰对应处出现许多纵线切割纹，说明患者亦易患中医的脾、小肠有关联的疾病。

3. 右手远心横曲纹（心线），在位于中指峰对应点有一斜线纹向健康线（鱼际线）震卦对应点上延伸并连接，说明其人易患中医的心、肝、大肠有关联的疾患。

4. 右手小鱼际肌从指掌图的申至亥所对应的位置呈青黑绛红气色，说明此人目前的病与中医的肺、心胞、三焦、肾、膀胱有关联，并且是寒热错杂，风邪所困而为。

井穴知热感度测定值

2	1LR28	2
1	2LR28	1
2	3LR126	1——热
虚火——1	4LR126	2
虚火——1	5LR115	1
虚火——1	6LR115	2
6	7LR39	5——血气虚寒
2	8LR39	2
虚火——1	9LR17	2
虚火——1	10LR17	3
阴虚血瘀——4	11LR410	3——气郁结
2	12LR410	1. 5

数值分析

1. 胃经左右侧数值明显失调及倒置，左侧数为2，右侧数为1；脾经、小肠经、心包经、三焦经左右侧数值明显失调，它们的左侧数值均为1，右侧数值除三焦经为3外，其余均为2；膀胱经、胆经左右侧数值倒置，膀胱经左侧数为6，右侧数为5，是整体左右侧数值最高数；胆经左侧数为4，右侧数为3。

2. 胃经、脾经左右侧数值显示脾胃阴虚而火盛；小肠经左右侧数值显示小肠虚火盛，心胞经、三焦经左右侧数值显示心包虚火盛，三焦气虚而虚火盛，胆经左右侧数值显示胆气郁结、血虚寒，膀胱经左右侧数值显示膀胱血气虚寒。从以上分析，我们可以看到由于患者足太阳膀胱经血气虚寒使少阴、少阳枢纽失灵，致足少阳胆经血气寒而使厥阴肝气郁而风温上扰，使脾胃阴虚火盛而致阳明肺不能主降，使小肠、心包、三焦皆显阴虚火盛之象；故出现身热咳嗽、舌淡、苔微黄、脉弦洪，形似雀啄之证。

立法处方用药

宜补肝肾，泻少阴、少阳之火，调厥阴升、阳明降恢复正常。

药用：黄连2g、黄芩3g、玉竹60g、杞子15g、党参15g、麦冬15g、五味子10g、炙草5g、生地15g、首乌15g、芦根30g、茅根30g、滑石10g。

出生时相、病发时相与经络测定数值分析

1. 出生时相为：1908年7月28日（农）酉时，即为：戊申年四之气少阳病剧时，逢火运太过主运，少阳相火司天；厥阴风木在泉；主气太阴湿土；客气阳明燥金；少阳病剧时。

2. 病发时相为1982年8月1日，即为木运太过主运；太阳寒水司天；太阴湿土在泉；主气太阴湿土；客气厥阴风木。

3. 经络测定数值显示病态的胃经、脾经与其出生时相的主气、客气及病发时相的在泉、主气有关联；小肠经、膀胱经与其出生时相的主运及病发时相的司天有关联；心包经、三焦经、胆经与其出生时相的主运、司天、在泉、时辰及病发时相的主运、客气有关联。

手部与出生时相分析

1. 左手健康线在艮寅位所对应点开始出现断续连接纹，一直延至终结，说明其人易患中医的中焦、肺、肝、胆、肾有关联的疾患。这与出生时相的司天、在泉、主气、客气、时辰都有关联。

2. 左手心线在无名指峰对应处出现许多纵线切割纹，说明其人易患脾、小肠有关联的疾病，与出生时相的主运、主气有关联。

3. 右手心线在位于中指峰对应点有一斜线纹，向健康线震卦对应点上延伸并连接，说明其人易患中医的心、肝、大肠有关联的疾患，这与出生时相的主运、司天、在泉、客气、时辰有关联。

4. 右手小鱼际肌从申至亥所对应的位置呈青黑绛红错杂气，说明其人易患中医的肺、心包、三焦、肾、膀胱有关联的疾患，与出生时相的主运、司天、在泉、客气、时辰有关联，并与病发时相的主运、司天、客气有关联。

手部与经络测定数值分析

1. 患者左手健康线所显示出现易患中医的中焦、肺、肝、胆、肾有关联的疾患，与经络测定数值显示病态的胃经、脾经、小肠经、膀胱经、心包经、三焦经、胆经是有密切关联的。

2. 左手心线所显示出现易患中医的脾、小肠有关的疾患与经络测定数值显示病态的胃经、脾经、小肠经、膀胱经是有密切关联的。

3. 右手心线所显示出现易患中医的心、肝、大肠有关的疾患与经络测定数值显示病态的小肠经、胃经、胆经、三焦经、心包经、膀胱经是有密切关联的。

4. 右手小鱼际肌所显示出现已患中医的的肺、心包、三焦、肾、膀胱有关联的疾患，并且是由于寒热错杂，风邪所困而为之症，与经络测定显示病态胃经、脾经、小肠经、膀胱经、心包经、三焦经、胆经是相符合的。

病例五：五叔，1982 年 5 月 10 日诊；症：咳嗽。

手部特征

左手心线（远心横曲纹）在无名指丘对应处有一斜线纹与近心褶纹（智慧线）相连；左手心线在小指丘对应处出现许多纵切纹；健康线与震卦交界的三角区呈青黑色（如图 14）。

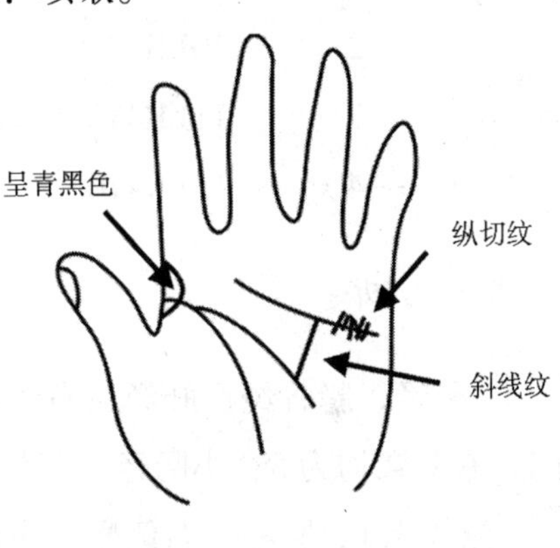

图 14

手部分析

1. 患者在左手心线无名指峰对应处有一斜线纹与智慧线相接，说明患者易患肺心病，因为心线属火属心，智慧线属阳明属肺属金，故此两处出现斜纹连接的人，就易患火克金，金悔火的疾患，如西医的肺心病，心衰造成的肺水肿等肺之疾患。

2. 左手心线在小指峰对应处出现许多纵切纹，说明此人易患中医的膀胱、脾之疾患，即西医的心脑血管、消化系统、泌尿系统、生殖系统方面的疾患。

3. 左手健康线与震卦交界的三角区处呈青黑色，说明肝肺受风寒，故可判断患者是肝肺受风寒困扰而咳嗽。

井穴知热感度测定值

4	1LR28	5——肺虚寒
3	2LR28	3
3	3LR126	4
阴虚——5	4LR126	3
2	5LR115	2
2	6LR115	1——热
4	7LR39	5——虚寒
4	8LR39	4
3	9LR17	3
2	10LR17	1——热
2	11LR410	4——肝气虚寒
风寒——4	12LR410	5——肝气虚寒

数值分析

1. 肺经、膀胱经、肝经左右侧数值均为整体数值最高数，它们的左侧数均为4，右侧数均为5；小肠经、三焦经左右侧数值失调及倒置，它们的左侧数为2，右侧数为1；胆经左右侧数值明显失调，左侧数为2，右侧数为4；脾经左右侧数值倒置，左侧数为5，右侧数为3。

2. 肺经左右侧数值显示肺虚寒；脾经左右侧数值显示脾阴虚挟湿；小肠经左右侧数值显示小肠热；膀胱经左右侧数值显示膀胱虚寒；三焦经左右侧数值显示三焦热；胆经、肝经左右侧数值显示肝虚寒而风寒上扰；由上分析可见，患者主要是太阳寒水气立开得太过致膀胱虚寒，使少阴枢失灵而致小肠热，三焦热，使脾虚寒而挟湿，及肺虚寒而使阳明不能主降；肝虚寒而致厥阴不能主升使风寒上扰而咳嗽。

立法处方用药

宜温补太阳、祛风寒。

药用：桂枝15g、麻黄6g、细辛3g、白芍15g、白术6g、陈皮30g、芦根60g、党参10g、大枣8枚、甘草3g。

手部与经络测定数值分析

1. 患者左手心线无名指峰对应处有一斜线纹，与智慧线相接，说明其人易患肺与心有关联的疾患，与其经络测定数值所显示病态点中的肺经、脾经、小肠经有关联。

2. 左手心线在小手指峰对应处出现许多纵切纹，说明其人易患中医的心、膀胱、脾有关联的疾患，与其经络测定数值所显示病态中的小肠经、三焦经、膀胱经、脾经有关联。

3. 左手健康线与震卦交界的三角区处呈青黑色，说明肝肺受风寒，与经络测定数值显示病态点的：肺经、脾经、肝经、胆经、膀胱经有关联。

四．心脏病

对于心脏病的诊断在望诊方面，若看眼主要是看左眼；而看掌则主要是观右手。因为：厥阴肝开窍于目，主升，布于左；阳明肺主降，主皮毛，布于右。

1. 远心横曲纹线（心线）不清或断裂，或被许多纵线切割。

2. 鱼际纹（健康线）及远心横曲纹之间有斜线相连。鱼际纹属金，远心横曲纹属火，呈火克金，故出现此线多为心脏疾患累及肺，多为左心衰，左心衰则出现肺水肿等肺之疾患。

3. 手掌中央出现十字形线条，应该是判断病人何时死亡，出现此种掌纹一般无痊愈之可能。

释：脉象中有真藏脉，出现此脉象是为危脉。中医谈藏象，由此藏含有藏避之义。在正常脉象中："心脉如钩……肾脉如石"。真藏脉则一反常态，藏脉失胃气之涵养，一按即见，此为露根脉，是故从言其危。是以植物来比喻，植物之根是埋在土中的，必须得到土气的涵养。而手掌中央现十字形掌纹，乃是心脏之象已外露于手，因为掌中央是心脏的平面图投影之位置，此处现十字形掌纹，即表明心脏之象已外露，就如同露根植物一样，必因心脏病而死。

4. 中指根部色黑，极可能患有心包炎，因手厥阴心包经经过此地。

5. 心线（远心横曲纹）出现波浪纹，易患心血管方面的疾患，如冠心病。

释：波浪形掌纹的出现乃是由于气血壅滞所造成，与道路壅塞使人流行走受阻相似，这是一种形象思维。我认为：哲学家必须从医学开始，医生必须以哲学为终结，哲学研究的是思维的理论。恩格斯说过："一个民族如果要站在世界的前列，一刻也离开不了理论思维。"但是搞哲学理论思维必须以自然科学为基础。历史上一些伟大的哲学家无疑产生于自然科学家，如：爱因斯坦、玻尔海森堡等，都是伟大的物理学家、数学家，同样他们也是伟大的哲学家。医学亦是如此，欲成为一名高级医生，则必须注意哲学的修养。

注意：近心横纹（智慧经）走向是：由指掌图中震卦或巽卦的区域起一直往兑卦方向延伸，行经手厥阴心包区域；大鱼际纹（健康线）则为手太阴阳明之聚合线。故近心横曲纹多系大肠、心胞病变的主要观察点；大鱼际纹则为观察肺与大肠病变的观察点。在远心横曲纹（心线）出现打格之纵行短线，是感邪之标志（如图15）。

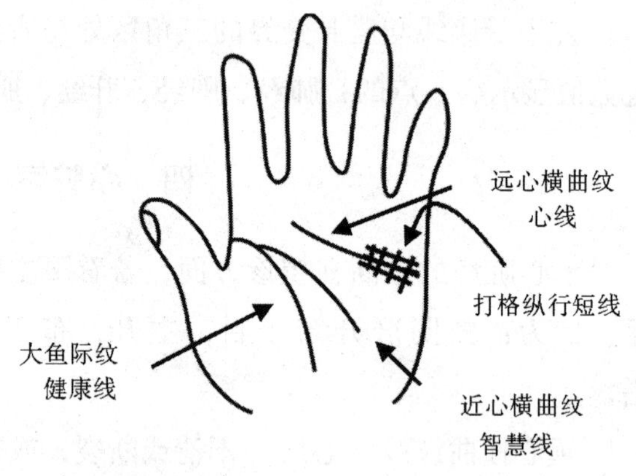

图15

病例六：高伯，1929年11月10日（农历）出生。西医诊为肺心病。1982年12月25日诊。

手部特征

右手智慧线有一分叉纹，与远心横曲纹相接；智慧线起自健康线（大鱼际纹）；食指峰所对应的健康区域呈青黑绛红气色（如图16）。

手部分析

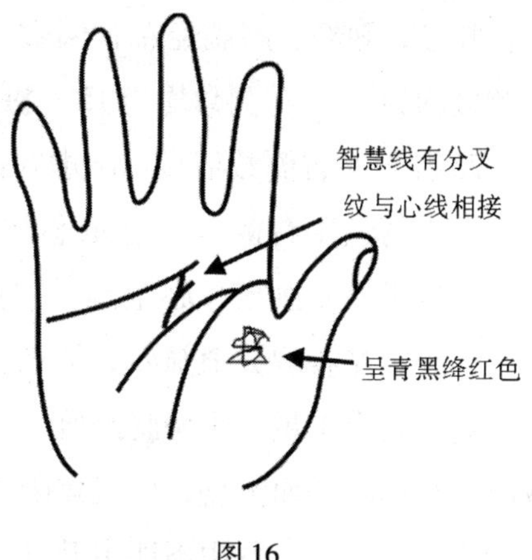

图 16

1. 患者右手智慧线有一分叉纹与远心横曲纹（心线）相接，说明其人易患中医的少阴、阳明、厥阴有关联的疾患。

2. 由于患者是智慧线起自健康线（大鱼际线），故在食指峰所对应健康线区域呈青黑绛红气色，则表明患者的阳明、太阴、厥阴三经寒热错杂且受风温邪困扰。

井穴知热感度测定值

阴虚痰阻——10	1LR28	15——虚寒
阴虚痰阻——8	2LR28	9——虚寒
阴虚湿——8	3LR126	9——虚寒
阴虚湿——10	4LR126	15——虚寒
阴虚——3	5LR115	1——热
5	6LR115	2——热
虚血瘀——14	7LR39	17——虚寒
虚血瘀——8	8LR39	10——虚寒
5	9LR17	10——虚
阴虚——5	10LR17	2——热
虚、湿、血瘀——8	11LR410	17——虚寒气郁
虚、湿、血瘀——8	12LR410	9

数值分析

1. 心经、小肠经、三焦经左右侧数值明显失调及倒置；心经左侧数为 3，右侧数为 1；小肠经、三焦经左侧数均为 5，右侧数均为 2；心胞经、胆经左右侧数值明显失调，心包经左侧数为 5，右侧数为 10；胆经左侧数为 8，右侧数为

17；肺经、脾经、膀胱经左右侧数值在整体数值中均为偏高数值，肺经、脾经左侧数均为10，右侧数均为15；膀胱经左侧数为14，右侧数为17。

2. 肺经左右侧数值显示肺虚寒而痰阻；脾经左右侧数值显示脾虚寒而挟湿，心经、小肠经左右侧数值显示心与小肠阴虚而火盛；膀胱经左右侧数值显示，膀胱血气虚寒而血瘀，心胞经、三焦经左右侧数值显示心包气虚，三焦阴虚而化火；胆经左右侧数值显示，胆气虚寒而挟湿血瘀。由上分析可见，该患者的肺心病，是由于足太阳膀胱经血气虚寒而挟湿血瘀，造成少阴、少阳枢纽失灵，致心与小肠阴虚而火盛，使三焦阴虚而化火，从而导致：胆经虚寒而挟湿血瘀，使厥阴心包气虚，厥阴不能主升（升不及），脾虚寒而挟湿，肺虚寒而痰阻，致阳明不能主降（降不及）而造成。

立法处方用药

宜温补太阳，调少阴、少阳枢，使厥阴升，阳明降正常。

药用：沙参15g、玉竹15g、北芪30g、党参15g、苁蓉15g、淫羊藿6g、附子6g、桂枝15g、细辛10g、白芍30g、芦根60g。

出生时相与病发时相分析

1. 出生时相为1929年11月20日（农历），即为己巳年终之气，逢：土运不及，主运厥阴风木司天，太阴湿土在泉，主气太阳寒水，客气少阳相火。

2. 病发时相为1982年12月25日，即为木运太过主运；太阳寒水司天；太阴湿土在泉；主气太阳寒水；客气太阴湿土。

出生时相，病发时相与经络测定数值分析

经络测定数值显示病态的：手太阴肺经与其人出生时相的主运、在泉、主气、客气及病发时相的司天、在泉、主气、客气有关联；足太阴脾经与出生时相的主运、在泉、主气、客气及病发时相的司天、在泉、主气、客气有关联；手少阴心经，手太阳小肠经，足太阳膀胱经与出生时相的在泉、主气、客气及病发时相的司天、在泉、主气、客气有关联；手厥阴心胞经，手少阳三焦经、足少阳胆经与出生时相的司天、在泉、主气、客气及病发时相的主运、司天、

在泉、客气、主气有关联。

经络测定数值与手部分析

1. 患者右手智慧线有一分叉纹与远心横曲纹相接，说明其人易患中医的少阴、阳明、厥阴有关联的疾患，与其经络测定数值显病态的肺经、脾经（皆因太阴与阳明相表里），心经、小肠经、膀胱经（心与小肠，少阴与太阳的表里关系），心包经、三焦经、胆经（心包与三焦、少阳与厥阴的表里关系）都有密切关联。

2. 患者智慧线起自健康线并在食指峰所对应健康线区域呈青黑绛红气色，说明其人所患的病与阳明、太阴、厥阴三经寒热错杂，且受风湿邪困有关联的病症，与其经络测定数值显示病态的肺经、脾经、心包经、三焦经、胆经都有密切关联。

出生时相、病发时相与手部分析

1. 患者右手智慧线有一分叉纹与心线相接，反映其人易患：少阴、阳明、厥阴有关联的疾患，与其出生时相的主运、司天、在泉、主气、客气及其来诊时相的主运、司天、在泉、主气、客气都有密切相关。

2. 患者智慧线起自健康线，并在食指峰对应健康线区域呈青黑绛红气色，说明其人所患的病与阳明、太阴、厥阴三经寒热错杂且受风湿邪困有关联，与其出生时相的主运、司天、在泉、主气、客气及来诊时相的主运、司天、在泉、主气、客气有密切关联。

病例七：李明，男，1966 年 4 月 20 日出生，1983 年 6 月 10 日来诊，西医诊为心肌炎。

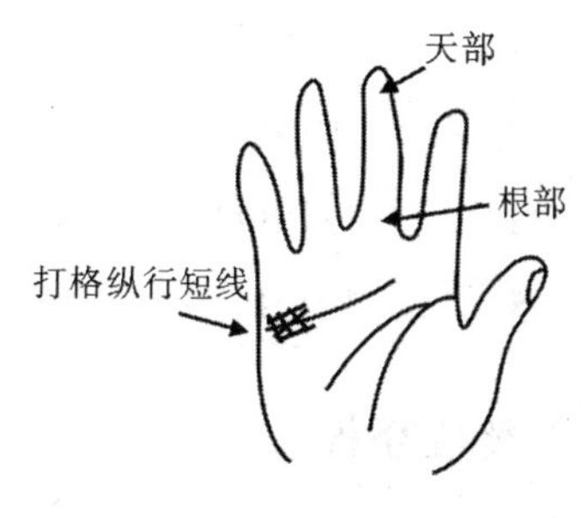

图 17

手部特征

左手中指根部呈青黑绛红错杂之气色；左手心线（远心横曲纹）在小指峰对应处出现许多打格纵行短线，并在此区域呈青红之气色；十个手指天部色绛红及肿胀（如图17）。

手部分析

1. 患者左手中指根部呈青黑绛红错杂之气色，说明其人厥阴心包经寒热错杂，且受风邪困阻而出现病患（中指为手厥阴心包经经过之处）。

2. 左手心线在小指峰对应处出现许多打格纵行短线，并在此区域呈青红气色，说明其人的少阴心经、太阳小肠经、太阴脾经受风火相煽而出现病患（小指为少阴心经、太阳小肠经经过之处，小指峰为指掌图的坤卦，位配属人体的脾）。

3. 十个手指天部色绛红及肿胀，说明心火盛而挟湿血瘀（十指痛归心，故指天部与中医的心关系密切，而中医认为心包代心主受邪，故凡是十指出现肿胀都与人体心包有关联）。

井穴知热感度测定值

1	1LR28	2
2	2LR28	2
2	3LR126	1
5	4LR126	4
3	5LR115	1
3	6LR115	1
5	7LR39	6
2	8LR39	3
4	9LR17	1
2	10LR17	2
3	11LR410	2
5	12LR410	4

数值分析

1. 肺经左右数值失调，左侧数为1，右侧数为2；胃经、心经、小肠经、心包经、左右侧数值明显失调及倒置，胃经左侧数为2，右侧数为1；心经、小肠经左侧数均为3，右侧数均为1；心包经左侧数为4，右侧数为1；膀胱经左右侧数值是整体数值最高数，左侧为5，右侧数为6；脾经、肝经左右侧数值倒置，左侧数均为5，右侧数均为4。

2. 肺经左右侧数值显示肺虚火盛；胃经、脾经左右侧数值显示脾胃寒热不和且挟湿；心经、小肠经左右侧数值显示心与小肠湿热；膀胱经左右侧数值显示，膀胱经血气两虚且挟湿血瘀；心包经左右侧数值显示，心包火盛而阴虚血瘀。肝经左右侧数值显示，肝气气血两虚而血瘀。由上分析可见，该患者是由于肝血气两虚而血瘀，致督脉不通而造成少阴、少阳失调，使心包火盛而阴虚血瘀，膀胱血气两虚挟湿血瘀，心经、小肠经湿热，脾胃寒热不和而挟湿，肺虚火盛的病症，即西医心肌炎的病患。

立法处方用药

宜补肝泻心火，活血化湿。

药用：玉竹120、沙参30g、田七10g、人参10g、威灵仙120g、苁蓉15g、淫羊藿6g、附子6g、白术6g、厚朴30g、泽泻30g、郁金30g、茯苓30g、白芷30g、大黄30g、枳实30g、白芍30g、北芪90g，酒水各半煎服。

出生时相与来诊时相分析

1. 出生时相为1966年4月20，即为丙午年二之气，逢水运太过主运；少阴君火司天，阳明燥金在泉，主气少阴君火，客气厥阴风木。

2. 来诊时相为1983年6月11日，即为癸亥年三之气，逢火运不及主运；厥阴风木司天，少阳相火在泉，主气少阳相火，客气厥阴风木。

3. 从出生时相与来诊时相看出：其人出生时的主气、客气为风火相煽型，而来诊时相的司天、在泉、主气、客气都形成风火相煽之象，从而使患者体内形成火克金，火侮水之象而致病患。

手部与经络测定数值分析

1. 患者左手中指根部呈青黑绛红错杂之气色，说明其人厥阴心包经寒热错杂，且受风邪困阻，与经络测定数值显示病态的肝经，心包经有密切关联。

2. 左手心线在小指峰对应处出现许多打格纵行短线，并在此区域呈青红气色，说明其人的少阴心经，太阳小肠经，太阴脾经受风火相煽而出现病患，与经络测定数值显示病态的心经，小肠经、膀胱经、脾经、胃经、肺经有密切关联。

3. 十个手指天部色绛红及肿胀，与经络测定数值显病态的肺经、胃经、心经、小肠经、膀胱经、心包经、肝经都有关联（皆因十指井穴皆逢十二经脉）。

出生时相、来诊时相与经络测定数值分析

肺经、胃经、脾经显示病态与其出生时相的主运、司天、在泉、主气、客气及来诊时相的主运、司天、在泉、主气、客气都有关联。心经、小肠经、膀胱经显示的病态，与其出生时相的主运、司天、在泉、主气、客气及来诊时相的主运、司天、在泉、主气、客气有关联，心包经、肝经所显示的病态与出生时相的主运、客气及来诊时相的司天、在泉、主气、客气有密切关联。

出生时相、来诊时相与手部分析

1. 患者左手中指根部呈青黑绛红错杂之气色，说明其人厥阴心包经寒热错杂，且受风邪困阻，与其出生时相的主运、司天、主气、客气及其来诊时相的主运、司天、在泉、主气、客气都有关联。

2. 左手心线在小指峰对应处出现许多打格纵行短线，并在此区域呈青红气色，说明其人的少阴心经、太阳小肠经、太阴脾经受风火相煽之病患，与其出生时相的司天、在泉、主气、客气及来诊时相的主运、司天、在泉、主气、客气有关联。

3. 十个手指天部色绛红及肿胀，与其出生时相的主运、司天、在泉、主气、客气及来诊时相的主运、司天、在泉、主气、客气都有关联。

五. 脑出血

以下谈一下如何预测脑溢血，我们知道，高血压主要是肺金之病，肺气不能肃降，则气血并走于上而产生脑溢血，故遇高血压、脑溢血病患者一定要看其鱼际纹（健康线），鱼际线淡而不清或宽而松弛，或近心曲线（智慧线）细而断裂……等，总是阳明肺与大肠之病变，都有可能导致脑溢血。鱼际线淡或松弛乃是肺与大肠之虚所造成之疾病，近心横曲线（智慧线）是阳明大肠的病变观测之处，因为近心横曲线为西方之线，西方主降，西方不降则令其太过，使血气上逆（如图 18）。远、近心横曲纹、鱼际纹、鱼际肌上出现褐色色素沉着，是心肺瘀血之标志，说明血脉（心主脉）出了毛病，这是脑溢血的前兆。中指下和小鱼际部出现杂线或异象，亦是脑出血的先兆。

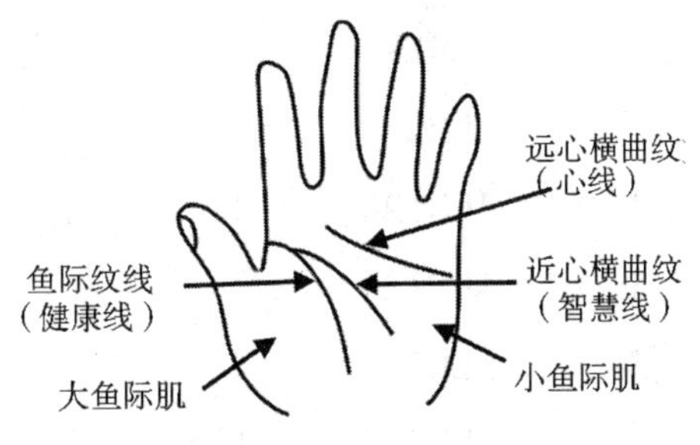

图 18

病例八：王叔，西医诊为冠心病、高血压，1982 年 8 月 24 诊。

手部特征

双掌鱼际肌、小鱼际肌及十指峰都显得丰隆且呈绛红色；左手远心横曲纹在中指峰对应处呈波浪纹；右手近心横曲纹与鱼际纹交接分离处有一斜线纹伸向食指峰中点；食指峰边与健康线交接处呈青黑绛红气色（如图 19）。

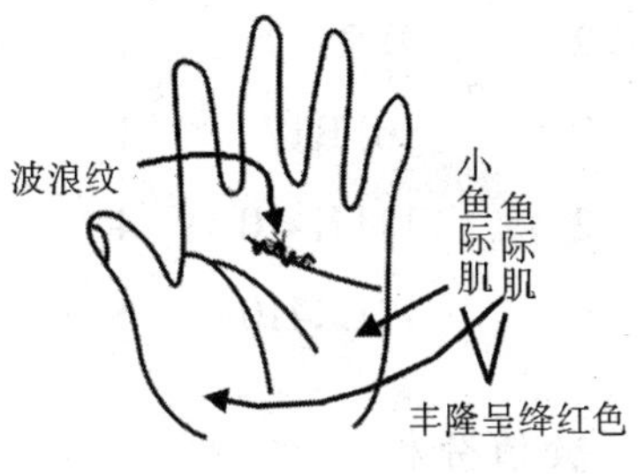

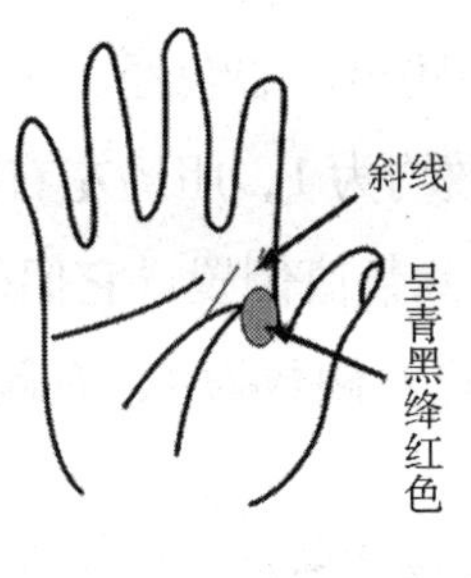

图 19

手部分析

1. 患者双掌鱼际肌、小鱼际肌及十指峰都显得丰隆且呈绛红色，说明其人五脏六腑血气充盈且火盛。

2. 左手远心横曲纹在中指峰对应处呈波浪纹，说明患者厥阴心包经血气壅阻。

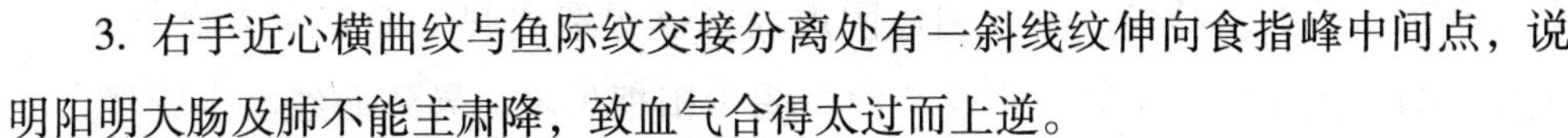

3. 右手近心横曲纹与鱼际纹交接分离处有一斜线纹伸向食指峰中间点，说明阳明大肠及肺不能主肃降，致血气合得太过而上逆。

4. 食指峰边与健康线交接处呈青黑绛红气色，说明其厥阴肝、阳明大肠、太阴肺、太阴脾经寒热错杂，且受风邪困阻而病患。

井穴知热感度测定值

5	1LR28	3
3	2LR28	3
3	3LR126	4
5	4LR126	3
3	5LR115	2
2	6LR115	1
4	7LR39	4
3	8LR39	3
2	9LR17	1
2	10LR17	1
2	11LR410	4
4	12LR410	5

数值分析

1. 小肠经、心包经、三焦经，左右侧数值失调及倒置，它们的左侧数均为2，右侧数均为1，胆经左右侧数值明显失调，左侧数为2，右侧数为4；肺经、脾经左右侧数值倒置，它们的左侧数均为5，是整体左侧数值最高数，右侧数均为3；肝经左侧数为4，右侧数为5，是整体右侧数值最高数；心经左右侧数值倒置。

2. 肺经、脾经左右侧数值显示肺、脾阴虚挟痰湿；心经、小肠经左右侧数值显示心与小肠阴虚而火盛；心包经、三焦经左右侧数值显示心包、三焦阴虚火盛；胆经、肝经左右侧数值显示肝胆气郁阴虚血瘀。从上分析我们知道该患者是由于：手太阴肺经、足太阴经阴虚而挟痰湿造成脾不能主后天血气运化、主开；肺不能主气、主降、主合，使少阴少阳枢失灵，导致心经、小肠经、心包经、三焦经阴虚火盛，使肝胆气郁阴虚血瘀，使厥阴升不及而合得太过，而致阳明肺更不能肃降，使气血合得太过而致气血上逆，产生西医的高血压、冠心病病症。

立法处方用药

宜滋补脾肺（太阴），温化痰湿，活血化瘀。

药用：沙参15g、玉竹15g、天冬15g、麦冬15g、五味子15g、北芪45g、川芎6g、白芷30g、白芍30g、陈皮60g。

手部与经络测定数值分析

1. 患者双掌鱼际肌、小鱼际肌及十指峰都显得丰隆且呈绛红色，说明其人五脏六腑血气充盈且火盛，与经络测定数值所显示的整体左右侧数值不高，心经、小肠经、心包经、三焦经所显示的火盛有关联。

2. 左手远心横曲纹在中指峰对应处呈波浪纹，说明患者厥阴心包经血气壅阻与经络测定数值显示病态的心包经、三焦经、胆经、肝经、心经、小肠经有关联。

3. 右手近心横曲纹与鱼际纹交接分离处，有一斜线纹伸向食指峰中间点，说明阳明大肠及肺不能主肃降，至血气合得太过而上逆，与经络测定数值显示病态的肺经、脾经有关联。

4. 食指峰边与健康线交接处呈青黑绛红气色，说明其厥阴肝、阳明大肠、太阴肺、太阴脾经寒热错杂且受风邪困阻，与经络测定数值显示病态的，肺经、脾经、心经、小肠经、心包经、三焦经、胆经、肝经有关联。

病例九：张妈，1982年4月10日诊，现症中风瘫痪。

手部特征

右手鱼际纹（健康线）在指掌图震卦位对应处至艮卦位对应处出现由断续细纹形成的接续纹；右手近心横曲纹（智慧线）起自巽卦，并在震卦对应处出现断裂纹；右手中指地部现青黑绛红气色；右手虎口处呈青黑绛红气色（如图20）。

手部分析

1. 患者右手鱼际纹在指掌图震卦位对应处至艮卦位对应处出现断续细纹形成的接续纹，说明其人的阳明肺大肠，厥阴肝，中焦都易产生病变。

2. 右手近心横曲纹起自巽卦并在震卦对应处出现断裂纹，说明易患金木相克相侮而致厥阴阳明的病变。

3. 右手中指地部呈青黑绛红色，说明患者厥阴心包经、厥阴肝经因寒热错杂，且受风邪所困而致病变。

4. 右手虎口处呈青黑绛红色，说明患者的阳明胃经、大肠经、厥阴肝经、下焦因寒热错杂且受风邪所困而致病变。

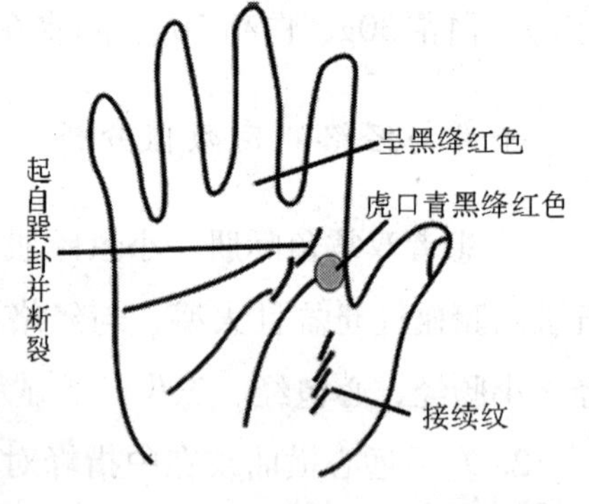

图 20

井穴知热感度测定值

8	1LR28	9
阴虚寒痰湿——14	2LR28	9
阴虚寒痰湿——20	3LR126	20——阳气虚寒
阴虚寒痰湿——20	4LR126	28——阳气虚寒
7	5LR115	14——阳气虚寒
阴虚血瘀——10	6LR115	2——湿热
阴虚血瘀——30	7LR39	4 ——湿热
12	8LR39	21——虚寒
4	9LR17	7
阴虚寒血瘀——13	10LR17	5
阴虚寒血瘀——17	11LR410	6
阴虚寒血瘀——20	12LR410	5

数值分析

1. 大肠经、小肠经、膀胱经、三焦经、胆经、肝经左右侧数值明显失调及倒置，小肠经左侧数为10，右侧数为2；膀胱经左侧数为30，右侧数为4；三焦经左侧数为13，右侧数为5；胆经左侧数为17，右侧数为6；肝经左侧数为20，右侧数为5；大肠经左侧数为14，右侧数为9，心经心包经、肾经左右侧数明显失调，心经左侧数为7，右侧数为14；心包经左侧数为4，右侧数为7；肾经左侧数为12，右侧数为21；胃经、脾经左右侧数值均显偏高，它们的左侧数均为20，右侧数为20、28。

2. 大肠经左右侧数值显示大肠虚寒挟痰湿；胃经、脾经左右侧数值显示脾胃寒挟湿；心经左右侧数值显示心阳虚；小肠经左右侧数值显示小肠湿热阴虚血瘀；膀胱经左右侧数值显示膀胱湿热阴虚寒血瘀；肾经左右侧数值显示肾虚寒；心包经左右侧数值显示心包气虚；三焦经左右侧数值显示三焦阴虚寒血瘀；胆经、肝经左右侧数值显示肝胆血虚寒瘀。从以上数值分析可见：该患者的中风瘫痪病症是由于寒入血里，致太阳小肠膀胱经湿热，而血虚寒而瘀，肾虚寒而使太阳肾不能主开，少阴、少阳枢失灵而致心阳虚、心包气虚；三焦、胆、肝血虚而瘀使厥阴不能主升；大肠、胃、脾虚寒而挟痰湿，使阳明不能主降而造成。

立法处方用药

宜活血化瘀、温化痰湿，调少阴少阳枢，使厥阴升，阳明降正常。

药用：玉竹120g、白芷90g、白芍90g、北芪90g、苍术30g、大枣8枚、甘草3g、威灵仙90g、细辛30g、麻黄90g、桂枝15g、桑枝90g、酒水各半煎6小时后服用。每日一剂，按子、午、卯、酉各服一次，连服七剂。

手部与经络测定数值分析

1. 患者右手鱼际纹，在震卦对应处至艮卦对应处，出现断续细纹形成的接续纹，说明其人的阳明肺大肠、厥阴肝、中焦易产生病变，与其经络测定数值显示病态的：大肠、胃经、脾经、心包经、三焦经、胆经、肝经有关联。

2. 右手近心横曲纹起自巽卦并在震卦对应处出现断裂纹，说明其人易患阳明、厥阴的病变与其经络测定数值显示病态的：大肠经、胃经、脾经、心包经、三焦经、胆经、肝经有关联。

3. 右手中指地部呈青黑绛红色，说明其人厥阴心包经、厥阴肝经因寒热错杂且受风邪所困致病，与经络测定数值显示病态的心包经、三焦经、胆经、肝经相符。

4. 右手虎口处呈青黑绛红色，说明其人的阳明胃经、大肠经、厥阴肝经、下焦因寒热错杂，且受风邪所困而致病变，与其经络测定数值显示的：大肠经、胃经、脾经、心经、小肠经、膀胱经、肾经、心包经、三焦经、胆经、肝经相符。

讨论：我们的手仅有六条经络通过，能否通过这六条经络诊断足三阴三阳的病变呢?

这要看手足经脉是否存在着相关的联系。这是一个难度较大的问题，历代都未能得到好的解释，现我大胆地运用对称原理，将手太阴与足太阴；手阳明与足阳明；手少阴与足少阴；手太阳与足太阳；手厥阴与足厥阴；手少阳与足少阳联系起来，这样我们就可以通过手上经络循行的手三阴三阳来观测足三阴三阳。诊断原则：左配左，右配右。如：肝胆之病则可由手少阴心，手太阳小肠等来诊断，由于胆肝在西医来看为布于右，故应着重看右手的少阴心，太阳小肠所投影处。心脏病主要看左手，皆因西医的心脏是偏左的。

又如：食指丘高易患脑出血，这种出血可能在卯时或酉时出现，而且易于在卯、酉之年出现。又由于食指丘高的原因是阳明积热，腑气不降，故不一定都是患脑出血的征兆，亦可为易患肠痈、肺痈……等病；明乎此则可以一推百。

现在我们来讨论一下四物汤与经络测定数值的应用关系。

四物汤在《奇效良方》中谈得比较详细，其主要谈及的就是此方的补血机理。四物汤就是由：地黄、当归、白芍、川芎组成。地黄为两性药，即可补阳亦可养阴，其补的特点能减足太阳膀胱经，足少阴肾经之数（左右之数均可减）；白芍可增加足少阳胆经、足厥阴肝经之右侧之数；当归能减左侧足少阳胆经、足厥阴肝经之数；川芎能减足少阳胆经，足厥阴肝经左右侧之数。

1LR28

2LR28

3LR126

4LR126

5LR115

6LR115

地黄——7LR39 ——地黄

地黄——8LR39 ——地黄

9LR17

10LR17

当归、川芎——11LR410 —— 白芍、川芎

12LR410 —— 白芍、川芎

临床上使用白芍应注意：由于木克土造成足少阳胆经、足厥阴肝经右侧数值小，引起腹痛病患者可用白芍；若足少阳胆经、足厥阴肝经右侧数值大，乃属肝气虚，木不能疏土，此时不能再用白芍。川芎能行血中之气，性偏温，遇寒可祛寒，气滞可行气。四物汤中每味药都有不同的针对性，临床应用需灵活加减，不可照搬。

由以上四物汤的分析，我们应更加深刻地意识到，中医在诊断疾病方面不管你运用那一种模式来诊断，都有其针对性及灵活性，诊断过程如此，立法处方用药亦如此。

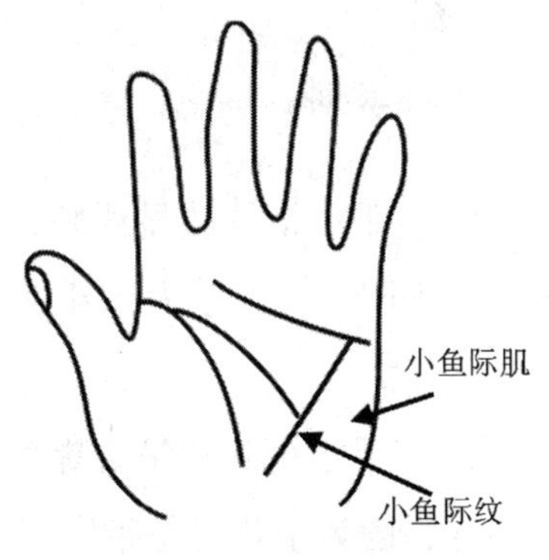

图 21

六．肾脏疾病

1. 小鱼际肌浮肿，此处乃手太阳小肠经所过之处。

2. 小鱼际线（直觉线）上出现横纹（图 21）。

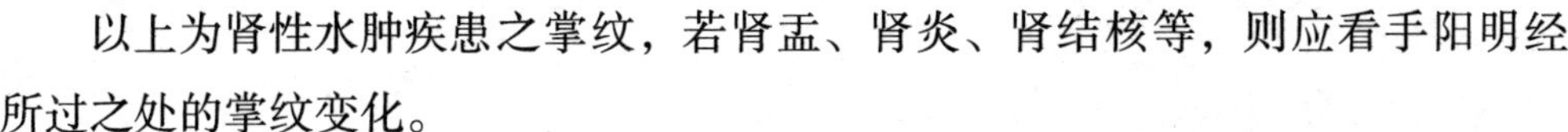
以上为肾性水肿疾患之掌纹，若肾盂、肾炎、肾结核等，则应看手阳明经所过之处的掌纹变化。

大鱼际出现井字纹者，则大多数有结核病变或家族史。从家族史而言，右手井纹明显为母亲方面有结核史，左手井纹明显则为父亲家族有结核史；若井纹加上色青者，诊断意义更大。

病例十：徐风英，女，1966年九月二十九日（农）出生。1982年8月15日来诊，症见：浮肿，剧于经前。

手部特征

右手小指峰较显浮肿，右手小鱼际边呈青黑色；右手大鱼际肌位震卦处呈青黑绛红之气色（如图22）。

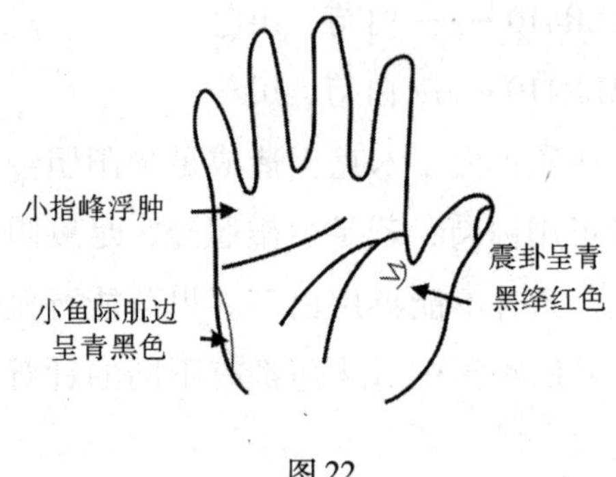

图22

手部分析

1. 右手小指峰较显浮肿，说明患者小肠经、心经、脾经出现病变。因为小指是手少阴心经，手太阳小肠经所过之处，而在指掌图中，小指峰对应于人体的脾。

2. 右手小鱼际边呈青黑色，说明患者膀胱、肾、心包、肺因风寒邪困而产生病变，因为小鱼际是指掌图中对应于人体的膀胱、肾、心包、肺。

3. 右手大鱼际肌震卦处呈青黑绛红之气色，说明患者肝、大肠因寒热错杂且受风邪困扰而产生病病变，因为大鱼际肌震卦位在指掌图中对应于人体的肝与大肠。

井穴知热感度测定值

2	1LR28	3
湿——5	2LR28	3
虚火——1.5	3LR126	3
阴虚湿饮——5	4LR126	3
2	5LR115	1——热
1.5	6LR115	4——气虚寒
阴虚湿——9	7LR39	11——气虚寒
5	8LR39	6
2	9LR17	3
3	10LR17	3
虚火升——2	11LR410	6——气虚、气郁、上逆
虚火升——1.5	12LR410	5——气虚、气郁、上逆

数值分析

1. 胃经、小肠经、胆经、肝经左右数值明显失调，胃经左侧数为1.5，右侧数为3；小肠经左侧数为1.5，右侧数为4；胆经左侧数为2，右侧数为6；肝经左侧数为1.5，右侧数为5；大肠经、脾经、心经左右侧数值倒置，大肠经、脾经左侧数均为5，右侧数均为3；心经左侧数为2，右侧数为1；膀胱经左右侧数值是整体数值最高数，左侧数为9，右侧数为11。

2. 大肠经左右侧数值显示大肠阴虚挟湿；胃经、脾经左右侧数值显示胃有虚火，脾阴虚湿饮，心经、小肠经左右侧数值显示心火盛，小肠气虚；膀胱经左右侧数值显示膀胱血气虚寒挟湿，胆经、肝经左右侧数值显示肝胆气虚郁结致虚火上逆，由以上分析可见，该患者的浮肿是由于足太阳膀胱经血气虚寒且挟湿，使太阳不能主开；致胃有虚火，脾阴虚湿饮使太阴不能主开，致少阴少阳枢失灵而使心火盛，小肠气虚，大肠阴虚挟湿，肝胆气虚郁结而虚火升致阳明降不及而合太过，厥阴升太过而合太过而造成；又由于女子以肝气为先天，月事必耗厥阴、少阳之气，从而使肝胆之气更虚、而致虚火升得更厉害，故致阳明更不能降而合得太过，致浮肿加重。

立法处方用药

宜补太阳太阴神脏，调少阴少阳枢，使阳明厥阴升降正常。

药用：北芪45g、熟地30g、生地30g、沙参45g、川芎30g、当归30g、白芍45g、天冬45g、玄参45g、猪苓45g、泽泻45g、白术30g、金钱草90g、附子45g。

手相与经络测定数值分析

1. 患者右手小指峰较显浮肿，说明其小肠经、心经、脾经出现病变与其经络测定数值显示病态的心经、小肠经、脾经、胃经、膀胱经有关联。

2. 右手小鱼际边呈青黑色，说明其人膀胱、肾、心包、肺因风寒邪困而产生病变，与其经络测定数值显示病态的心经、膀胱经、小肠经、胆经、肝经、脾经、大肠经、胃经有关联。

3. 右手大鱼际震卦处呈青黑绛红之气色，说明其人肝、大肠因寒热错杂且受风邪困扰而产生病变，与经络测定数值显示病态的大肠经、胃经、脾经、胆经、肝经有关联。

出生时相与来诊时相分析

1. 出生时相为1966年9月29日（农历），即为：丙午年五之气，逢水运太过主运；少阴君火司天；阳明燥金在泉；主气阳明燥金；客气少阳相火，呈火克金，水克火之象。

2. 来诊时相为1982年8月15日即为：壬戌年四之气，逢木运太过主运；太阳寒水司天；太阴湿土在泉；主气太阴湿土；客气厥阴风木，呈水生木，水克土，土克水之象。

从以上出生时相与来诊时相看出，此时患者易因：金木相克相侮、木土相克相侮、水火相克相侮而造成寒热风湿燥相互错杂交织而发病。

出生时相、来诊时相与经络测定数值分析

患者在经络测定数值显示病态的大肠经、胃经、脾经与其出生的司天、在泉、主气、客气及其来诊时相的在泉、主气有密切关联；心经、小肠经、膀胱经与其出生时相的主运、司天及其来诊时的司天有密切关联；胆经、肝经与其出生时相的客气及来诊时相的主运、司天、在泉、主气、客气有密切关联。

手部与出生时相、来诊时相分析

1. 患者右手小指峰较显浮肿，说明其人小肠经、心经、脾经出现病变与其出生时相的主运、司天及来诊时相的司天、在泉、主气有关联。

2. 右手小鱼际边呈青黑色，说明其人膀胱、肾、心包、肺因风寒邪困而产生病变，与其出生时相的主运及来诊时相的主运、司天、客气有密切关联。

3. 右手大鱼际震卦处呈青黑绛红之气色，说明其人肝、大肠因寒热错杂且受风邪困扰而产生病变，与其出生时相的主运、司天、在泉、主气、客气及其来诊时相的主运、司天、在泉、主气、客气有关联。

病例十一：方月，女，1949 年十一月初七亥时出生，1982 年 8 月 16 日诊，西医诊断：肾结石；右肾结石 1cm×0. 3cm 一颗，左肾结石小如绿豆共六颗。

手部特征

右手近心横曲纹（智慧线）末端正好对应于指掌图申酉之间一颗绿豆大的肾状阴影；左手掌根在指掌图中坎卦位有链状纹（如图 23）。

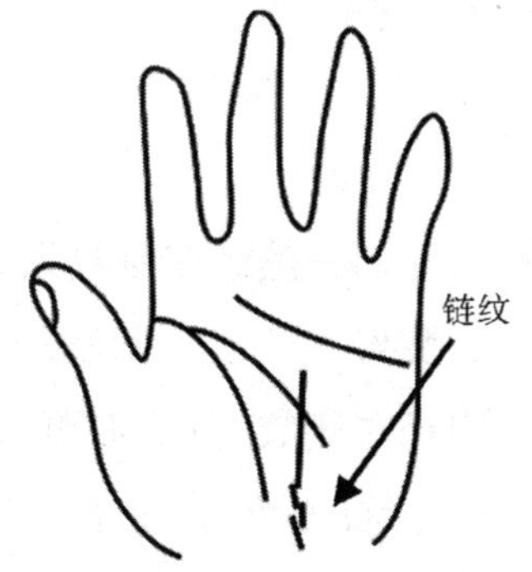

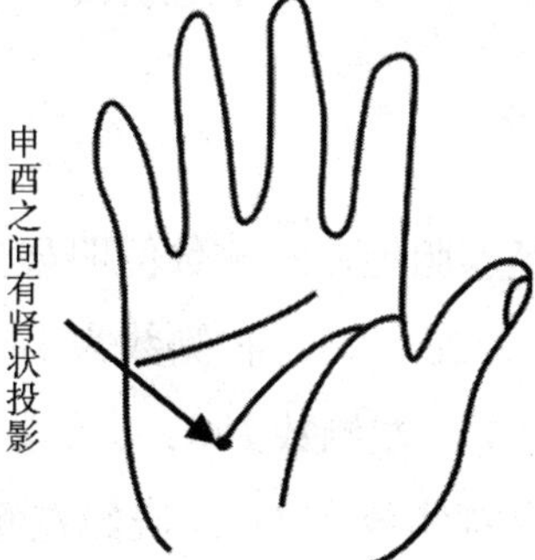

图 23

手部分析

1. 右手近心横曲纹末端申酉间有一肾状阴影如绿豆大小，说明其人膀胱与肾有病变，因为在指掌图中，申酉之间所对应人体的位置为膀胱、肾、肺。

2. 左手掌根指掌图中坎卦位有链状纹，说明其人肾有病变，因为指掌图中坎卦位对应于人体的肾、胆。

井穴知热感度测定值

9	1LR28	10
7	2LR28	8
阴虚、湿——8	3LR126	5
阴虚、湿——6	4LR126	5
瘀——10	5LR115	7
6	6LR115	6.5
阴虚、瘀——9.5	7LR39	7
瘀——6	8LR39	5
4	9LR17	4
阴虚、瘀——17	10LR17	7
阴虚、瘀——23	11LR410	14——气郁
阴虚、瘀——10	12LR410	8.5——气郁

数值分析

1. 三焦经、胆经左右侧数值明显失调及倒置，三焦经左侧数为17，右侧数为7；胆经左侧数为23，右侧数为14；胃经、脾经、心经、膀胱经、肾经左右侧数值倒置，胃经左侧数为8，右侧数为5；脾经左侧数为6；右侧数为5；心经左侧数为10，右侧数为7；膀胱经左侧数为9.5，右侧数为7；肾经左侧数为6，右侧数为5。

2. 胃经、脾经左右侧数值显示脾胃阴虚挟湿；心经左右侧数值显示心血虚而瘀；膀胱经、肾经左右侧数值显示膀胱肾阴虚血瘀；三焦经、胆经左右侧数值显示三焦阴虚挟瘀湿，肝气郁而阴虚挟湿瘀。由以上分析可见：由于膀胱、肾皆阴虚血瘀，使太阳不能主开致少阴、少阳枢失灵，而致三焦阴虚挟瘀湿，胆气郁，阴虚而瘀湿，使厥阴升不及而合得太过；心血虚而瘀，脾胃阴虚挟湿而致阳明降不及而合太过，太阴不能主开而致肾结石。

立法处方用药

宜滋补太阳肾，调少阴少阳枢，使厥阴阳明升降、合正常，太阳太阴开正常。

药用：沙参60g、北芪60g、猪苓60g、茯苓30g、泽泻30g、白术30g、桂枝15g、金钱草90g、白芍90g、柴胡8g。

手部与经络测定数值分析

1. 右手智慧线末端申酉之间有一肾状阴影如绿豆大小，说明其人膀胱与肾、肺有病变，与其经络测定数值显示病态的心经、膀胱经、肾经、胃经、脾经、三焦经有密切关联。

2. 左手掌根在指掌图中坎卦位有链状纹，说明其人肾、胆易病变，与其经络测定数值显示病态的心经、膀胱经、肾经、三焦经、胆经有密切关联。

出生时相、来诊时相与经络测定数值分析

1. 出生时相为1949年十一月初七亥时，即为己丑年终之气，太阳病剧时，逢土运不及主运，太阴湿土司天，太阳寒水在泉，主气太阳寒水，客气太阳寒水；太阳病剧时，呈水侮土，寒湿型禀赋。

2. 来诊时相为1982年8月16日，即为壬戌年四之气，逢木运太过主运；太阳寒水司天；太阴湿土在泉，主气太阴湿土，客气厥阴风木，呈水生木，木克土，土克水，风寒湿错杂交织之禀气。

故水侮土，寒湿型禀赋之人遇风寒湿错杂交织之禀气，则易产生水生木，使木更旺而克土，致土更弱而又受水侮得更利害而产生病患。这些都可以从其经络测定数值分析显示病态的经脉看出。如：足阳明胃经、足太阴脾经的数值显示与其出生时相的主运、司天、在泉、主气、客气、时辰及其来诊时相的主

运、司天、在泉、主气、客气有密切关联；手少阴心经，足太阳膀胱经，足少阴肾经的数值显示，与其出生时相的主运，司天、在泉、主气、客气、时辰及其来诊时相的司天、在泉、主气、有密切关联；手少阳三焦经，足少阳胆经数值显示，与其出生时相的主运、司天、在泉、主气、客气、时辰及其来诊时的主运、司天、在泉、主气、客气有密切关联。

出生时相、来诊时相与手部分析

1. 右手智慧线末端申酉之间有一肾状阴影如绿豆大小，说明其人膀胱与肾肺有病变，与其出生时相的主运、司天、在泉、主气、客气、时辰及其来诊时相的主运、司天、在泉、主气、客气有密切联系。

2. 左手掌根在指掌图中坎卦位有链状纹，说明其人肾、胆易病变，与其出生时相的主运、司天、客气、主气、时辰及其来诊时相的主运、司天、在泉、主气、客气有密切联系。

七. 膀胱炎

1. 从近心横曲线（智慧线）向小鱼际方向延伸过程中，出现不清或断裂等杂纹，小鱼际乃太阳所交处，而近心横曲线乃为手阳明线，而手阳明伸向手太阳，若此处呈不正常纹、色等现象，可理解为太阳阳明合病。方用猪苓汤加减。

2. 小指丘出现纵行细纹（如图24）。

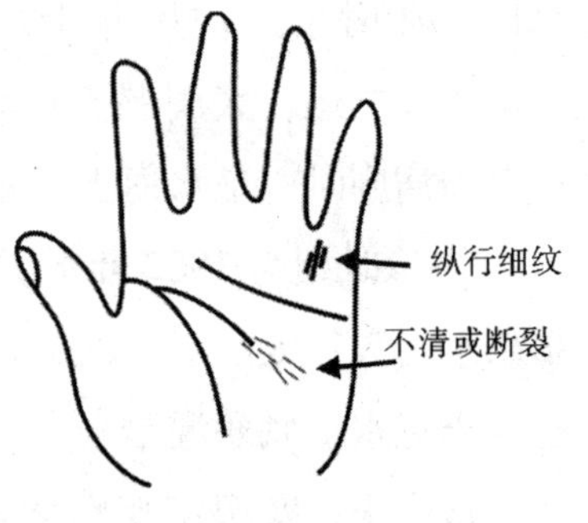

图 24

病例十二：包琼英，女，1949 年 8 月 19 日申时出生，1982 年 8 月 16 日诊，症见小便不利，有刺痛感。

手部特征

左右小指丘皆有纵行细纹；左右掌小鱼际肌在位于指掌图的申酉位之间呈青黑气色（如图25）。

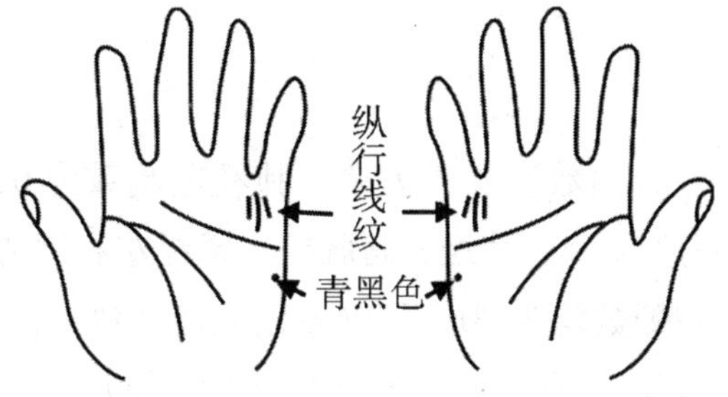

图25

手部分析

1. 患者左右手小指丘皆有纵行细纹，说明患者易患与小肠、膀胱、脾有关联的疾患，因为小指丘是小肠经、膀胱经、脾经所属投影之处。

2. 患者左右掌小鱼际肌在位于申酉位之间呈青黑气色，说明患者是因为脾、膀胱、肺、肾受风寒邪困扰而患病。因为在指掌图中申酉位是对应于人体的脾、膀胱、肺、肾。

井穴知热感度测定值

6	1LR28	13——气虚寒
6	2LR28	7
6	3LR126	7
18	4LR126	20——脾虚寒挟湿
6	5LR115	8
5	6LR115	15——气虚寒
阴虚、湿瘀——18	7LR39	20——气虚寒
阴虚、湿瘀——10	8LR39	15——气虚寒
6	9LR17	7
阴虚、湿瘀——8	10LR17	7——气郁
阴虚、湿瘀——11	11LR410	7——气郁
阴虚、湿瘀——11	12LR410	7——气郁

数值分析

1. 肺经、小肠经左右侧数值明显失调，肺经左侧数为6，右侧数为13；小肠经左侧数为5，右侧数为15；脾经、膀胱经、肾经左右侧数值偏高，脾经、膀胱经左侧数均为18，右侧数均为20，是整体数值最高数，肾经左侧数为10，右侧数为15；三焦经、胆经、肝经左右侧数值均倒置，胆经、肝经左侧数均为11，右侧数均为7；三焦经左侧数为8，右侧数为7。

2. 肺经左右侧数值显示肺气虚寒；脾经左右侧数值显示脾血气寒而挟湿；小肠经左右侧数值显示小肠气虚寒；膀胱经、肾经左右侧数值显示膀胱、肾血气两虚而血瘀挟湿；三焦经、胆经、肝经左右侧数值显示三焦阴虚挟湿；肝胆阴虚血瘀挟湿而气郁。从上经络数值分析可见：患者是由于太阴太阳受寒而致少阴少阳枢失灵，使阳明肺气虚寒而不能主降、主合；太阴脾太阳肾血气虚寒，血瘀挟湿而不能主开；厥阴肝阴虚血瘀挟湿而气郁不能主升主合，故致小便开合失常而产生小便不利之症。

立法处方用药

宜大补脾肾，活血化湿，调少阴少阳枢，使厥阴、阳明升降合正常。

药用：熟地30g、附子30g、川芎6g、当归6g、桂枝15g、北芪30g、泽泻30g、苍术30g、大枣8枚、甘草3g。

手部与经络测定数值分析

1. 患者左右手小指岳皆有纵行细纹，说明患者易患与小肠、膀胱、脾有关联的疾患，与其经络测定数值显示病态的小肠经、膀胱经、肾经、脾经、肺经都有密切关联。

2. 患者左右掌小鱼际肌在位于申酉之间呈青黑气色，说明患者是因为脾、膀胱、肺、肾受风寒邪困扰而患病，与其经络测定数值显示病态的肺经、脾经、小肠经、膀胱经、肾经、三焦经、胆经、肝经都有密切关联。

出生时相、来诊时相与经络测定数值分析

1. 出生时相为1949年8月19日申时，即为己丑年四之气，少阳病剧时，

逢土运不及主运，太阴湿土司天；太阳寒水在泉，主气太阴湿土，客气少阳相火，少阳病剧时。呈火生土，土克水，火侮水之寒热湿错杂型之禀赋。

2. 来诊时相为1982年8月16日，即为：壬戌年四之气。逢木运太过主运，太阳寒水司天，太阴湿土有泉，主气太阴湿土，客气厥阴风木，呈水木相生相刑，土克水，木克土之风寒湿交织错杂之禀气。

3. 故其出生时相逢来诊时相即易产生寒热风湿错杂交织成疾。其经络测定数值显示病态的手太阴肺经、足太阴脾经与出生时相的主运、司天、在泉、主气及其来诊时相的司天、在泉、主气有密切关联；手少阴小肠经、足太阳膀胱经、足少阴肾经与其出生时相的主运、司天、在泉、主气及其来诊时相的司天、在泉、主气有密切关联；手少阳三焦经、足少阳胆经、足厥阴肝经与其出生时相的主运、司天、在泉、主气、客气、时辰及其来诊时相的主运、司天、在泉、主气、客气有密切关联。

出生时相、来诊时相与手部分析

1. 患者左右手小指丘皆有纵行细纹，说明易患小肠、膀胱、脾有关联的疾患，与其出生时相的主运、司天、在泉、主气有密切关联。

2. 患者左右掌小鱼际肌在位于申酉之间呈青黑气色，说明患者是因为脾、膀胱、肺、肾受风寒邪困，与其出生时相的主运、司天、在泉、主气、客气、时辰及其来诊时相的主运、司天、在泉、主气、客气有密切关联。

病例十三：包兰英，女，1951年十月初一（农）出生，1982年8月16日诊，症见：咳嗽、小便不利。

手部特征

右掌近心横曲纹（阳明线）向小鱼际肌方向延伸过程中，出现由许多断裂细纹组成的纹线；右掌远心横曲纹（心线）在靠掌边处出现多条分叉细纹；右掌小鱼际的兑酉位处呈青黑绛红色（如图26）。

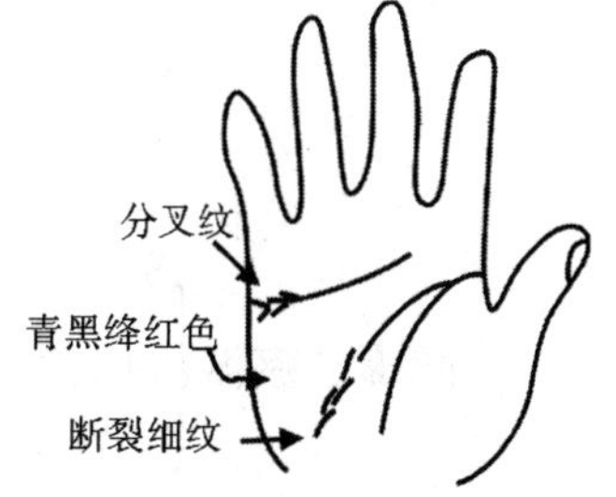

图26

手部分析

1. 患者右掌近心横曲纹（阳明线），向小鱼际肌方向延伸过程中出现许多断裂细纹组成的纹线，说明其人易患太阳阳明合病；因为小鱼际为太阳所主，近心横曲纹为阳明所主，故阳明线在延伸到小鱼际肌太阳所主处出现断裂细纹，则说明阳明太阳易患病。

2. 右掌远心横曲纹（心线）在靠掌边处出现许多条分叉细纹，说明其人易患与小肠、脾、膀胱有关联的疾患，因为在指掌图中心线靠掌边处正对应于人体的小肠、脾、膀胱。

3. 右掌小鱼际的兑酉位处呈青黑绛红色，说明其人的肺、肾受风寒热错杂交炽而患病。因为在指掌图中，兑酉位对应于人体的肺、肾。

井穴知热感度测定值

阴虚痰湿——	12	1LR28	6	
阴虚痰湿——	4	2LR28	3	
	6	3LR126	6	
	8	4LR126	6	——脾虚湿饮
阴虚、血瘀——	6	5LR115	5	
	4	6LR115	10	——气虚
	10	7LR39	12	——气血两虚
	8	8LR39	10	——气血两虚
	4	9LR17	4	
	8	10LR17	7	
阴虚、瘀湿	11	11LR410	7	气郁上逆
	7	12LR410	3	

数值分析

1. 肺经、肝经左右侧数值明显失调及倒置，肺经左侧数为12，右侧数为6；肝经左侧数为7，右侧数为3，大肠经、脾经、心经、三焦经、胆经左右侧数值倒置，大肠经左侧数为4；右侧数为3；脾经左侧数为8，右侧数为6；三焦经左侧数为8，右侧数为7；胆经左侧数为11，右侧数为7；小肠经左右侧数值明显失调，左侧数为4，右侧数为10，膀胱经、肾经左右侧数值均偏高，膀胱经左侧数为10，右侧数为12，肾经左侧数为8，右侧数为10。

2. 肺经、大肠经左右侧数值显示肺阴虚挟痰湿，大肠湿热；心经、小肠经左右侧数值显示心阴虚血瘀，小肠气虚寒；膀胱经、肾经左右侧数值显示膀胱、肾血气虚寒；三焦经、胆经、肝经左右侧数值显示三焦血气两虚寒挟湿；肝胆阴虚血瘀气郁上逆；脾经左右侧数值显示脾虚挟湿。由上分析看出，患者由于太阳经受风寒困扰而致膀胱、肾血气虚寒，使太阳不能主开；心阴虚血瘀，小肠气虚寒使少阴枢失灵；三焦、胆血气虚寒而挟湿，使少阳枢失灵；脾虚挟湿，肺阴虚挟痰湿，大肠湿热使阳明不能主降主合，肝阴虚血瘀气逆，使厥阴不能主升主合而出现咳嗽、小便不利之症。

立法处方用药

宜温补太阳、驱风寒，活血祛湿，调少阴少阳，使阳明厥阴升、降、合正常，太阳太阴开正常。

药用：桂枝15g、白芍30g、熟地30g、当归6g、川芎6g、芦根60g、麻黄30g、细辛3g、北芪60g、沙参60g。

手部与经络测定数值分析

1. 患者阳明线向鱼际肌方向延伸过程中，出现许多断裂细纹组成的纹线，说明其人易患太阳阳明合病，与其经络测定数值显示病态的肺经、大肠经、脾经、心经、小肠经、膀胱经、肾经有密切关联。

2. 右掌心线在靠掌边处出现许多条分叉细纹，说明其人易患与小肠、脾、膀胱有关联的疾患，与其经络测定数值显示病态的心经，小肠经、膀胱经、肾经、肺经、脾经、大肠经有密切关联。

3. 右掌小鱼际的兑酉位处呈青黑绛红色，说明其人的肺、肾受风寒热错杂交炽而患病，与其经络测定数值显示病态的肺经、大肠经、心经、小肠经、膀胱经、肾经、三焦经、胆经、肝经都有密切关联。

出生时相、来诊时相与经络测定数值分析

1. 出生时相为1951年十月初一（农），即为辛卯年五之气，逢水运不及主运，阳明燥金司天；少阴君火在泉，主气阳明燥金，客气厥阴风木，呈金生水，水生木，木生火，火克金，金克木，水克火之风寒燥热错杂交织之禀赋。

2. 来诊时相为1982年8月16日，即为壬戌年四之气，逢木运太过主运，太阳寒水司天，太阴湿土在泉，主气太阴湿土，客气厥阴风木。呈水生木，土克水，木克土之风寒湿错杂交织之禀气。故出生时相逢来诊时相易产生木土相克相侮，金木相克相侮，土水相克相侮之病患。

3. 经络测定数值显示病态的肺经、脾经、大肠经与出生时相的司天、在泉、主气、客气及其来诊时相的主运、在泉、主气、客气有密切关联；心经、小肠经、膀胱经、肾经与出生时相的主运、在泉、客气及其来诊时相的主运、司天、客气有密切关联；三焦经、胆经、肝经与出生时相的主运、在泉、客气及其来诊时相的主运、司天、在泉、主气、客气有密切关联。

出生时相、来诊时相与手部分析

1. 右掌阳明线向小鱼际方向延伸过程中出现许多断裂细纹组成的纹线，说明其人易患太阳阳明合病，与其出生时相主运、司天、在泉、主气及其来诊时相的司天、在泉、主气有密切关联。

2. 右掌心线在靠掌边处出现许多条分叉细纹，说明其人易患与小肠、脾、膀胱有关联的疾患，与其出生时相的主运、司天、在泉、主气及其来诊时相的司天、在泉、主气有密切关联。

3. 右掌小鱼际肌的兑酉位处呈青黑绛红色，说明其人的肺、肾受风寒错杂交炽而患病，与其出生时相的主运、司天、在泉、主气、客气及其来诊时相的主运、司天、在泉、主气、客气有关联。

八. 肠胃病变

1. 手指尖细者容易患胃病。(十二指肠溃疡，胃溃疡)

注意：手指尖细主要是与形体不相称的尖细。如：二锅头、陈志朋两位师傅均为形体壮大而手指尖显得狭细，故他俩均有胃病。

2. 掌心呈青褐色者为胃痛，以左侧为准。

3. 手掌内侧横纹较多者，有胃痛之可能（一般在掌边峰出现为主，因为掌边是太阳小肠经所过之处）。

4. 鱼际横纹（健康线）松弛是为阳明气虚而患肠胃病，多为慢性腹泻，但有时亦为脑出血先兆，究竟是为脑出血先兆或慢性腹泻，则应结合其它情况，如面色脉象等来判断。

痢疾病人之所以挑刺四缝穴，是因为四缝穴在各指中处于中节部位。应用形象思维方法，此处是中焦脾胃之地，故以刺之可愈。以上所提到的形象思维的应用方法是直接关系到生物全息律的问题。因为人体任何一个部位都包含有全身的信息，并且可以运用一定的方式进行放大，使手掌某部所含的全息信息得到的放大的倍数比其它地方都大，我们一方面可以从这个部位较易显示体内的疾病信息；另一方面可以在这个部位针刺或进行其它手段的治疗，这样可能会获得更好治疗效果。这些都值得我们思考与探索的。

病例十四：曾成和，男，1927 年四月二十二（农）午时出生，1982 年 8 月 17 日来诊。西医诊：胃出血，十二指肠溃疡。

手部特征

左手鱼际横纹（健康线）在食指丘对应处出现圈纹；左手远心横曲纹在小指丘对应处亦出现圈纹；左手食指峰与鱼际横纹交接区域呈青黑绛红色（如图 27）。

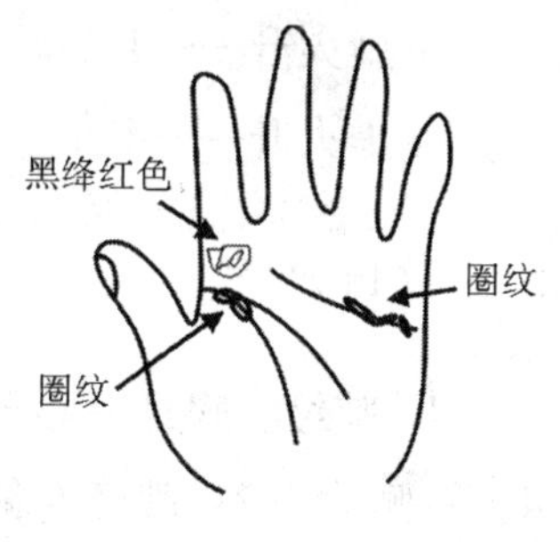

图 27

手部分析

1. 左手鱼际横纹（生命线）在食指丘对应处出现圈纹，说明其人易患与胃、脾、下焦有关的疾患，因为此处在指掌图中对应于人体的下焦、胃脾，况且食指丘又是阳明所处之地。

2. 左手远心横曲纹（心线）在小指丘对应处出现圈纹，说明其人易患小肠、脾有关的疾病，因为此处在指掌图中对应于人体的脾、小肠，而小指丘是太阳所处之地。

3. 左手食指峰与鱼际横纹（生命线）交接区域呈青黑绛红色，说明其人的脾胃、下焦受风寒热错杂交炽而患病。因为此处在指掌图中对应于人体的下焦、脾、胃，而食指峰又是阳明所处之地。

井穴知热感度测定值

阴虚痰湿——4	1LR28	2——热
阴虚痰湿——13	2LR28	8
5	3LR126	5
阴虚——7	4LR126	3——湿热
阴虚血瘀——11	5LR115	3
10	6LR115	2——湿热
6	7LR39	6
4	8LR39	10——气虚
4	9LR17	4
4	10LR17	4
虚火升——1	11LR410	7——气郁上逆
虚火升——4	12LR410	8——气郁上逆

数值分析

1. 肺经、脾经、心经、小肠经左右侧数值明显失调及倒置，肺经左侧数为4，右侧数为2；脾经左侧数为7，右侧数为3；心经左侧数为11，右侧数为3；小肠经左侧数为10，右侧数为2；肾经、胆经、肝经左右侧数明显失调，肾经左侧数为4，右侧数为10；胆经左侧数为1，右侧数为7；肝经左侧数为4，右侧数为8；大肠经左右侧数值偏高，左侧数为13，是整体左侧数值最高数；右侧数为8。

2. 肺经、大肠经、脾经左右侧数值显示肺热阴虚痰湿，大肠血气虚寒而挟湿、脾阴虚湿热；心经、小肠经、肾经左右侧数值显示心阴虚而热且血瘀，小肠阴虚寒而湿热，肾气虚寒；胆经、肝经左右侧数值显示肝胆虚火盛而气郁上逆。由上分析看出，患者的胃出血、十二指肠溃疡，是由于肝胆虚、火盛而气郁上逆，脾阴虚湿热而产生肝脾不和，使肺阴虚热而痰湿，大肠血气虚寒致阳明不能主降主合，使心阴虚热而血瘀，小肠阴虚寒而湿热，肾气虚寒致太阳不能主开而造成。

立法处方用药

宜滋补心肝脾肺肾，泻火祛湿化瘀。

药用：沙参30g、玉竹30g、白芨30g、白芍30g、厚朴30g、枳实30g、郁金30g、黄柏30g、黄连3g、白术30g、泽泻30g、附子30g、砂仁6g、仙鹤草120g。

手部与经络测定数值分析

1. 左手生命线在食指丘对应处出现圈纹，说明其人易患与胃、脾、下焦有关的病患。与其经络测定数值显示病态的肺经、大肠经、脾经、小肠经、肾经有密切关联。

2. 左手心线在小指丘对应处出现圈纹，说明其人易患与小肠、脾有关的疾病，与其经络测定数值显示病态的肺经、大肠经、心经、小肠经、肾经有密切关联。

3. 左手食指峰与生命线交接区域呈青黑绛红色，说明其人的脾胃、下焦、受风寒热错杂交炽而患病，与其经络测定数值显示病态的肺经、大肠经、脾经、心经、小肠经、肾经、胆经、肝经有关联。

出生时相、来诊时相与经络测定数值分析

1. 出生时相为：1927年四月二十二日（农）午时，即为壬卯年三之气太阴病剧时，逢木运不及主运，阳明燥金司天，少阴君火在泉，主气少阳相火，客气阳明燥金，太阴病剧时，呈金克木，火克金之风、燥、热交织之禀赋。

2. 来诊时相为1982年8月17日，即为木运太过主运，太阳寒水司天，太阴湿土在泉，主气太阴湿土，客气厥阴风木；呈水木相生，土克水，木克土之风寒湿交织之禀气。

故出生时相与来诊时相相遇，则易产生风寒燥湿热错杂交织之病患，而其经络测定数值显示病态的肺经、大肠经、脾经与出生时相的司天、客气、时辰及其来诊时相的在泉、主气有密切关联，心经、小肠经、肾经与出生时相的在泉及其来诊时相的司天有密切关联；胆经、肝经与出生时相的主运、主气及其来诊时相的主运、客气有密切关联。

出生时相、来诊时相与手部分析

1. 左手生命线在食指丘对应处出现圈纹，说明其人易患与脾胃、下焦有关的疾患，与其出生时相的主运、司天、在泉、主气、客气、时辰有密切关联。

2. 左手心线在小指丘对应处出现圈纹，说明其人易患与小肠、脾、下焦有关的疾病，与其出生时相的主运、司天、在泉、主气、客气、时辰有密切关联。

3. 左手食指峰与生命线交接区域呈青黑绛红色，说明其人的脾胃、下焦受寒热错杂交炽而患病、与其出生时相的主运、司天、在泉、主气、客气、时辰及其来诊时相的主运、司天、在泉、主气、客气有密切关联。

病例十五：曾成万，男，1962 年三月二十三日（农）未时出生，1982 年 8 月 17 日来诊；西医诊断：慢性盲肠炎。

手部特征

右手生命线（鱼际横曲纹）与阳明线（近心横曲纹）重叠处对应于指掌图巽卦位之处出现岛纹；右掌生命线从指掌图震卦处起至艮卦处出现断续细纹连接纹；左右掌指食峰的巽卦处至虎口区域呈青黑绛红色（如图 28）。

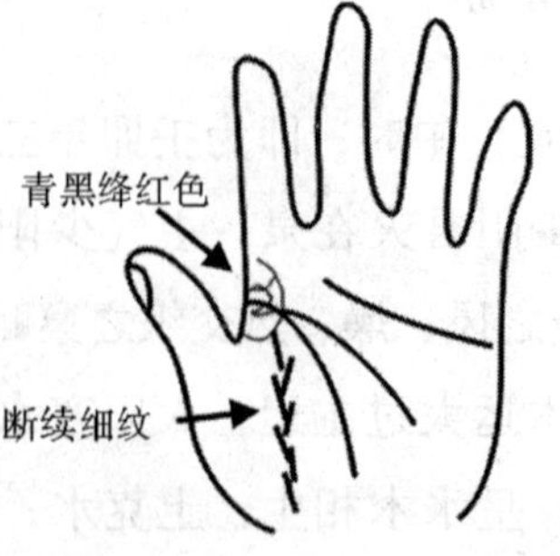

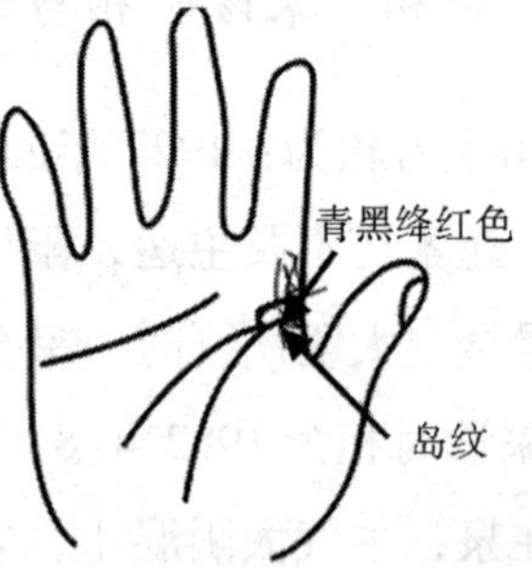

图 28

手部分析

1. 右手生命线与阳明线重叠对应于巽卦位之处出现岛纹，说明其人易患与脾胃、下焦有关的疾患，因为在指掌图中巽卦位对应于人体的脾、胃、下焦。

2. 左手掌生命线在指掌图震卦处起，至艮卦处出现断续细纹连接纹，说明其人易患与肝、肺、大肠、中焦有关的疾患。因为在指掌图中震卦至艮卦之间对应于人体的肝、肺、大肠、中焦。

3. 左右掌食指峰的巽卦处至虎口区域，呈青黑绛红色，说明其人脾、胃、肝、大肠、下焦受风寒热交织而患病。因为此区域对应于人体的脾、胃、肝、大肠、下焦。

井穴知热感度测定值

阴虚痰湿——7	1LR28	6
5	2LR28	8
阴虚挟湿——8	3LR126	4
7	4LR126	7
7	5LR115	5
6	6LR115	7
阴虚寒、血瘀——15	7LR39	10——气虚寒
阴虚寒、血瘀——6	8LR39	4
6	9LR17	11——气虚寒
5	10LR17	8
阴虚、寒湿——10	11LR410	7——气郁、虚寒、上逆
4	12LR410	8——气郁、虚寒、上逆

数值分析

1. 膀胱经左右侧数值偏高及倒置，左侧数为15，是整体数值最高数，右侧数为10；心包经、肝经左右侧数值明显失调，心包经左侧数为6，右侧数为11；肝经左侧数为4，右侧数为8；胃经左右侧数值明显失调及倒置，左侧数为8，右侧数为4；肺经、心经、肾经左右侧数值倒置，肺左侧数为7；右侧数为6；心经左侧数为7，右侧数为5；肾经左侧数为6，右侧数为4.

2. 肺经、胃经左右侧数值显示肺、胃阴虚挟湿；心经、肾经、膀胱经左右侧数值显示心、肾、阴虚血瘀，膀胱血气虚寒血瘀挟湿；心包经、肝经、胆经左右侧数值显示心包、肝气虚，胆虚挟湿。从上分析可看出，患者是由于膀胱经血气虚寒血瘀挟湿，使太阳不能主开，致少阴少阳枢失灵，使心经、肾经、阴虚血瘀，胆经虚寒而挟湿；心包经、肝经气虚，使厥阴不能主升主合；肺、胃经阴虚挟湿，使阳明不能主降主合，而产生出西医的慢性盲肠炎之症。

立法处方用药

补太阳肾、调少阴少阳枢，使厥阴、阳明升降合正常。

药用：桂枝15g、附子30g、熟地30g、当归6g、川芎6g、白芍30g、北芪60g、沙参60g、大黄30g、厚朴30g、枳实30g、白术30g。

手部与经络测定数值分析

1. 右手生命线与阳明线重叠，并对应于巽卦位之处出现岛纹，说明其人易患与脾、胃、下焦有关的疾患，与其经络测定数值显示病态的：肺经、胃经、膀胱经、肾经有关联。

2. 左手掌生命线在震卦处起，至艮卦处出现断续细纹连接纹，说明其人易患与肝、肺、大肠、中焦有关的疾患，与其经络测定数值显示病态的肺经、心经、胃经、心包经、肝经、胆经有关联。

3. 左右掌食指峰的巽卦处至虎口区域，呈青黑绛红色，说明其人脾、胃、肝、大肠、中下焦受风寒热交织而患病，与其经络测定数值显示病态的肺经、胃经、心经、膀胱经、肾经、心包经、胆经、肝经有关联。

出生时相、来诊时相与经络测定数值分析

1. 出生时相为1962年三月二十三日（农）未时，即为壬寅年二之年太阴病剧时，逢木运太过主运；少阳相火司天；厥阴风木在泉；主气少阴君火，客气

太阴湿土；太阴病剧时。呈木生火，火生土，木克土，土侮木之风火湿错杂交织之禀赋。

2. 来诊时相为：1982 年 8 月 17 日，即为：壬戌年四之气，逢木运太过主运；太阳寒水司天，太阴湿土在泉；主气太阴湿土，客气厥阴风木。呈水生木，木克土，土侮木，土克水之风寒湿错杂交织之禀气。故出生时相与来诊时相相遇，易产生风寒湿热错杂交织之疾患。

3. 其经络测定数值显示病态的肺经、胃经，与其出生时相的客气、时辰，及其来诊时相的司天、在泉、主运有密切关联；心经、膀胱经、肾经与其出生时相主气及其来诊时相的司天、在泉、主气有密切关联；心包经、胆经、肝经与其出生时相的主运、司天、在泉及其来诊时相的主运、客气有密切关联。

出生时相、来诊时相与手部分析

1. 右手生命线与阳明线重叠，并对应于巽卦位之处出现岛纹，说明其人易患与脾、胃、下焦有关联的疾患，与其出生时相的主气、客气、时辰有密切关联。

2. 左掌生命线在震卦处起，至艮卦处出现断裂细纹连接纹，说明其人易患与肝、肺、大肠、中焦有关的疾患，与其出生时相的主运、司天、在泉、客气、时辰有密切关联。

3. 左右掌食指峰的巽卦处至虎口区域呈青黑绛红色，说明其人脾、胃、肝、大肠、中下焦受风寒热交织而患病，与其出生时相的主运、司天、在泉、主气、客气、时辰及其来诊时相的司天、在泉、主运、主气、客气有密切关联。

病例十六：毛钜飞，女，1948 年三月十八日（农）卯时出生，1982 年 8 月 18 日来诊，症见：胃脘痛胀，时有心悸。

手部特征

1. 右手远心横曲纹较粗，且在坤卦处有一个圈纹；左手巽卦位至虎口区域，呈青黑绛红色（如图29）。

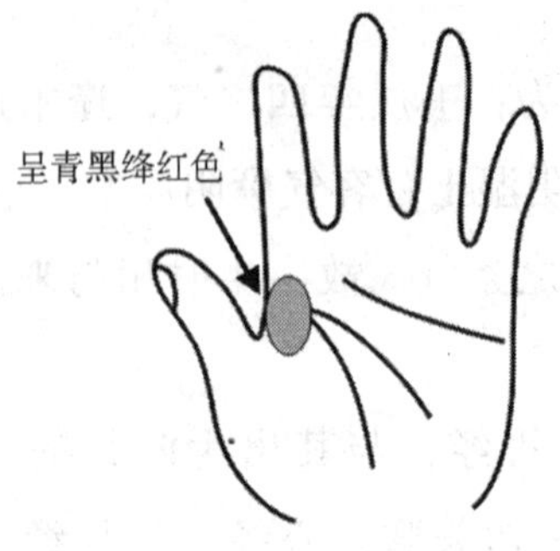

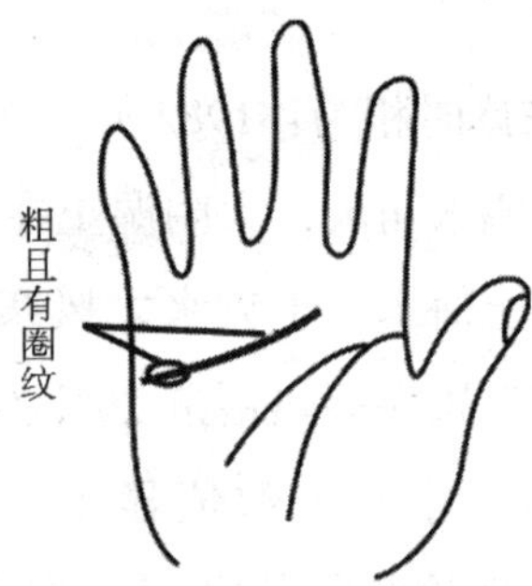

图29

手部分析

1. 右手远心横曲纹（心线）较粗，且在坤卦处有一个圈纹，说明其人易患与心、小肠、脾有关的疾患。因为在指掌图中，心线对应于人体的心、小肠、脾。

2. 左掌巽卦位处，至虎口区域呈青黑绛红色。说明其人的肝、脾、胃、大肠、中下焦受风寒热错杂交织而患病。因为在指掌图中巽卦位至虎口区域对应于人体的肝、脾、胃、大肠、下焦。

井穴知热感度测定值

阴虚——	7	1LR28	4	
	4	2LR28	4	
阴虚挟湿——	10	3LR126	6	——寒热不和
阴虚挟湿——	9	4LR126	3	——寒热不和
阴虚血瘀——	9	5LR115	7	
湿——	6	6LR115	5	
阴虚血瘀	12	7LR39	7	气虚（7LR39～9LR17）
	8	8LR39	7	
	12	9LR17	7	
	11	10LR17	5	
	7	11LR410	6	——气郁上逆
	7	12LR410	6	——气郁上逆

数值分析

1. 胃经、脾经、膀胱经、心包经、三焦经左右侧数值明显失调及倒置，胃经左侧数为10，右侧数为6；脾经左侧数为9，右侧数为3；膀胱经、心包经左侧数均为12，右侧数均为7；三焦经左侧数为11，右侧数为5；肺经、心经、小肠经、肾经、胆经、肝经左右侧数值倒置，肺经左侧数为7，右侧数为4；心经左侧数为9，右侧数为7；小肠经左侧数为6，右侧数为5；肾经左侧数为8，右侧数为7；胆经、肝经左侧数均为7，右侧数为6。

2. 肺经、胃经、脾经左右侧数值显示，肺阴虚挟痰湿，胃阴虚寒挟湿，脾阴虚湿热；心经、小肠经、膀胱经、肾经左右侧数值显示心、小肠阴虚血瘀挟湿、膀胱肾阴虚寒血瘀挟湿；心包经、三焦经、胆经、肝经左右侧数值显示心包、三焦、阴虚寒血瘀挟湿、肝胆阴虚血瘀而气郁上逆。从上分析我们可以看见患者是由于脾阴虚湿热，胃阴虚寒挟湿而造成脾胃不和，由于脾主后天血气之运化，脾胃不和则使脾不能正常运化后天血气，致肺阴虚挟湿；心、小肠阴虚血瘀挟湿；膀胱、肾、心包、三焦阴虚寒血瘀挟湿；肝胆阴虚血瘀气郁上逆，使少阴少阳枢失灵，太阴、太阳开不正常，阳明降合不正常，厥阴升合不正常而出现胃脘痛胀，时有心悸之症。

立法处方用药

宜滋补脾肾、温化寒湿，活血化瘀。

药用：熟地30g、川芎6g、当归6g、白芍30g、厚朴30g、枳实30g、北芪30g、泽泻30g、郁金30g、姜黄30g、大枣8枚、甘草3g。

手相与经络测定数值分析

1. 右手心线较粗，且在坤卦处有圈纹，说明其人易患与心、小肠、脾有关的疾患，与其经络测定数值显示病态的肺经、胃经、脾经、心经、小肠经、膀胱经、肾经有关联。

2. 左掌巽卦位处至虎口区域呈青黑绛红色，说明其人的肝、脾、胃、大肠、下焦、中焦受风寒错杂交织而患病，与其经络测定数值显示病态的肺经、胃经、脾经、心经、小肠经、膀胱经、肾经、三焦经、心包经、肝经、胆经有关联。

出生时相、来诊时相与经络测定数值分析

1. 出生时相为：1948 年三月十八日（农）卯时，即为：戊子年二之气阳明病剧时。逢火运太过主运，少阴君火司天，阳明燥金在泉，主气少阴君火，客气厥阴风木，阳明病剧时。呈木生火，火克金，金克木之风火燥交炽禀赋。

2. 来诊时相为：1982 年 8 月 18 日，即为壬戌年四之气，逢木运太过主运，太阳寒水司天，太阴湿土在泉，主气太阴湿土，客气厥阴风木，呈水生木，木克土，土克水之风寒湿交炽禀气。故出生时相遇来诊时相，易产生风寒热燥湿错杂交织的相生、相克、相侮、相刑之病态。

3. 经络测定数值显示病态的肺经、胃经、脾经与其出生时相的司天、在泉、主气、时辰及其来诊时相的司天、在泉、主气有密切关联，心经、小肠经、膀胱经、肾经与其出生时相的主运、司天、主气及其来诊时相的司天有密切关联；心包经、三焦经、胆经、肝经与其出生时相的客气及其来诊时相的主运、客气有密切关联。

手部与出生时相、来诊时相分析

1. 右手心线较粗，且在坤卦处有圈纹，说明其人易患与心、小肠、脾有关疾患，与其出生的主运、司天、在泉、主气、时辰有密切关联。

2. 左掌巽卦位处至虎口区域呈青黑绛红色，说明其人的肝、脾、胃、大肠、中下焦受风寒错杂交织而患病，与其出生时相的主运、司天、在泉、主气、客气、时辰及其来诊时相的主运、司天、在泉、主气、客气有密切关联。

九. 肝疾病

1. 健康线（直觉线）不象正常人的定向，而围成一个肝脏形状，多为肝脏病。因为西医肝脏位于右侧，因此看右侧为主（如图 30）。

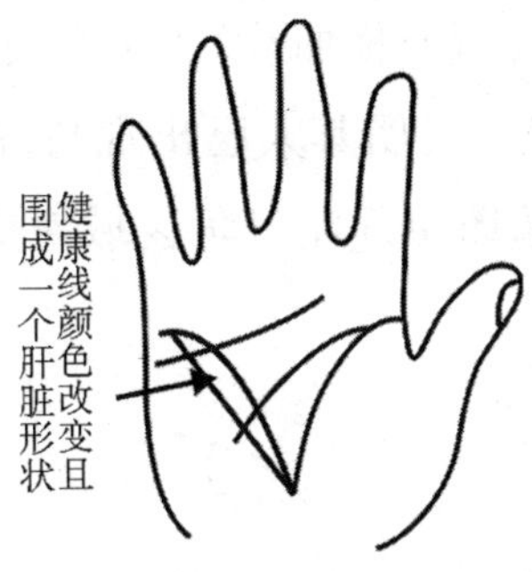

图 30

2. 可看小指及右手鱼际处健康线（直觉线）颜色发生改变，有可能有转氨酶之变化。

病例十七：李若资，男，1930 年七月（农）出生，1986 年 8 月 14 日来诊；西医诊：结肠炎，肝肿大（胁下 3 ~ 4cm），B 超发现肿物，怀疑：肝肿瘤。血管瘤？病史：1950 年患痢疾、肠炎，1960 年患肝炎。

手部特征

右手震卦处忽然丰隆，左掌震卦与阳明线少阳线形成的三角区出现瘀暗色（如图 31）。

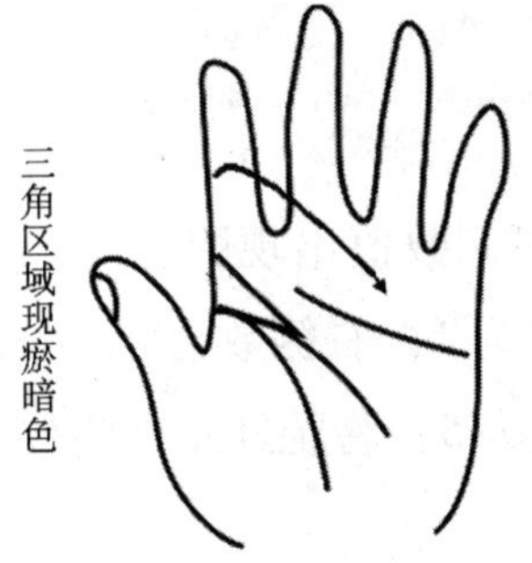

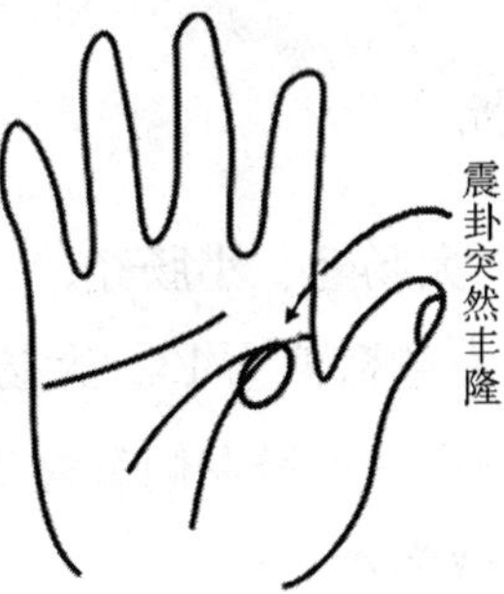

图 31

手部分析

1. 右手震卦处忽然丰隆，说明其人易患与肝、大肠有关的疾患，如肠炎、肠痈、肝炎、肝痈等。因为在指掌图中震卦对应于人体的肝、大肠。

2. 左掌震卦与阳明线（近心横曲纹），少阳线（鱼际横曲纹或生命线）形成的三角区域，出现瘀暗色，说明其人已出现与脾胃、大肠、肝、中下焦有关联的脏腑病变。因为在指掌图中，此三角区域对应于人体的脾胃、大肠、肝、中焦、下焦。

井穴知热感度测定值

3	1LR28	13——气虚
虚火——1	2LR28	8——气虚
2	3LR126	3
5	4LR126	7
3	5LR115	3
虚火——1	6LR115	5
阴虚——6	7LR39	4
3	8LR39	3
3	9LR17	4
虚火——2	10LR17	5
2	11LR410	3
7	12LR410	8——气郁

数值分析

1. 肺经、大肠经、小肠经、三焦经左右侧数值出现明显及严重失调，肺经左侧数为3，右侧数值为13；大肠经左侧数为1，右侧数为8；小肠经左侧数为1，右侧数为5；三焦经左侧数为2，右侧数为5；膀胱经左右侧数值倒置，左侧数为6，右侧数为4。

2. 肺经、大肠经、小肠经、三焦经左右侧数值显示肺、大肠、小肠、三焦均气虚而虚火盛，膀胱经左右侧数值显示膀胱阴虚血瘀。中医认为："手少阳三焦经，如雾如沤如渎，虽有名而无形，主气、主食、主便，虽无形而有用，位寄膻中与血海。"而相火则主宰罢极（运动、技巧以及消化、腐熟水谷）。而现在患者由于三焦气虚而虚火盛，使肺、大肠、小肠均气虚而虚火盛，膀胱经阴虚血瘀，而患西医的结肠炎、肝肿大（注意：以上的血海是指肝脏）。

立法处方用药

宜滋补脾肾、泻君火补相火。

药用：人参90g、田七90g、川连90g、琥珀90g（保护肝脏）、木香90g、砂仁90g（针对治疗结肠炎）、共为粉末，每日四次，每次4g。

凡逢午、子年用大吐纳。

沙参120g、玉竹120g、党参120g、炙草90g、大枣250g（补肺、肺主呼气）、熟地120g、苁蓉120g、淫羊藿120g（补肾，肾主纳气使人能吐能纳），煅牡蛎90g（此患者用此，可增强记忆力。中药含铜量最多的一味药，人的记忆力与铜的含量有关系。临床上，一个要熬夜的人吃六钱牡蛎就不疲劳），共为粉末，每日四次，每次4g。

手部与经络测定数值分析

1. 右手震卦处忽然丰隆，说明其人易患与肝、大肠有关的疾患，与其经络测定数值显示病态的肺经、大肠经有关联。

2. 左掌震卦与阳明线、少阳线形成的三角区域出现瘀暗色，说明其人已出现与脾胃、大肠、肝、中下焦有关联的脏腑病变，与其经络测定显示病态的肺经、大肠经、膀胱经、三焦经有关联。

出生时相、来诊时相与经络测定数值分析

1. 出生时相为1930年七月（农），即为庚午年四之气，逢金运太过主运，少阴君火司天，阳明燥金在泉，太阴湿土主气；客气太阴湿土。呈火生土，土生金，火克金，金侮火，土型火之湿燥热错杂交织禀赋。

2. 来诊时相为1986年8月14日，即为丙寅年四之气，逢水运太过主运，少阳相火司天，厥阴风木在泉，主气太阴湿土，客气阳明燥金。呈水生木，木生火，火生土，土生金，金生水，金克木，木克土，土克水，水克火，火克金之风寒湿燥热相生克禀气。故出生时相遇来诊时相，即易产生金火相克相侮，土木相克相侮，金木相克相侮之病患。

3. 经络测定数值显示病态的肺经、大肠经、膀胱经，与其出生时相主运、司天、在泉、主气、客气及其来诊时相的司天、主气、客气、有密切关联；小肠经、膀胱经与其出生时相的主运、司天、在泉及其来诊时相的主运、司天、客气有密切关联；三焦经与其出生时相的主运、司天、在泉、主气、客气及其来诊时相的主运、司天、在泉、主气、客气有密切关联。

手部与出生时相、来诊时相分析

1. 右手震卦处忽然丰隆，说明易患与肝、大肠有关的疾患，与其出生时相主运、司天、在泉、主气、客气都有密切关联。

2. 左掌震卦与阳明线、少阳线形成的三角区域出现瘀暗色，说明其人已出现与脾胃、大肠、肝、中下焦有关联的脏腑病变，与其出生时相的主运、司天、在泉、主气、客气及其来诊时相的主运、司天、在泉、主气、客气都有密切关联。

病例十八：曾文珍，男，1935 年七月二十七（农）子时出生，1986 年 8 月 15 日诊，西医诊断：胆结石。

手部特征

1. 左手生命线（少阳线）在位于艮丑处出现断裂接续纹，并有一枝细纹向坎子位延伸，右手大鱼际肌从艮丑位起至掌根处，出现青黑绛红之色（如图 32）。

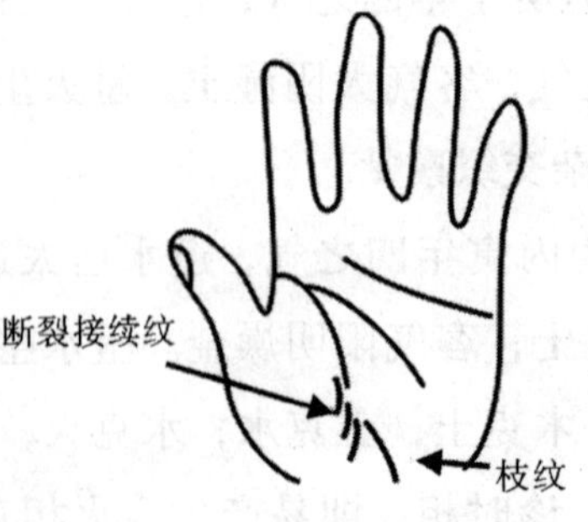

图 32

手部分析

1. 左手生命线在位于艮丑处出现断裂接续纹，并有一枝细纹向坎子位延伸，说明其人易患与中焦、肝、胆、肾有关的疾患。因为在指掌图中，艮丑位对应于人体的中焦、肝；坎子位对应于人体的肾、胆。

2. 右手大鱼际肌从艮丑位起至掌根，出现青黑绛红之色，说明其人出现与中焦、肝、胆、肾有关的脏腑病变；因为在指掌图中艮丑至掌根对应于人体的中焦、肝、胆、肾。

井穴知热感度测定值

阴虚痰湿——16	1LR28	10
5	2LR28	11——气虚
7	3LR126	8
湿——11	4LR126	32——气虚寒
7	5LR115	6
血气虚寒湿——17	6LR115	12
阴虚寒湿瘀——27	7LR39	5
阴虚寒湿瘀——11	8LR39	7
5	9LR17	9
血气寒湿——11	10LR17	12
阴虚寒湿瘀——17	11LR410	7
6	12LR410	6

数值分析

1. 大肠经、脾经左右侧数值明显失调，脾经左侧数为11，右侧数为32；大肠经左侧数为5，右侧数为11；膀胱经、胆经左右侧数值明显失调及倒置，膀胱经左侧数为27，右侧数值为5；胆经左侧数为17，右侧数为7；肺经小肠经、肾经左右侧数值明显倒置，肺经左侧数为16，右侧数为10；小肠经左侧数为17，右侧数为12；肾经左侧数为11，右侧数为7。

2. 肺经、大肠经、脾经左右侧数值显示肺虚挟痰湿，大肠气虚、脾气虚寒挟湿；小肠经、膀胱经、肾经左右侧数值显示小肠血气虚寒挟湿，膀胱、肾阴虚寒湿血瘀；胆经左右侧数值显示胆阴虚寒湿血瘀。由上分析可见，患者是由于膀胱、肾、阴虚寒湿血瘀，而使先天之气受损，致脾气虚寒挟湿，使后天血气运化受阻，使少阴、少阳枢失灵，致小肠血气虚寒挟湿，肺虚挟痰湿，大肠气虚，使阳明降合不正常；胆阴虚寒湿血瘀，使厥阴升合不正常而患西医的胆结石之症。

立法处方用药

宜补脾肾，治血化瘀祛痰湿，调少阴少阳枢，使厥阴阳明升降合正常。

药用：人参60g、田七60g、琥珀60g、枳实90g、厚朴90g、砂仁30g、沙参90g、玉竹90g、白术60g、白芍90g、茯苓60g、泽泻90g、郁金90g、半夏90g、大黄90g、金钱草270g，共为粉末，日服四次，每次6g，按子、午、卯、酉各服一次。

手部与经络数值分析

1. 左手生命线在位于艮丑处出现断裂接续纹，并有一枝细纹向坎子位延伸，说明其人易患与中焦、肝、胆、肾有关的疾患，与其经络测定数值显示病态的小肠经、脾经、膀胱经、肾经、胆经有关联。

2. 右手大鱼际肌从艮丑位起至掌根出现青黑绛红之色，说明其人已出现与中焦、肝、胆、肾有关有脏腑病变，与其经络测定的肺经、大肠经、脾经、小肠经、膀胱经、肾经、胆经有关联。

出生时相、来诊时相与经络测定数值分析

1. 出生时相为：1935年七月二十七日（农）子时，即为乙亥年四之气，太阴病剧时，逢金运不及主运，厥阴风木司天，少阳相火在泉，主气太阴湿土，客气少阴君火，太阴病剧时，呈木生火，火生土，土生金，金克木，火克金之风火燥湿禀赋。

2. 来诊时相为1986年8月15日，即为丙寅年四之气，逢水运太过主运，少阳相火司天，厥阴风木在泉，主气太阴湿土，客气阳明燥金。呈水生木，木生火，火生土，土生金，金克木，木克土，土克水，火克金之生克刑之风寒热燥湿错杂交织禀气，故出生时相逢来诊时相易患金木相克相侮，木土相克相侮，火金相克相侮之疾患。

3. 经络测定数值显示病态的肺经、大肠经、脾经与其出生时相的主运、在泉、主气、客气、时辰及其来诊时相的主运、司天、主气、客气有密切关联；小肠经、膀胱经、肾经与其出生时相、在泉、客气、主气、时辰及其来诊时相的主运、司天、主气有密切关联，胆经与其出生时相的主运、司天、在泉、主气、时辰及其来诊时相的主运、司天、在泉、主气、客气有密切关联。

出生时相、来诊时相与手部分析

1. 左手生命线在位于艮丑处出现断裂接续纹，并有一枝细纹向坎子位延伸，说明其人易患与中焦、肝、胆、肾有关的疾患，与其出生时相的主运、司天、在泉、主气、客气、时辰有密切关联。

2. 右手大鱼际肌从艮丑位起至掌根出现青黑降红色，说明其人已出现与中焦、肝、胆、肾有关的脏腑病变，与其出生时相的主运、司天、在泉、主气、客气、时辰及其来诊时相的主运、司天、在泉、主气、客气有密切关联。

十．风湿病

1. 远心横曲线始端有两条横线，该类风湿病可能是寒症。因两条横线似“≈”，此为太阳寒水，故其症为寒。字为金文之寒字，此与太阳寒水之名有关，由此可见，八卦的起源与文字有一定关系。

病例十九：覃向东，男，1944 年七月初十亥时出生，1987 年 2 月 1 日晚来诊；患类风湿十年。

手部特征

十指指节变大，以小指、大拇指指节更为突出；左手远心横曲纹（心线）始端有两条横线；双手小指及小鱼际均呈青黑色（如图 33）。

手部分析

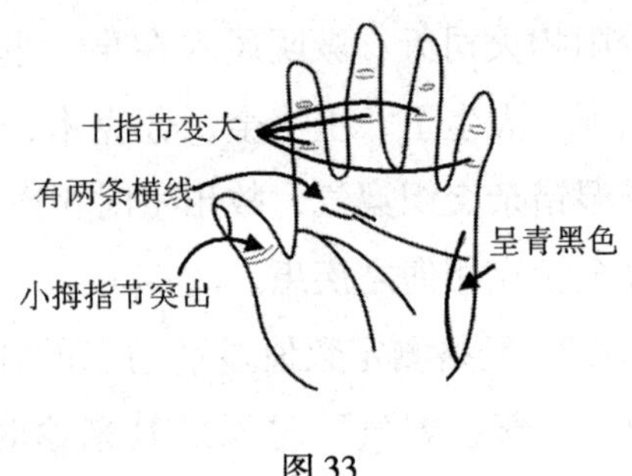

图 33

1. 患者十指指节变大，说明其人的阳明肺已病变；因为中医的肺是主气、主节、主合、主降；而从小指、拇指指节更为突出，说明其人的太阳、太阴神脏均损害得较严重，因为小指是太阳经所处之地，大拇指是太阴所处之地。

2. 左手远心横曲纹始端有两条横线，说明其人易患与太阳寒水有关的疾患，而所患的症为寒症。

3. 双手小指及小鱼际肌均呈青黑色，说明其人的太阳、太阴、厥阴、阳明经均因风寒邪困而患病；因为此处在指掌图中属小肠、脾、膀胱、肾、肺、心包投影之处。

井穴知热感度测定值

阴虚痰湿——10	1LR28	10——气虚
阴虚痰湿——8	2LR28	10——气虚
阴虚挟湿——9	3LR126	6
15	4LR126	15——脾血气虚寒挟湿
阴虚血瘀寒湿——9	5LR115	6
阴虚血瘀寒湿——15	6LR115	13——气虚寒
25	7LR39	20——血气虚寒湿血瘀
9	8LR39	13——气虚
12	9LR17	10——血气虚寒血瘀
8	10LR17	10
8	11LR410	9
血虚寒血瘀——13	12LR410	9——气郁

数值分析

1. 胃经、心经、小肠经、膀胱经、心包经、肝经、左右侧数值明显倒置，胃经、心经左侧数均为9，右侧数均为6；小肠经左侧数为15，右侧数为13；膀胱经左侧数为25，右侧数为20，是整体数值最高数，心包经左侧数为12，右侧数为10；肝经左侧数为13，右侧数为9；脾经左右侧数均为15，是整体数值偏高数。

2. 肺经、胃经、脾经左右侧数值显示肺虚挟痰湿；脾虚寒挟湿，胃阴虚挟湿，心经、小肠经、膀胱经、左右侧数值显示心阴虚血瘀；小肠虚寒挟湿瘀；膀胱虚寒挟湿瘀；肝经、心包经左右侧数值显示心包血气虚寒挟瘀；肝血虚寒血瘀而郁结。由上数值分析可见，患者是由于膀胱血气虚寒血瘀挟湿致先天之气受损（肾主先天、肾与膀胱相表里）；导致脾血气虚寒挟湿而不能正常运化后天血气；使肺血气虚寒挟痰湿，胃阴虚挟湿而致阳明不能主降主合，太阴不能主开；使小肠血气虚寒血瘀挟湿，心阴虚血瘀致少阴枢失灵，太阳不能主开；使心胞血气虚寒血瘀，肝血虚寒血瘀气郁结，致少阳枢失灵；厥阴不能主升主合而患西医类风湿之症。

立法处方用药

宜补脾肾，治血通经，祛风温化寒湿。

药用：桂枝、桑枝、威灵仙、田七、人参、附子、僵蚕各500g，玉竹1500g，共为粉末，日服三次，每次6g，药粉与麦芽糖调和，外敷关节。

另方：松针1000g，泡500g三花洒，蒸至无酒味，日服三次，每次三匙。

手部与经络测定数值分析

1. 患者十指指节变大，说明其人的阳明肺已病变，与其经络测定数值显示病态的肺经、胃经、脾经有关联；从小指、拇指、指节更为突出，说明其人的太阳、太阴神脏均损害得较严重，与其经络测定数值显示病态的肺经、胃经、脾经、心经、小肠经、膀胱经有关联。

2. 左手心线始端有两条横线，说明其人易患与太阳寒水有关的疾患，而所患的症为寒症，与其经络测定显示病态的肺经、胃经、脾经、心经、小肠经、膀胱经、心包经、肝经有关联。

3. 双手小指及小鱼际肌均呈青黑色，说明其人的太阳、太阴、厥阴、阳明经均因风寒邪困而患病，与其经络测定显示病态的肺经、胃经、脾经、心经、小肠经、膀胱经、心包经、肝经有关联。

出生时相、来诊时相与经络测定数值分析

1. 出生时相为1944年七月初十亥时，即为甲申年四之气太阳病剧时，逢土运太过主运，少阳相火司天，厥阴风木在泉，主气太阴湿土，客气阳明燥金，太阳病剧时，呈水生木，木生火，火生土，土生金，金克木，木克土，土侮木，火克金，金侮火之风寒热燥湿错杂交织禀赋。

2. 来诊时相为1987年2月1日晚，即为丁卯年初之气，逢木运不及主运，阳明燥金司天，少阴君火在泉，主气厥阴风木，客气太阴湿土，呈木生火，火生土，土生金，金克木，木侮金，木克土，土侮木，火克金，金侮火之风热燥湿错杂交织之禀气，逢出生时相即更显风寒燥湿错杂交织之象。

3. 经络测定数值显示病态的肺经、胃经、脾经与出生时相的主运、主气、客气、时辰及其来诊时相的司天、客气有密切关联；心经、小肠经、膀胱经与出生时相的司天、主气、时辰及其来诊时相的在泉、客气有密切关联；心包经、肝经与其出生时相的主运、司天、在泉、时辰及其来诊时相的主运、在泉、主气、客气有密切关联。

出生时相、来诊时相与手部分析

1. 十指指节变大，说明其人的阳明肺已病变，与其出生时相的主运、司天、在泉、主气、客气、时辰及其来诊时相的主运、司天、在泉、主气、客气有关联；从小指、拇指、指节更为突出，说明其人的太阳太阴神脏损害得严重，与其出生时相的主运、司天、在泉、主气、客气、时辰及其来诊时相的主运、司天、在泉、主气、客气有关联。

2. 左手心线始端有两条横线，说明其人易患与太阳寒水有关的疾患，而所患的症为寒症，与其出生时辰有关联。

3. 双手小指及小鱼际肌均呈青黑色，说明其人的太阳、太阴、厥阴、阳明经均因风寒邪困而患病，与其出生时相的主运、司天、在泉、主气、客气、时辰及其来诊时相的主运、司天、在泉、主气、客气有关联。

病例二十：黄光音，男，1963年十二月初四丑时出生，1985年6月17日来诊；自诉1984年春节左膝关节痛，接着右膝痛，1985年4月初开始胃脘部疼痛至今。

手部特征

右手远心横曲纹（心线）始端有两条横线；左手虎口区域及艮卦位区域均呈青黑绛红色（如图34）。

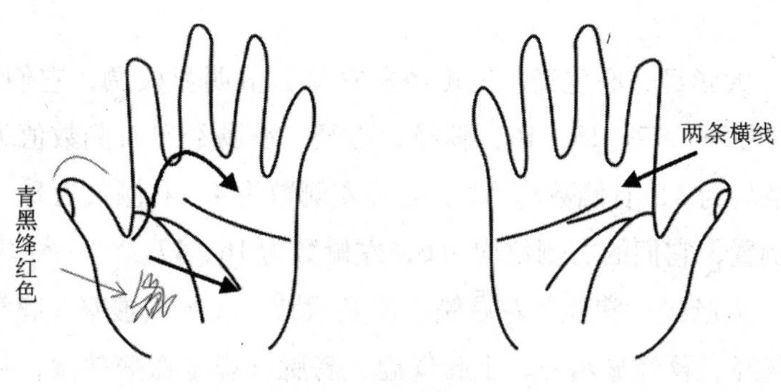

图34

手部分析

1. 右手远心横曲纹始端有两条横线，说明其人易患与太阳寒水有关的寒症引起的病，故可肯定1984年双膝关节痛为寒证。

2. 左手虎口区域及艮卦位区域均呈青黑绛红色，说明其人的中焦、脾、胃、大肠、肝、肺受寒热风邪错杂交织而患病。

井穴知热感度测定值：

6	1LR28	28——气虚寒	
6	2LR28	17——气虚寒	
5	3LR126	5	
3	4LR126	6	} 气虚
4	5LR115	8	气虚
3	6LR115	6	
血虚寒湿血瘀——8	7LR39	15——气虚寒	

血虚寒湿血瘀——16	8LR39	6
6	9LR17	13——气虚寒
6	10LR17	16——气虚寒
6	11LR410	7——气郁上逆
血虚寒湿血瘀——17	12LR410	6——气郁上逆

数值分析

1. 肺经、大肠经、心包经、三焦经左右侧数值明显失调，它们的左侧数均为6，右侧数为28、17、13、16；脾经、心经、小肠经左右侧数值失调，脾经、小肠经左侧数均为3，右侧数均为6；心经左侧数为4，右侧数为8；肾经、肝经左右侧数值倒置，它们的右侧数均为6，左侧数为16、17。

2. 肺经、大肠经、脾经、左右侧数值显示肺、大肠气虚寒、脾气虚；心经、小肠经、膀胱经、肾经显示心、小肠气虚、膀胱气虚寒血瘀挟湿，肾阴虚血瘀；心包经、三焦经、肝经左右侧数值显示心包、三焦气虚寒，肝血虚寒血瘀，气郁上逆。由上分析看出，患者是由于肺肾虚寒（肺与大肠相表里，肾与膀胱、太阳与少阴相表里），脾气虚，肝阴虚寒，血瘀气郁上逆，造成肝脾不和而致胃脘疼痛症。

立法处方用药

宜补肺肾、健脾疏肝。大吐纳方补肺肾，胜异散主疏肝健脾。

药用：党参18g、玉竹12g、沙参24g、大枣18枚、淫羊藿6g、苁蓉12g、炙草6g、熟地12g、生牡蛎6g，枳实30g、白术12g、茯苓6g。

手部与经络测定数值分析

1. 右手心线始端有两条横线，说明其人易患与太阴寒水有关的寒症病痛，与其经络测定数值显示病态的肺经、大肠经、膀胱经、肾经、心包经、三焦经、肝经有关联。

2. 左手虎口区域及艮卦位区域均呈青黑绛红色，说明其人的中焦、脾、胃、大肠、肝、肺受寒热风邪错杂交织而患病，与其经络测定数值显示病态的肺经、大肠经、脾经、心经、小肠经、心包经、三焦经、肝经有关联。

出生时相、来诊时相与经络测定分析

1. 出生时相为 1963 年十二月初四丑时，即为癸卯年终之气，太阳病剧时，逢火运不及主运，阳明燥金司天，少阴君火在泉，主气太阳寒水，客气少阴君火，太阳病剧时，呈金生水，水克火，火克金之寒热燥错杂之禀赋。

2. 来诊时相为 1985 年 6 月 17 日，即为乙丑年三之气，逢金运不及主运，太阴湿土司天，太阳寒水在泉，主气少阳相火，客气太阴湿土，呈火生土，土生金，金生水，水克火，火克金，土克水之寒热燥湿错杂之禀气。

3. 经络测定数值显示病态的肺经、大肠经、胃经与其出生时相的主运、司天、在泉、主气、客气、时辰及其来诊时相的主运、司天、在泉、客气有关联；心经、小肠经、膀胱经、肾经与其出生时相的主运、在泉、主气、客气、时辰及其来诊时相的司天、在泉、主气、客气有关联；心包经、三焦经、肝经与其出生时相的主运、司天、在泉、主气、客气、时辰及其来诊时相的主运、司天、在泉、主气、客气有关联。

出生时相、来诊时相与手部分析

1. 右手心线始端有两条横线，说明其人易患与太阳寒水有关的寒症病痛，与其出生时相的主运、在泉、主气、客气、时辰有密切关联。

2. 左手虎口区域及艮卦位区域均呈青黑绛红色，说明其人的中焦、脾、胃、大肠、肝、肺受寒热风邪错杂交炽而患病，与其出生时相的主运、司天、在泉、主气、客气、时辰及其来诊时相的主运、司天、在泉、主气、客气有密切关联。

十一．易患感冒

主要看鱼际线（生命线）及健康线（直觉线），健康线为手少阴经所主，与足太阳膀胱经相表里，若此线不清，则稍受寒即易感冒（如图 35）。

病例二十一：四大婆，女，1908 年七月二十八日酉时生，1982 年 9 月 2 日来诊，身热咳嗽，舌淡，苔微黄，脉弦洪形似雀啄。

手部特征

右手小鱼际肌呈青黑绛红色，右手艮寅位呈暗红色（如图36）。

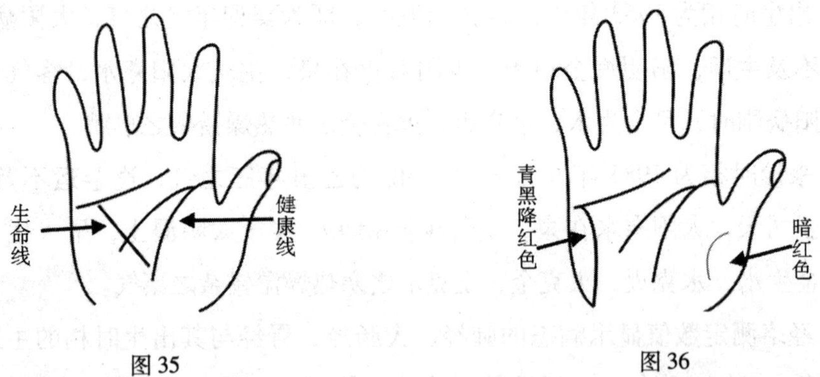

图35　　图36

手部分析

1. 右手小鱼际肌呈青黑绛红色，说明其人的膀胱、肾、肺、心包受风寒热错杂交织而患病，因此处在指掌图中属人体的膀胱、肾、肺、心包投影之处。

2. 右手艮寅位呈暗红色，说明其人的中焦、肺受热邪内困而患病。

井穴知热感度测定值

2	1LR28	2
1	2LR28	1
2	3LR126	1——热
虚火——1	4LR126	2——热
1	5LR115	1
虚火——1	6LR115	2
6	7LR39	5 ——血气虚寒
2	8LR39	2
虚火——1	9LR17	2
虚火——1	10LR17	3
阴虚——4	11LR410	3——气上逆

阴虚——2　　12LR410　　1.5——气上逆

数值分析

1. 胃经、胆经、肝经左右侧数值倒置，胃经左侧数为2，右侧数为1；胆经左侧数为4，右侧数为3；肝经左侧数为2，右侧数为1.5；脾经、小肠经、心包经、三焦经左右侧数值失调，脾经、小肠经、心包经左侧数均为1，右侧数均为2；三焦经左侧数为1，右侧数为3；膀胱经左右侧数值是整体数值最高数并倒置，左侧数为6，右侧数为5。

2. 胃经、脾经左右侧数值显示胃热、脾有虚火；小肠经、膀胱经左右侧数值显示小肠有虚火，膀胱血气虚寒；心包经、三焦经、胆经、肝经左右侧数值显示心包、三焦有虚火，肝胆阴虚气上逆。由上分析看出，患者由于膀胱经血气虚寒（舌淡），致胃热（苔微黄），脾、小肠、心包、三焦虚火盛（身热），肝胆阴虚气上逆（咳嗽），而脉弦洪而形似雀啄。

立法处方用药

宜补太阳，泻少阴、少阳火，调厥阴阳明升降正常。

药用：桂枝15g、白芍9g、黄连1g、黄芩6g、生地9g、党参15g、玉竹15g、麦冬15g、五味子9g、芦根30g、茅根30g。

手部与经络测定数值分析

1. 右手鱼际肌呈青黑降红色，说明其人的膀胱、肾、肺、心包受风寒热错杂交织而患病，与其经络测定数值显示病态的膀胱经、胃经、脾经、小肠经、心包经、三焦经有关联。

2. 右手艮寅位呈暗红色，说明其人的中焦、肺受热邪内困而患病，与其经络测定数值显示病态的胃经、脾经、小肠经、心包经、三焦经、肝经有关联。

出生时相、来诊时相与经络测定数值分析

1. 出生时相为1908年七月二十八（农）酉时，即为戊申年四之气，少阳病剧时，逢火运太过主运，少阳相火司天，厥阴风木在泉，主气太阴湿土，客气阳明燥金，少阳病剧时，呈木生火，火克金，金克木之风热燥交织禀赋。

2. 来诊时相为 1982 年 8 月 1 日，即为壬戌年四之气，逢木运太过主运，太阳寒水司天，太阴湿土在泉，主气太阴湿土，客气厥阴风木，呈水生木，木克土，土悔木，土克水之风寒湿交织禀气，故遇上出生时相即易产生风寒热燥湿错杂交织之病患。

3. 经络测定数值显示病态的胃经、脾经与其出生时相的主运、司天、主气、客气、时辰及其来诊时相的在泉、主气有密切关联；小肠经、膀胱经与其出生时相的主运、司天、时辰及其来诊时相的司天有密切关联；心包经、三焦经、胆经、肝经与其出生时相的主运、司天、在泉、时辰及其来诊时相的主运、司天、客气有密切关联。

出生时相、来诊时相与手部分析

1. 右手鱼际肌呈青黑降红色，说明其人的膀胱、肾、肺、心包受风寒热错杂交炽而患病，与其出生时相的主运、司天、在泉、时辰及其来诊时相的主运、司天、客气有关联。

2. 右手艮寅位呈暗红色，说明其人的中焦、肺受热邪内困而患病，与其出生时相的主运、司天、在泉、主运、客气、时辰及来诊时相的主运、在泉、主气、客气有关联。

病例二十二：牛锡红，1960 年 6 月 20 日出生，1982 年 8 月 5 日来诊；患风热斑疹三月余，左关浮弦数，右寸浮滑而数。

手部特征

左手小鱼际边呈青黑色，左手兑卦位及掌角峰色较暗红，右手巽卦位、震卦位、艮卦位处均呈青黑绛红色（如图 37）。

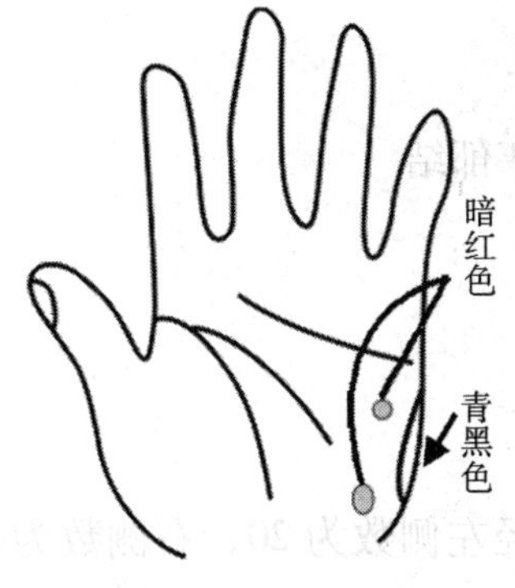

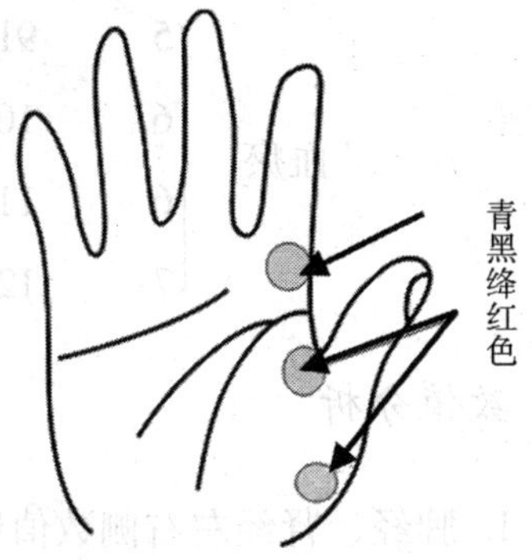

图 37

手部分析

1. 左手小鱼际边呈青黑色，说明其人的膀胱、肾、肺受风寒邪困而患病，因为小鱼际在指掌图中属人体的膀胱、肾、肺投影之处。

2. 左手兑卦位及掌角峰色较暗红，说明其人的三焦、心包、肺、肾郁热而患病，因为兑卦掌角峰在指掌图中对应于人体的肾、肺、三焦、心包。

3. 右手巽卦位、震卦位、艮卦位处均呈青黑绛红色，说明其人的脾、胃、大肠、肝、肺受风寒热错杂交织而患病，因为在指掌图中巽卦位、震卦位、艮卦位属人体的脾、胃、大肠、肝、肺投影之处。

井穴知热感度测定值

阴虚痰湿——9	1LR28	5
阴虚痰湿——12	2LR28	7
阴虚湿饮——6	3LR126	11——寒热不和
阴虚湿饮——20	4LR126	6——寒热不和
阴虚——6	5LR115	5
3	6LR115	6——气虚
虚寒湿血瘀——10	7LR39	19——虚寒
虚寒湿血瘀——10	8LR39	4

血瘀	5	9LR17	7	气虚寒郁结
	6	10LR17	9	
	6	11LR410	7	
	7	12LR410	11	

数值分析

1. 脾经、肾经左右侧数值明显失调及倒置，脾经左侧数为20，右侧数为6；肾经左侧数为10，右侧数为4；肺经、大肠经、心经左右侧数值倒置，肺经左侧数为9，右侧数为5；大肠经左侧数为12，右侧数为7；心经左侧数为6，右侧数为5；胃经、膀胱经、肝经左右侧数值失调，胃经左侧数为6，右侧数为11；膀胱经左侧数为10，右侧数为19；肝经左侧数为7，右侧数为11；小肠经左右侧数值明显失调，左侧数为3，右侧数为6。

2. 肺经、大肠经、胃经、脾经左右侧数值显示肺、大肠阴虚挟痰湿；脾胃寒热不和，阴虚湿饮；心经、小肠经、膀胱经、肾经左右侧数值显示心阴虚血瘀，小肠气虚、膀胱血气虚寒、肾阴虚血瘀；肝经左右侧数值显示肝气郁结，血瘀。中医认为；肺主气、主皮毛、主降、主合。现患者是由于肺与大肠阴虚挟痰湿，使阳明不能主气、主皮毛、主降、主合；导致脾胃寒热不和，阴虚湿饮，使太阴脾不能正常开，影响后天血气运化；使少阴、少阳枢失灵，致心阴虚血瘀，小肠气虚、膀胱血气虚寒，肾阴虚血瘀，使太阳肾不能正常主开、主先天之气；肝气郁结、血瘀，使厥阴升合不及而致阳明更不能降合，造成的风热斑疹症。

立法处方用药

宜滋养肺肾、疏肝健脾。

药用：沙参15g、玉竹15g、北芪15g、熟地60g、半夏10g、柴胡5g、陈皮10g、夏枯草120g、大枣30g、白术5g、防风3g。

手部与经络测定数值分析

1. 左手小鱼际边呈青黑色，说明其人的膀胱、肾、肺受风寒邪困而患病，与其经络测定数值显示病态的肺经、大肠经、胃经、脾经、心经、小肠经、膀胱经、肾经有关联。

2. 左手兑卦位及掌角峰色较暗红，说明其人的三焦、心包、肺、肾郁热而患病，与其经络测定数值显示的心经、肺经、大肠经、肾经有关联。

3. 右手巽卦位、震卦位、艮卦位处均呈青黑绛红色，说明其人的脾、胃、大肠、肝、肺受风寒热错杂交织而患病，与其经络测定数值显示病态的肺经、大肠经、胃经、脾经、肝经有关联。

出生时相、来诊时相与经络测定数值分析

1. 出生时相为 1960 年 6 月 20 日，即为庚子年三之气，逢金运太过主运，少阴君火司天，阳明燥金在泉，主气少阳相火，客气少阴君火，呈火克金，金侮火之燥热禀赋。

2. 来诊时相为 1982 年 8 月 5 日，即为壬戌年四之气，逢木运太过主运，太阳寒水司天，太阴湿土在泉，主气太阴湿土，客气厥阴风木。呈水生木，木克土，土克水之风寒湿禀气；与出生时相相遇易产生风寒湿燥错杂交织之病患。

3. 经络测定数值显示病态的肺经、大肠经、胃经、脾经与其出生时相的主运、司天、在泉、主气、客气及其来诊时相的主运、司天、在泉、主气、客气有密切关联；心经、小肠经、膀胱经、肾经与其出生时相的主气、客气、司天及其来诊时相的司天有密切关联；肝经与其出生时相的主气及其来诊时相的主运、客气有关联。

出生时相、来诊时相与手部分析

1. 左手小鱼际边呈青黑色，说明其人膀胱、肾、肺受风寒邪困而患病，与其出生时相的主运、在泉及其来诊时相的主运、司天、客气有关联。

2. 左手兑卦位及掌角峰色较暗红，说明其人的三焦、心包、肺、肾郁热而患病，与其出生时相的主运、司天、在泉、主气、客气有关联。

3. 右手巽卦位、震卦位、艮卦位处均呈青黑绛红色，说明其人的脾胃、大肠、肝、肺受风寒热错杂交织而患病，与其出生时相的主运、司天、在泉、主气、客气及其来诊时相的主运、司天、在泉、主气、客气有关联。

十二．神经系统疾病

心主神明，肝主情志。因此西医的神经系统，其病变与中医之手少阴经、足厥阴肝有关，故神经系统病变主要看远心横曲纹（心线）及健康线（直觉线）。脑部疾患主要观察近心横曲纹（阳明线），因为近心横曲纹起自阳明延及少阴肾处，而肾主骨、生髓，脑为髓之余，故此线出现问题应脑之病。

病例二十三：曾明勤，女1968年九月初八（农）丑时出生，1986年8月13日来诊；西医诊为：癫痫。

手部特征

右掌震卦与离卦有一线相连（如图38）。

手部分析

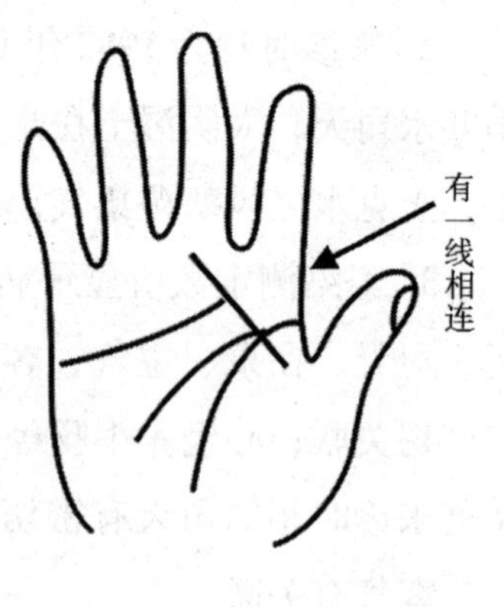

图38

右掌震卦与离卦有一线相连，说明其人易因风雷交加扰神明之病患；因为在指掌图中，从震卦到离卦有一线相连，这条线之上必包含巽卦位，而震属肝、木、雷；巽属脾、地户、风；离属心、火；而心主神明，故可肯定此人的癫痫病是由于风雷碰撞扰动神明而造成。

井穴知热感度测定值

阴虚痰湿——3	1LR28	1——热
3	2LR28	3
2	3LR126	1——湿热
2	4LR126	2
虚火——1	5LR115	2
2	6LR115	2

	5	7LR39	3
阴虚血瘀	4	8LR39	2
	4	9LR17	2
	3	10LR17	3
	3	11LR410	3
阴虚血瘀——	3	12LR410	1——火盛

数值分析

1. 肺经、胃经、肾经、心包经、肝经左右侧数值明显失调及倒置，肺经、肝经左侧数均为3，右侧数均为1；胃经左侧数为2，右侧数为1；肾经、心包经左侧数均为4，右侧数均为2；心经左右侧数值失调，左侧数为1，右侧数为2；膀胱经左右侧数值倒置，左侧数为5，右侧数为3。

2. 肺经、胃经左右侧数值显示，肺热阴虚挟痰湿、胃湿热；心经、膀胱经、肾经左右侧数值显示心虚火盛，膀胱、肾阴虚血瘀；心包经、肝经左右侧数值显示心包阴虚血瘀，肝火旺，阴虚血瘀。由上分析可见，患者是由于膀胱、肾阴虚血瘀造成先天之气受到损害而致肺经热，阴虚挟痰湿，胃经湿热造成太阴脾开不正常，影响后天血气运化，使心虚火盛，心包阴虚血瘀，肝火旺阴虚血瘀，致厥阴升得太过而使阳明更不能降，从而使血气痰湿堵塞而癫痫病发。

立法处方用药

宜滋养肾水，涵木，使厥阴阳明升降正常。

药用：鸡子黄（酒烧鸡蛋后取黄服用），每天两个。

手部与经络测定数值分析

患者右掌震卦与离卦有一线相连，说明其人易因风火相煽而患病，与其经络测定数值显示病态的肺经、胃经、心经、肾经、膀胱经、心包经、肝经有密切关联。

出生时相、来诊时相与经络测定数值分析

1. 出生时相为1968年九月初八丑时，即为戊申年五之气，太阳病剧时，逢火运太过主运，少阳相火司天，厥阴风木在泉，主气阳明燥金，客气太阳寒水，太阳病剧时，呈金生水，水生火，火克金，金克木，水克火之风热燥寒错杂交织禀赋。

2. 来诊时相为 1986 年 8 月 13 日，即为水运太过主运，少阳相火司天，厥阴风木在泉，主气太阴湿土，客气阳明燥金，呈水生木，木生火，火生土，土生金，木克土，土克水，水克火，火克金之风寒热燥湿错杂交织之禀气，与出生时相相遇，易患风寒热燥湿错杂交织之病患。

3. 经络测定数值显示病态的肺经、胃经与其出生时相主运、司天、主气及其来诊时相的司天、主气、客气有关联；心经、膀胱经、肾经与其来诊时相的主运、司天及其出生时相的主运、司天、主气、时辰有关联；心包经、肝经与其出生时相的主运、司天、在泉及其来诊时相的司天、在泉有关联。

出生时相、来诊时相与手部分析

右手震卦与离卦有一线相连，说明其人易因风火相煽而患病，与其出生时相的主运、司天、在泉及其来诊时相的司天、在泉有关联。

病例二十四：徐风荣，女，1946 年八月十三日（农）酉时出生，1986 年 8 月 15 夜诊；症见心前区收缩样痉痛，反复发作半年。西医诊：植物神经功能紊乱。

手部特征

右手远心横曲线（心线）在小指峰，环指峰对应处有圈纹；左手掌角峰有乱纹；左手虎口色暗（如图 39）。

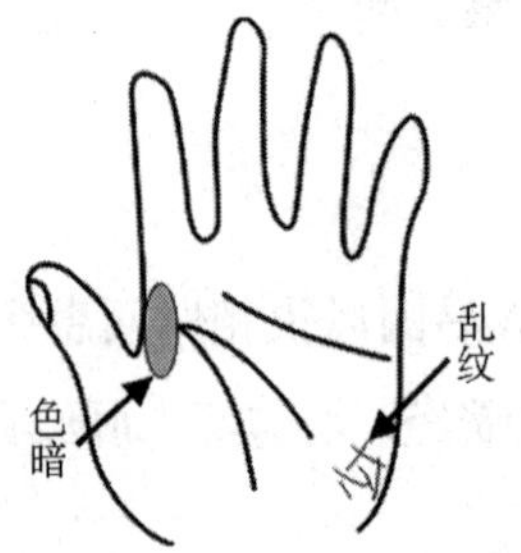

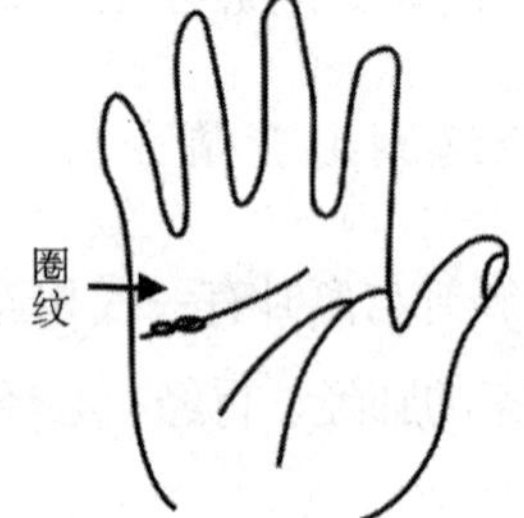

图 39

手部分析

1. 右手心线在小指峰、环指峰对应处有圈纹，说明其人易患与少阳、少阴、太阳有关的疾病。因为环指、小指是少阳、少阴、太阳经所处之地。

2. 左手掌角峰有乱纹，说明其人易患上焦、三焦、心胞之疾病；因为掌角峰对应于人体的三焦、心包。

3. 左手虎口色暗，说明其人的脾胃、肝、大肠有病患，因为此处是脾胃、肝、大肠投影之处。

井穴知热感度测定值

2	1LR28	2
4	2LR28	4
2	3LR126	2
3	4LR126	3
1	5LR115	4
1	6LR115	1.5
4	7LR39	3
3	8LR39	2
1.5	9LR17	2
2	10LR17	3
3	11LR410	3
2	12LR410	2

数值分析

1. 心经左右侧数值严重失调，左侧数为1，右侧数为4；膀胱经、肾经左右侧数值弱倒置，膀胱经左侧数为4，右侧数为3；肾经左侧数为3，右侧数为2。

2. 心经左右侧数值显示心虚火盛（君火旺），膀胱经、肾经左右侧数值显示肾阴虚，由此可见患者是由于肾阴虚而不能济心火，心君火旺而出现心前区收缩样痉痛。

立法处方用药

滋养肾阴，泻心火。

药用：天冬9g、玉竹9g、沙参9g、白芍9g、白芷30g、川连3g、山楂120g、砂仁4g、炙草9g、大枣18枚、黄糖50g，水煎服。

手部与经络测定数值分析

1. 右手心线在小指峰、环指峰对应处有圈纹，说明其人易患与少阳、少阴、太阳有关的疾病，与其经络测定数值显示病态的心经、肾经、膀胱经有关联。

2. 左手掌角峰有乱纹，说明其人易患上焦、三焦、心包之疾病与其经络测定数值显示病态的心经、膀胱经、肾经有关联。

3. 左手虎口色暗，说明其人的脾胃、肝、大肠有病患，与其经络测定数值显示病态的心经、膀胱经、肾经有关联。

出生时相、来诊时相与经络测定数值分析

1. 出生时相为1946年八月十三日（农）酉时，即为丙戌年四之气，少阳病剧时，逢火运太过主运，太阳寒水司天，太阴湿土在泉，主气太阴湿土，客气厥阴风木。呈水生木，木生火，火生土，木克土，土克水，水克火之风寒热湿错杂交织禀赋。

2. 来诊时相为1986年8月15夜，即为丙寅年四之气，逢水运太过主运，少阳相火司天，厥阴风木在泉，主气太阴湿土，客气阳明燥金；呈金生水，水生木，木生火，火生土，土克水，水克火，火克金，金克木，木克土之风寒热燥湿错杂交织之禀气。与上出生时相相遇，易产生风寒热燥湿错杂交织之病患。

3. 经络测定数值显示，病态的心经、膀胱经、肾经与其出生时相的主运、司天、在泉、主气、客气、时辰及其来诊时相的主运、司天、在泉、主气、客气有密切关联。

出生时相、来诊时相与手部分析

1. 右手心线在小指峰、环指峰对应处有圈纹，说明其人易患与少阳，少阴、太阳有关的疾病，与其出生时相的主运、司天、时辰有关联。

2. 左手掌角峰有乱纹，说明其人易患上焦、三焦、心包之疾病，与其出生时相的主运、司天、在泉、主气、客气、时辰有关联。

3. 左手虎口色暗，说明其人的脾胃、肝、大肠有病患，与其出生时相的主运、司天、在泉、客气、主气、时辰及其来诊时相的主运、司天、在泉、主气、客气有关联。

通过以上的病案分析，我们可以看到：经络数值分析辨证可以跟所学的所有辨证及运气学说是相吻合的。

胡存慧跟师医案摘录

我学医是从治疗自己开始的，1982 年我右背（脊椎与臂胛骨处）有一疼点，当时用姜汁牛胶贴、狗皮膏药类贴、针灸、拔火罐等方法都不能根治，总是不时隐隐作痛，后搓搽中医学院的外用药“十三方酒”，发现此处竟擦出一个巴掌印的黑瘀，很是奇怪。师父李阳波看了之后说：不知什么时候被人拍了一巴掌，施了法，要根除必须用道家的云门大丹。

随后便带我到书店买了《中国炼丹术与丹药》一书，该书 1980 年出版，售价 0.56 元，作者张觉人，此老道人时年九十有一，是李阳波推崇的先师，他的书中有一方叫“毒龙丹”，制作较繁琐，主药是马钱子。我与师父按原方泡浸童便七七四十九天后开始制作，过程遇到诸多问题。当时没有专门打中药的粉碎机，我们就到近郊津头村打木薯、玉米饲料的粉碎机打。马钱子很坚硬，机器铿锵作响，打粉工人纳闷说：你们的中药怎么有那么多石子？当时打一料药才收 0.31 ~ 0.50 元，我们赶紧大大方方交了 2 元钱就溜之大吉，再也不敢去了。师父独创“大龙虎散”七十二味药，“小龙虎散”三十六味药，以配天罡地煞之数，所用药除中药外还用广西草药，用于跌打损伤，驳骨生肌，活血化瘀等，收到奇效。我就是用“小龙虎散”加马钱子粉外敷背部立愈的。

尝到了这药的功效，就考虑马钱子如何才易粉碎，师父又想出了用油炸的方法，经过多次实验，我们摸索出了掌握火候的分寸、时间和烘干的方法，终于攻克了粉碎的困难。在用油上，我们分析了各种油的特点，最后选择使用麻油。药丹制出来了，看着剩下的一锅麻油，在那个年代，一般油弃之都可惜，更何况是麻油？但马钱子是有毒的，怎么办？我作为家庭主妇，心痛之余，灵机一动，这油既然炼过马钱子，必含有其药性，师父强调的“外病内治、内病外治”和“治病须重在调经络”的中医思想在我脑子里盘旋，我向师父提出了能否利用这油来外调经络？于是师父就精选了十多种中药进一步提炼，并把炼出的油进行治疗实践，竟然出奇神效。哈哈！我用此药油治病一发不可收拾，愈人无数，就像神话故事里的马良神笔一样，药用到哪里，哪里而愈。于是，我便称此油为“神笔马良油”，简称“神油”。

从此，此药便伴随着我一生的医旅，攻克了不少疑难杂症。

一．胆囊炎、胰腺炎

案例一：1982 年，经检查我患胆囊炎，师父开方用人参、田七、琥珀、川连各等份，研末装胶囊，日服 2 粒。当时医药公司没有空胶囊卖，我们去朝阳药房买抗菌素胶囊，把内药颗粒倒掉，装入自己的药粉。同时根据舌脉象及命图，师父开了一方药：茵陈蒿汤加减：绵茵陈 10g、栀子 10g、大黄 5g、枳实 10g、半夏 10g、甘草 3g。服三付后至腹泻即停。用“神笔马良油”刮背部阿是穴及督脉、心、肺、肝、胆、肾俞等穴，三个月即痊愈。

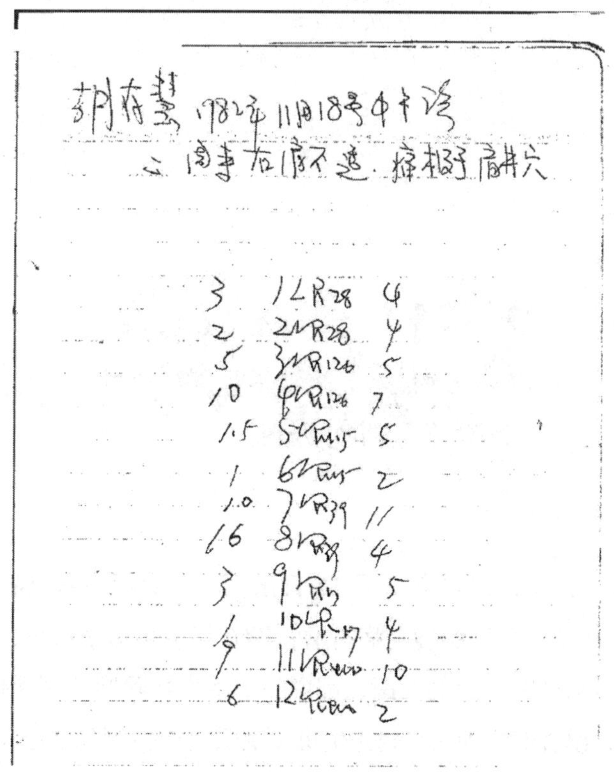

案例二：刘华，女，1948 年 5 月 13 日（戊子年三之气）生，患胆囊炎。1984 年 5 月 2 日巳时，我为其测经络数值（下附手稿），舌质淡白，苔薄黄，舌布满瘀点，脉细数，我将数值及望诊情况交师父，由其执笔开方如下：

党参60g、白术30g、茯苓30g、炙草15g、枳实60g、砂仁10g、葛根30g、人参30g、田七30g、川连15g、琥珀15g。研粉每日服2次，每次1g。但由于医患两者都在基层任小领导，工作繁忙而没有进行经络刮痧调理，半年后方有所好转。从此医案，我明白了一个道理，要根治胆囊炎，一定要配合内外兼治的疗法，才能收到事半功倍的效果。

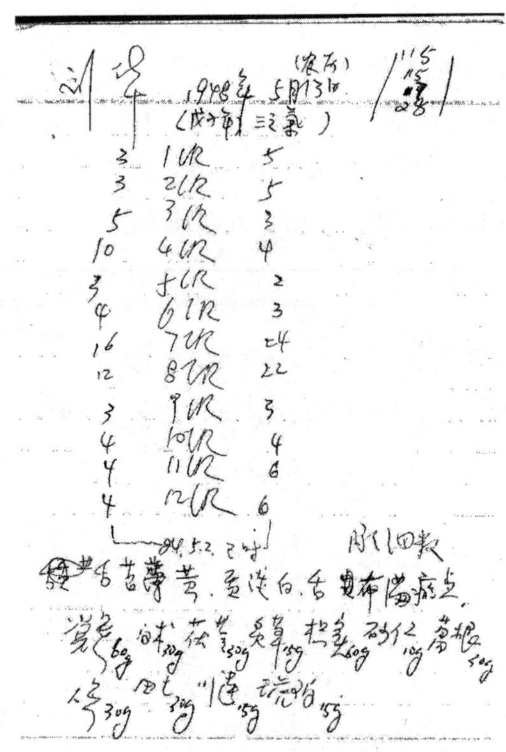

案例三：甘芹，女，1949年2月16日出生。胆囊泥沙状结石并胆囊炎。

甘芹因20多年来被慢性胆囊炎病折磨，1966年患胆道蛔虫史，情绪非常悲观，因其亲戚有好几个都是医科大的西医，都说除了手术切除胆囊别无他法，而且术后预后效果也不佳，说着泪流满面。我先生班文明听后产生侧隐之心，说：这有何难，胡存慧医得！我当时在单位工作极忙，加班也多，但先生已应允，只能执行。

从1998年8月31日B超检查：见大小约3.5cm×1.0cm，由数个大小不等的组合而成的增强光团声影，最大为0.4cm×0.2cm。

经治疗三个月检查：只见胆囊内约1.3cm×0.7cm强回声团。B超检查陆医生欣喜告之：只剩下一个泥沙结石，其余不见了。余嘱其继续服汤药及胶囊，一个月刮打一次穴位。1999 年 2 月检查即全部痊愈。而且经过这样的调理，原来全身的毛病，如妇科病、胃病、关节痛等一扫而光，其时年龄 50 岁了，在退休后竟神清气爽，到某公司做会计工作。原单位的一些人说闲话了：这么多年来装病！现在一退休做自己的事怎么又没病了？冤枉！害得甘芹又泪流满面了。

南宁市第一人民医院

B型超声波检查报告单

姓名 甘芹　性别 女　年龄 49　科别 外门　床号　住院号　超声号 982251

超声探查：（超霸 3.5 MHz）

胆囊大小、形态正常，壁毛糙，于体内见约1.3×0.7cm强回声团，后方伴声影，随体位改变而移动、变形，胆总管内径0.7cm，壁稍强。胰腺头、体、尾各径分别为2.5cm、0.9cm、1.1cm，内回声均匀。

肝、脾未见异常。

超声提示：1. 胆囊泥砂样结石。

2. 肝、胰、脾未见异常。检查者 陆桂倩/韦仁　98年12月31日

南宁市第一人民医院

B型超声波检查报告单

姓名 甘芹　性别 女　年龄 49　科别 中西门诊　床号　住院号　超声号 982251

超声探查：B型实时显像（超霸）

胆囊大小约6.5×2.5cm，轮廓清，囊壁厚约0.4cm毛糙，囊内可见大小约3.5×1.0cm由数个大小不等组合而成的增强光团伴声影，最大为0.4×0.2cm，随体位改变而移动变形，胆总管内径0.6cm，显示清晰。

超声提示

1. 泥沙结石（多发性）伴胆囊炎。

2. [illegible]异常

检查者 [illegible]　98年8月31日

案例四：李阳波之岳母大人，甘桂英。重度胰腺炎，胆囊结石并胆囊炎。

2002 年清明节，在和众人一起给师父李阳波扫墓时，我见到师父的岳母甘桂英，便礼貌地问了一句“婆婆身体好吗?”不料她却泪汪汪地说：“不好，患了胆囊炎，现在还住院。”我安慰她说：“胆囊炎我能治好，不要哭。”事后我才知道，她 1993 年就患急性胰腺炎、胆囊结石并胆囊炎，几乎年年急诊住院，病情已近 10 年之久了。这次她是 2002 年 3 月 14 日入院，3 月 16 日上呼吸机等治疗，直到 23 号才脱离呼吸机，脱离危险。5 月 27 日出院，出院的诊断结论是：1. 急性重症胰腺炎。2. 胰腺假性囊肿。3. 胆囊结石、胆囊炎。4. 肺部感染。5. 贫血、低血压症。

医嘱：一个月后回院复查，行胰腺假性囊肿、胆道结石手术治疗。

当她来到我家时，平躺下来只见左边肋骨下腹部胰腺囊肿如一个 2 斤重的大芒果的包块高起，很是吓人。我当下用神油刮此大包块及肋骨周围的阿是穴及胆囊、肝脏的部位，再刮打背部的督脉及各脏俞穴，一连操作 3 个多小时，稳妥起见，我劝其开刀，然后由我善后，保她会好的。但老人坚决不允，只说现在已经很舒服了，守方治疗吧。我当即根据出生年月日时辰的命图，舌脉象，开了方药，同时给了胶囊，其时我经常出国探亲，这样调经脉的任务便落到其二女婿杨保清身上。杨保清也在师父身边学过医，悟性高，勤勤恳恳，最关键的是他和我一样酷爱中医，平时也钻研医术。因此，我将要领一讲，杨保清便明白了。难能可贵的是要求他一年二十四个节气的前后三天内，必须给婆婆刮打背部及胆囊、胰腺穴，一般要操作 2 个小时左右，一坚持就是 3、4 年，我认为他真可称为天下第一好女婿！特别是他调任北海海关关长，工作繁忙不用说，离家几百公里，还坚持抽空回来，在他的精心治疗配合下，我们联手攻克了婆婆这重症，并可告慰手把手教我的师父了。

案例五：农丰茂，男，出生于 1960 年 8 月 6 日，午时。

2011 年 10 月 9 日初诊，自述 2005 年 B 超发现胆结石，至 2011 年开始右背部及肝胆部疼痛，每天隔 1 ~ 2 小时痛一次，半夜也常常痛醒，很是痛苦。

B 超结果：胆囊内径 43mm × 19mm，囊壁毛糙，其内可见数个较大约 17mm × 7mm 的强回声光团。舌质淡红，脉缓有力，有高血压，脂肪肝。

广西壮族自治区人民医院

The People' s Hospital of Guangxi Zhuang Autonomous Region

超声诊断报告单

仪器型号：LOGIC 200 Pro

姓名：农丰茂	性别：男	年龄：52岁	检查号：201109290370
来源：门诊黑白	临床科室：	住院号：	床号：
检查费用：元	检查部位：<肝脏;胆囊;>		
临床诊断：			

超声图像：

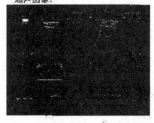

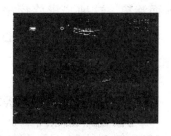

超声描述： 肝稍饱满，肝实质光点致密，回声增强，远场回声衰减，肝静脉显示欠清，门静脉主干未见扩张。

胆囊切面内径43×19mm，囊壁毛糙，厚约4mm，其内可见数个较大约17×7mm的强回声光团，后方有声影，改变体位可移动。胆总管、肝内胆管未见明显扩张。

超声提示： 轻度脂肪肝。

胆囊多发结石。

检查医生： 王小燕

诊断时间： 2011-09-29 11:31:00

Hospital Medical Image 地址：南宁市桃源路6号（乘10、26、27、32、38、212、219路公交车即到） 电话：0771－2186593 2186152

根据命图、舌脉象，湿热症状不明显，逐用广西草药为主的汤药代茶饮。

鸡血藤10g、九屎藤10g、黑风藤10g、穿破石10g、香叶5g、狗脊10g、密筛梳10g、布渣叶10g、豆稔根10g、两面针10g、大、小钻各10g、草梅根10g、金樱根10g、陈皮6g、桂枝3g。

半个月刮打一次肝胆穴及背部穴位，每天服2粒胶囊。

2011年12月31日，我在新西兰收到他的短信：“胡医生，祝您元旦快乐！我感觉好多了，痛的次数少了，痛也轻了好多，大前天单位体检，B超只看到一大粒12mm×19mm，胆囊收缩小，胆液少。”这是预期的效果，一般3～4个月就只剩下一粒大的结石，半年就会痊愈。

一般治疗胆囊结石并胆囊炎均要40天至半年，3个月就会好一半以上，特别严重的甚至2年以上，为什么病患都乐于接受呢？这是因为此症一经开始治疗，一个星期之内，病家就如脱胎换骨、脱盔解甲般轻松，自我感觉药到病除了。因此治疗时间再长也没有关系，越治越舒服，而且在治疗过程中逐步把全身的病痛都兼而治愈，这种“贵族疗法”谁人不想？只是医家辛苦，刮打病家用的是内力。如果能建立一个治疗中心，由身强力壮，略懂经络的男女青年做调经络的工作，应是世人一幸吧。

二．带状疱疹医案二则

医案一：1982年4月26日，我妹妹胡存华患急性阑尾炎，我和师父治疗了一夜，师父开了小柴胡汤加减，大陷胸汤加减，大黄牡丹皮汤加减等，均未果（下附手稿），次日早上去医院行阑尾炎手术，外科没有病床，安排住皮肤科，手术后免疫力低下，竟又传染上带状疱疹，疼痛难忍，真是“屋漏偏逢连夜雨”。我们去水街草药摊抓了一些新鲜草药：九里明、五色花、火炭母、三角泡、青蒿、三叉苦、两面针，大枫艾、十大功劳等，煮一大锅水，热敷、外洗、洗澡，当下立即止痛，连洗3～4天即痊愈。此方九里明是主药，李时珍云：“谁人识得千里先（即九里明），保你一世不生疮。”带状疱疹是传染力极强的病毒引起，病情发展快，延误治疗会使病毒入侵神经，而落下长期疼痛的后遗症。

医案二：1999年夏天，我外甥卢左到我家拜访，席间坐立不安，一问才知他患带状疱疹已四十多天了。晚上没办法执草药，即将家中药柜存药：黄芩、黄连、黄柏、大黄、板兰根、野菊花、银花、连召、蛇床子、苦参、百部各30～50g煮沸后泡入浴缸洗澡，当下即好一半，嘱其次日草药摊买草药再洗，亦3～4天即愈。

我遇到此类病人，在有草药建议用草药，无草药时用中药，或混合用之，无一不愈。

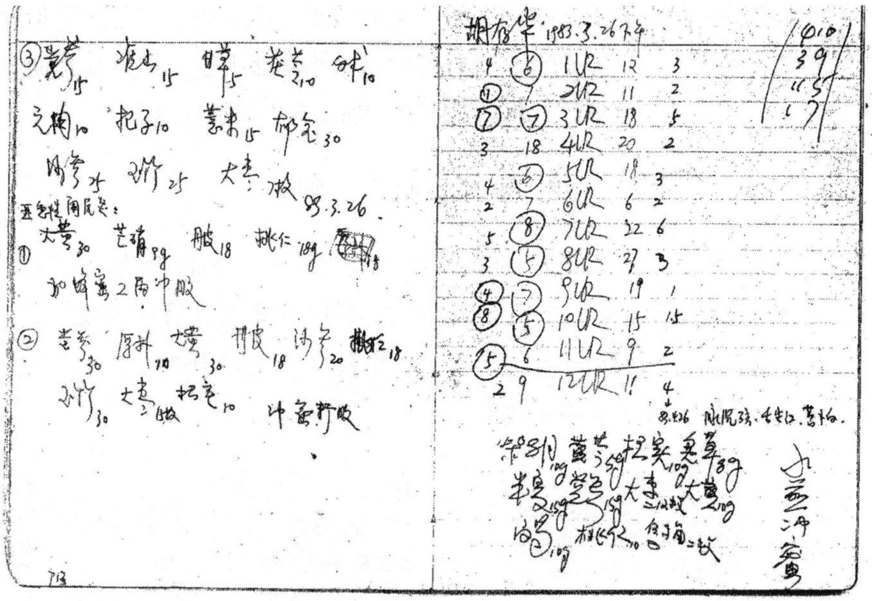

用药搽抹患处，单口服的方法应该比不上薰洗全身法，因皮肤大面积吸收药液，效果大。

三. 手指外伤杂记二则

1. 外甥女爱东，1989 年元月在印刷厂当学徒，开机床伤左食指，基本不见指甲，只见骨头，医生要锯平手指骨头，这样手指便短一截，外甥女双手长得好看，不愿短一截，要给我治疗。我根据师父平时讲的厨房里第一好药是香葱，即通阳又杀菌、生肌，一切刀伤均好使用。我便用葱白捣烂成泥浆状，混入人参、田七粉，滴上几滴“神油”，包扎起来，每天换药一次，伤指一直生有一层如奶酪般白色脓样膜。外甥的母亲即我的堂姐是西医，看到脓样，急的不行，而外甥女很信任我，我则信任师父说的“煨脓长肉”这句话，果然手指在一个月内恢复正常——长成一个完好的手指。

2. 我单位医务室苏医生之弟苏左，93 年在机械学校当老师，开机床切断右拇指及右食指，大拇指已切到完全不见指甲，医生断言指甲芽胞不可能再长指甲了，他坚持给我治疗，亦用同法治，拇指还长出指甲，很成功。

1982 年在学校上课时听过一则有趣的故事，使我认识到人类的自愈能力是很强的，曾绍明教授说：他同村有一农民，斩猪菜时斩断一截手指，情急之下拾回手指接上，即包扎，经常滴一些草药汁，当打开时，手指是接上了，指甲却是向掌心的……，接反了！什么神经接神经，肌肉接肌肉，都没有，就是自愈了。

四．瘙痒症医案二则

案例一：曾爱珍，1936年12月生，右手指食、中、无名指缝内剧痒，痒至手肘关节外侧，痒后肿，渐至头顶、背部、脚心均有痒点。舌淡舌红，薄白苔，脉细数，舌尖有瘀点。经我测定经络数值，由师父李阳波开方。1982年7月27日初诊，8月17日二诊（下附手稿）。

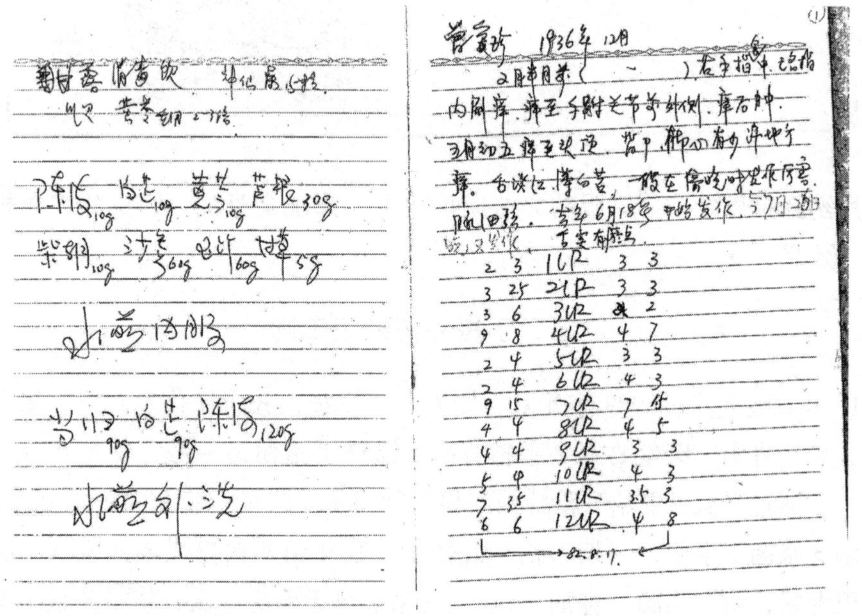

①甘露消毒饮加减。

②陈皮10g、白芷10g、黄芩10g、芦根30g、柴胡10g、沙参60g、玉竹60g、甘草5g，水煎内服。

③当归90g、白芷90g、陈皮120g、水煎外洗。

至1983年5月21日手痒又发作，经过经络测定数值（下附手稿），明显湿热，师父逐开二妙散加减，唯用量大，符合他的称谓：李三大——字大、剂量大、药品种多。方如下：生甘草30g、乌梅10枚、苍术45g、黄柏90g、大枣50枚，水煎二小时。

外用药方：桃仁四物汤加减。

桃仁20g、红花20g、艾叶20g、归尾20g、川芎20g、白芍20g、丹皮20g、乳香20g、没药20g、白芷20g、蛇床子20g、苦参20g、仙鹤草20g、黄柏20g、苍术20g、栀子20g、蒲公英20g、地丁20g。

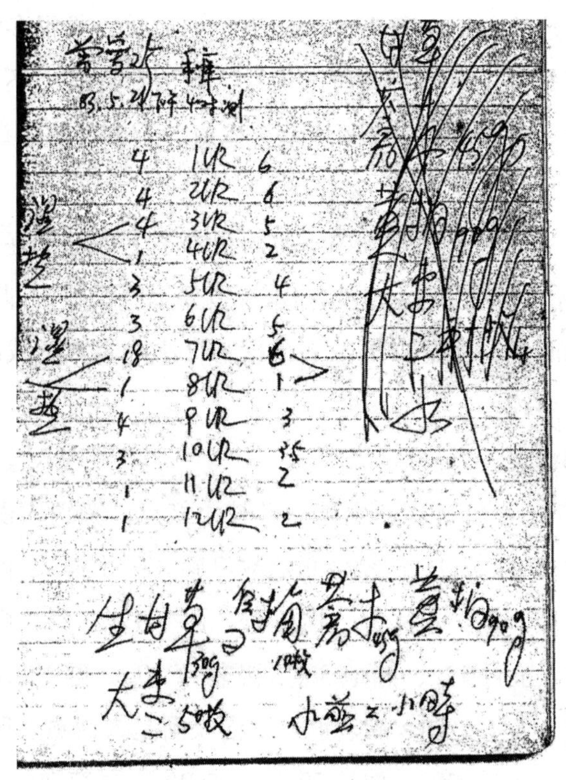

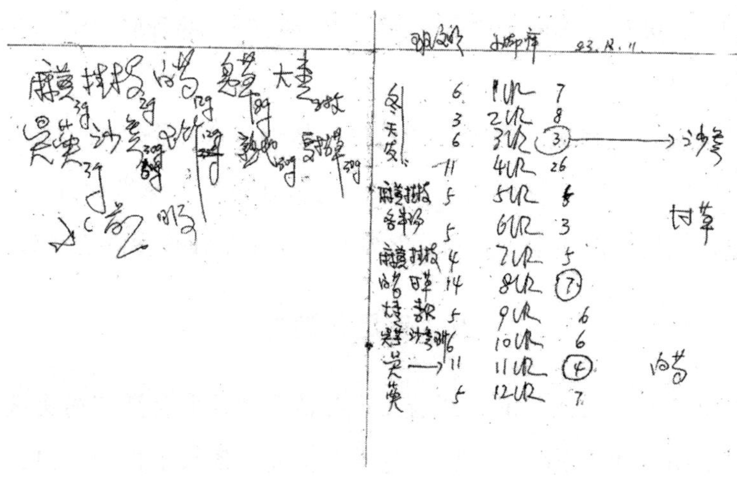

另外用竹筒拔水罐，此法真是要师父“传帮带”。首先用一大锅煮外用药及竹筒，水开沸后，慢火煮半个小时以上，另用刀片快速割入皮下穴位或阿是穴，即用竹筒扣上吸住，其实就是像拔火罐，但是用水不用火，经过40分钟左右时间，即卸出，有病灶的穴位会吸出一大团黑色的血块，或很多泡沫的血块。如病情轻的穴位则只是极少量的一些鲜红血块。此治疗皮肤绝不会感染。伤口愈合极快，一般治疗一次，全身瘙痒顽疾就会痊愈。上患者的瘙痒顽疾就在内服、外用药痊愈了。

我为了学会这一手法，拿刀片在薄薄的纸本子上练习了好长时间，达到入纸3~5张的程度才是标准手法。另放扣水罐也要手急眼快，即要吸得紧又不烫伤皮肤。我初学的时候，都是打足十二分精神，小心翼翼、战战兢兢，练习多次、多人、手法才熟练。

案例二：小脚痒。

我先生1983年冬小脚奇痒，生满一粒粒小红点，特别入夜痒到睡不着觉，抓得皮肤溃烂。83年12月11日经络测定数值后（附手稿），由师父开方内服：麻黄桂枝各半汤加减，方：麻黄3g、桂枝2g、白芍12g、炙甘草8g、大枣8枚、吴萸3g、沙参30g、玉竹12g、熟地30g、夏枯草30g。再用水罐法拨血海、大椎、期门、足三里，及心、肺、脾、肝、肾俞及阿是穴而愈。所用的外用药方：艾叶30g、红花30g、麻黄20g、桂枝20g、白芍20g、甘草20g、吴萸20g、玉竹20g、熟地20g、夏枯草50g、蛇床子30g、苦参30g、补骨脂30g、姜活20g、独活20g、杏仁20g。

1987年我需治疗病家，向师父借竹筒，他说：这几个“吸血鬼”是我亲手做的，送给你吧，它们不仅可以治顽痒，凡热血狂行之热毒之症，及诸多实证之顽疾都非常好用。但我学不到家，常常只是用来治血燥血热之顽痒。

五．手足皲裂方

1977年我在工厂当工人时，跟着工人师傅用米糠混合洗衣粉搓洗手的油污，最后的程序是用汽油、甲醛清洗手，造成手皲裂。冬天手指裂开口，疼钻入心，双手只得贴满胶布，西医检查又没找到毒菌，不知如何医治。1982 年冬天又发作，记得当时在师父李阳波家，询问他如何医治，他朗声一笑道：书架上第几排有一本某某书，第几页有一个方。我去拿来翻开，书里真有，但本人愚钝，已记不得是什么书名，此方名曰手足皲裂方：班蝥虫 1g、蜈蚣 3 条、白国樟 9g、白芨 9g、川军 9g、土槿皮 9g、马钱子 9g、白信 6g。浸米醋 2 斤，将手浸入药液，每天 20 分钟左右，15 日为一疗程。我当下马上买药，每晚将醋液温热到 30 ~35℃，浸泡手 30 分钟，一个月渐渐便好了，从此再无复发。

后用此方医治“鹅掌风”的患者，无一不愈。但用来医治“香港脚”却效果不佳。此方应称为“鹅掌风”方较贴切。

六．乳腺增生症

我的好友莫小甦，1951 年 9 月 17 日（农历）丑时出生。1985 年夏天因患胃十二指肠球部溃疡来诊。经络数值测定（下附手稿），舌薄少苔，质偏红，脉细数、弦。由师父开方：枳实白术丸，等量研粉冲服，同时师父说她的命图是相火旺，肝气郁结，易有肝经的毛病。果然，1994 年 11 月患子宫肌瘤，开刀切除子宫，2 个月后又乳腺增生，两边乳房肿胀，布满大如鸡蛋、小如鸽蛋的数个肿块，本来丰满的乳房更加“丰满”。住院医生要两乳全部切除，说这样快速生长的肿物不切除恐转变为恶性肿瘤。但她不接受连连开刀的现实，打电话问我是否可以医治，我同意治疗。1994 年 11 月 20 日就诊，脉弦数，舌边红，还是一派肝经相火旺的征象。遂用逍遥散加减：熟地 20g、当归 5g、白芍 10g、茯苓 10g、白术 10g、柴胡 10g、丹皮 5g、玉竹 20g、沙参 20g、天冬 20g、甘草 3g。同时用“神油”刮双乳房，再加上任脉、督脉和肝胆经络穴位，她疼痛得眼泪流，我辛苦得浑身汗。十天一次，连刮四次，一个月而愈，而全身诸多阴阳不调，混身不得劲的症状也随之消失，从此瘦瘦的她竟然胖了起来，又要减肥了。

我对处理乳腺增生、硬块、良性纤维瘤等肝气不舒之疾，除内服药，均注重外刮手法，治愈不少有此困扰的妇女。

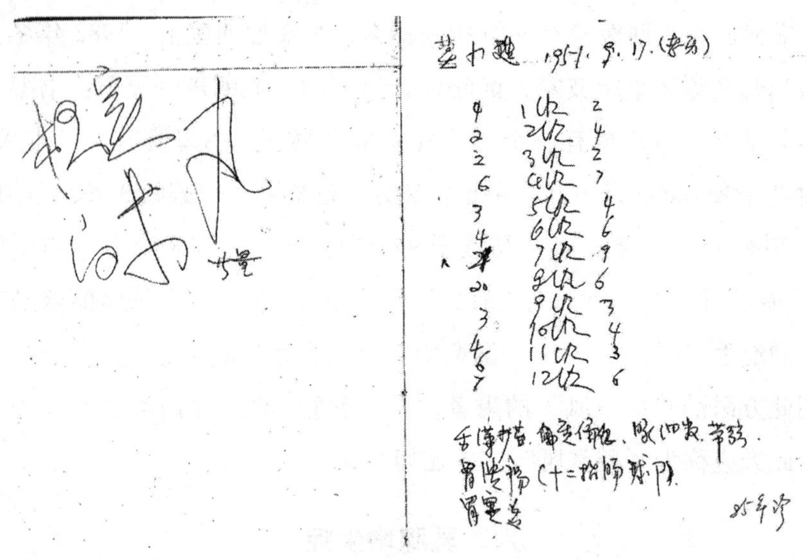

七．血崩方杂记

1. 1982 年 12 月 22 日，患者周杰，她产后一、二个月恶露不止，大腿连前阴骨头疼痛，舌质淡白，薄白苔，脉滑数，我拿经络测定数值（下附手稿）给师父，开方：大吐纳加减：党参 15g、白术 10g、茯苓 10g、北芪 20g、熟地 20g、肉苁蓉 20g、山萸肉 10g、泽泻 10g、丹皮 10g、肉桂 5g、山楂 10g、茜草根 10g、血余炭 10g、侧柏叶炭 10g、甘草 3g、大枣 8 枚。服二付而愈。

1982.12.22

3	1R	3
3	2R	3
28	3R	1
18	4R	7
1	5R	5
2	6R	6
7	7R	6
6	8R	12
2	9R	2
2	10R	2
4	11R	3
13	12R	3

我当时很奇怪，问为什么产后一派血虚症状，为什么不开当归？就这个问题，师父长篇大论地分析这个补血的圣药，妇科圣药的利弊。当归补血、活血化瘀、养血生血，是补血的圣药，但其药性猛峻，走窜力强，又可迫血妄行，因此高血压者、须止血者，慎用。20世纪70年代高血压人不多，师父有个熟人，是管中药贵重药仓的，长年在当归仓库里，闻药、晒药、加工，但按他的命图、身体情况，不易发生高血压，却因突发高血压脑溢血不治身亡。可见当归之烈。如妇科血崩要止血，不能使血妄行，从此我治疗血崩，慎用当归，明明血虚也要等治好血崩才来补血，收到奇效。

2. 1997年，黄华华，十二岁，血崩。我见到她时，面色皖白，舌质淡白，血色素已低至3. 5。自述已经几个月不停出血，上厕所站起来都头昏眼花，看到自己的手与雪白的瓷砖一样白。我立即开方，同时马上煎好药，放入可乐瓶，嘱她放入冰柜，叫她一日2次，三付竟愈，为巩固再煎三付，共服了六付。后来上大一时又出现一次月经量过多，她把原方拿出来抓三付即愈。方：党参15g、北芪15g、熟地15g、川芎15g、茜草根15g、仙鹤草15g、地榆15g、黄芩15g、白及15g、益母草45g。

3. 李阳波之妹夫吕佰元在合山开一诊所，李玲玲问我要治血崩方，我即随手开给她，嘱她随症加减：党参10g、北芪15g、熟地20g、山萸肉10g、白术10g、茯苓10g、白芍10g、血余炭10g、侧柏炭10g、茜草根15g、紫草茸15g、益母草10g、白及10g、煅牡蛎10g、甘草3g。

2002年李玲玲用钩针织了几双冬用拖鞋送给我，我说：大家情同姐妹，为什么要客气？她说：从心里感谢！吕佰元用此方治血山崩在方园几十里很有名气，是看家方。

4. 2005年，李玉英之女琴侠，读初三时也出现崩漏，由其父杨保清带来治疗，亦用此方治愈。

心得是：治崩漏慎用当归，这跟诸多医家的意见相左，不用四物汤，如何治血病？子宫肌瘤、子宫内膜异常的崩漏不在此方之列，有其他办法。

八．大吐纳方

师父有一经典内服方，名曰“大吐纳”。他根据“阳常有余，阴常不足”，

“虚损服温补，百无一尘，服清补百无不利。”认为“上工治未病。”人在未病的情况下，用大吐纳方来调养身体，滋阴补心肾，达到心肾相交，水火既济的良好身体状态。

大吐纳方：党参20g、白术10g、茯苓10g、北芪20g、玉竹15g、天冬15g、熟地20g、肉苁蓉20g、淫羊藿10g、山萸肉10g、泽泻10g、生牡蛎10g、大枣8枚、甘草3g。

寒者加：附子3～5g，或肉桂3g。

热者加：川连3g，或菊花5g、桑叶5g。

我母亲1996年71岁患肺癌，手术化疗后长期服用大吐纳方加减，平安活到80岁，后因不慎服了医院离休干部才得拿的“高级补益胶囊”（我认为内含激素），而病复发，余妹胡存华给母亲煮药喝第二、三道复渣，养足阴液，60岁才绝经。本人也不时服大吐纳方加减，也在57岁才绝经。经向母亲询问她是40多岁便收经了，并没有遗传基因。大吐纳方的特点是服了没有立竿见影的效果（除非你有阴虚症状的亚健康状态），一般人服了个把月也就不坚持下去，其实这方是最养人的，你每天吃饭有什么特别的感觉吗？它正是平和得使你没有感觉，而达到滋补，延年益寿之功效。一年中服它2～3个月，“阴虚”的症状就会“迟”、“少”出现，现代的糖尿病、心血管病、高血压、更年期综合症等，都能延缓它的到来。

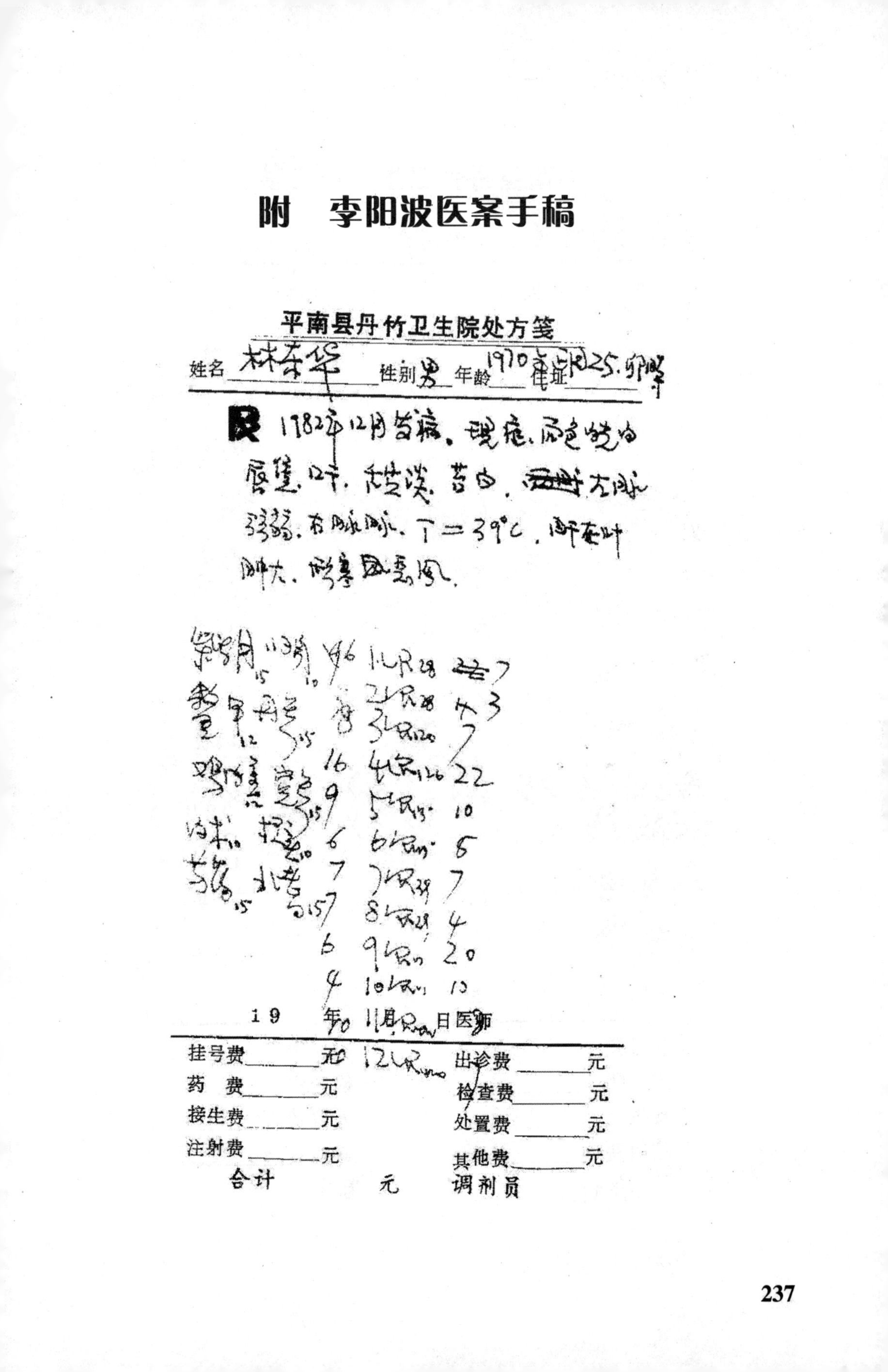

附　李阳波医案手稿

平南县丹竹卫生院处方笺

姓名　　　　性别　　年龄　　　住址

R

19　　年　　月　　日医师

挂号费＿＿＿＿元　　　出诊费＿＿＿＿元

药　费＿＿＿＿元　　　检查费＿＿＿＿元

接生费＿＿＿＿元　　　处置费＿＿＿＿元

注射费＿＿＿＿元　　　其他费＿＿＿＿元

合计　　　　元　　　调剂员

平南县丹竹卫生院处方笺

姓名______ 性别男 年龄54 住址______

R

瓜蒌仁15
瓜蒌壳15g
薤白45g
半夏15g
党参15g
麦冬15g
五味子15g
附子25g
干姜10g
桂枝10g
炙甘草45g

19　年　月　日医师

挂号费______元　　出诊费______元
药　费______元　　检查费______元
接生费______元　　处置费______元
注射费______元　　其他费______元

合计　　元　调剂员

平南县丹竹卫生院处方笺

姓名 戴祖旺 性别 男 年龄 55岁 住址 6队6 [illegible]

R 初诊 1954年始咳、1981年咯血、82年3月15（老区）吐血，现症：[illegible]气逆

咳逆、口干、六脉弦弱弱，右尺兼浮，舌质红，

舌光剥暗紫。 西医诊：肺TB、肝大、腹水。

肺虚肝郁，

兼心脾两虚， 18 1∠R28 24

宜养肺疏肝， 19 2∠R28 12

调养心脾 4 3∠R126 11

27 4∠R126 10

12 5∠R115 34

补肺 7 6∠R115 17

7 7∠R39 18

麻黄 桂枝 五味子 7 8∠R39 7

干姜 细辛 当归 13 9∠R17 41

甘草 半夏 阿胶 5 10∠R17 17

桔梗 白术 柴胡 6 11∠R810 12

茯苓 大枣 薏苡 7 12∠R810 33

19 年 月 日医师

挂号费______元 出诊费______元

药 费______元 检查费______元

接生费______元 处置费______元

注射费______元 其他费______元

合计 元 调剂员

平南县丹竹卫生院处方笺

姓名 李卯巳　性别 男　年龄 28　住址

R　二脉弦，两尺大，舌质红略淡，舌苔白

人心小 左侧
耳下淋巴
有小杏大结
节，四周前
后均红肿，
锁骨下附大
如鸡蛋，
~~根蒂大~~
按有游动，
根蒂硬结。

14　1L R28　17
12　2L R28　17
11　3L R126　7
38　4L R126　48
17　5L R45　15
7　6L R45　18
47　7L R37　98
36.　8L R37　19
7　9L R37　27
7　10L R37　16
49　11L R40　27
7　12L R40　15

19　年　月　日医师

挂号费______元　　出诊费______元
药　费______元　　检查费______元
接生费______元　　处置费______元
注射费______元　　其他费______元
合计　　元　调剂员

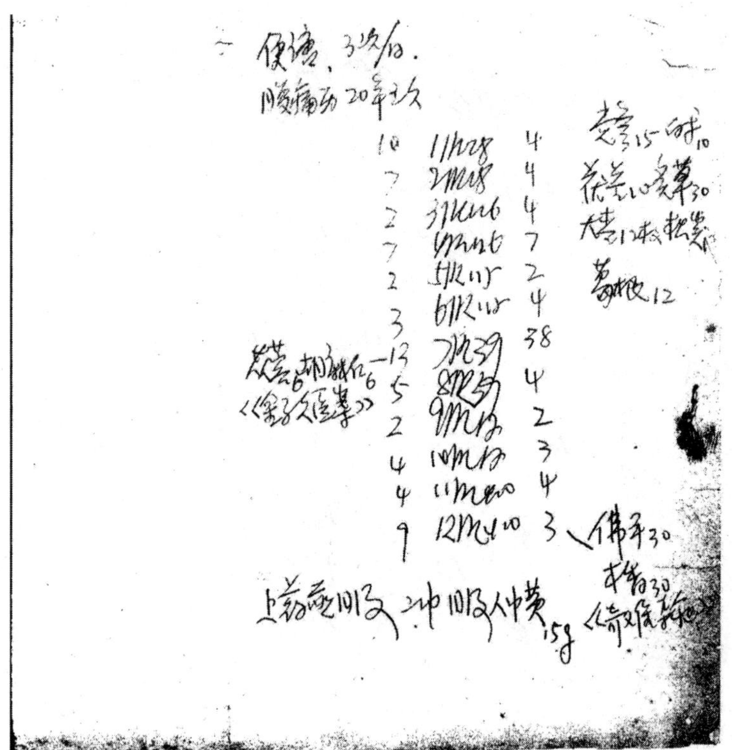

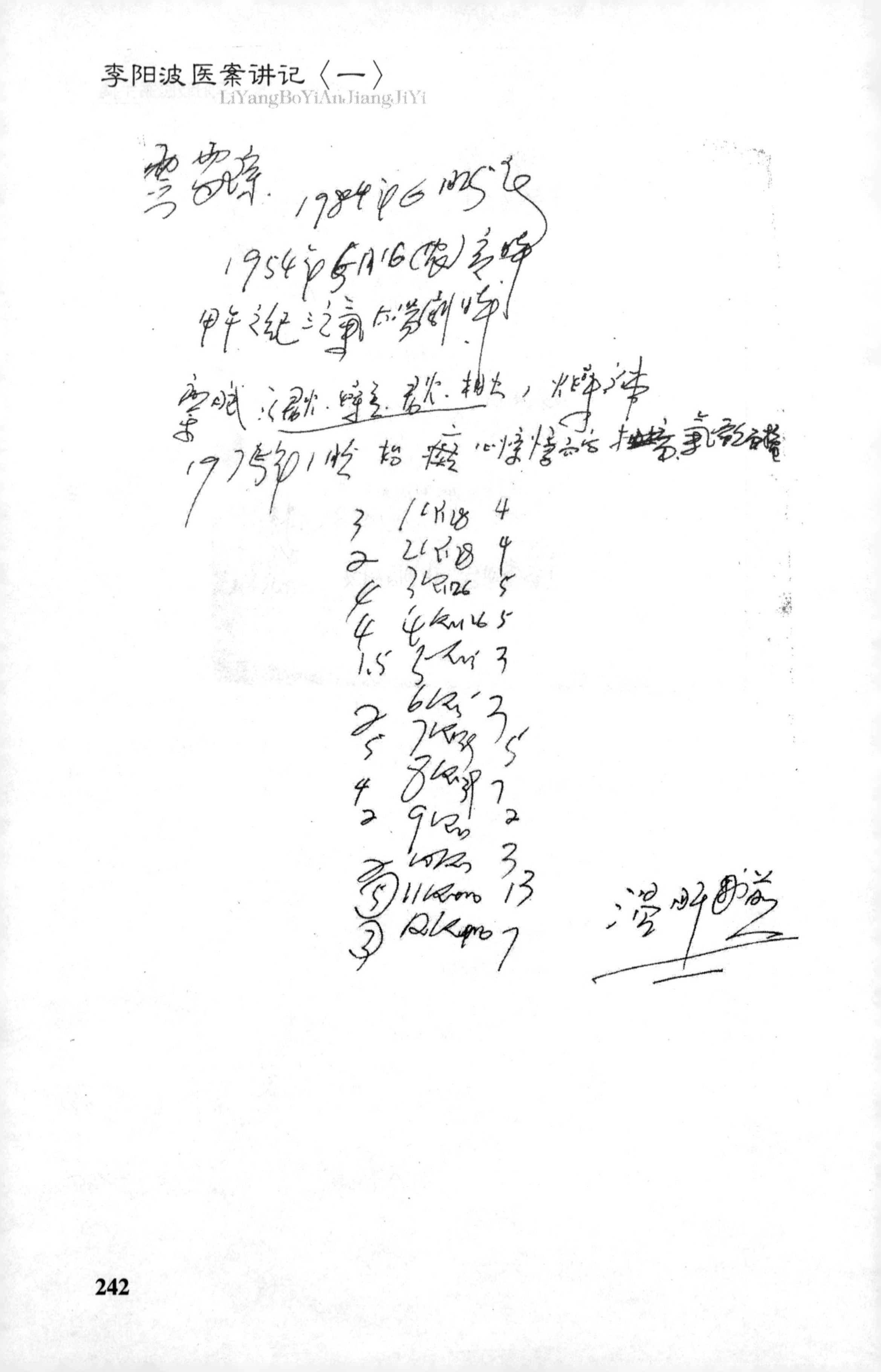

钱姐　1962.5.12夜10.45.

6.13晨7时40分

8	5	1ФR28	3	(1.5)
3	2	2ФR28	3	(1.5)
(1)	3	3ФR126	3	7
9	(6)	4ФR126	15	10
4	2	5ФR115	2	3
(1)	1.5	6ФR115	2	3
(3)	(9)	7ФR37	38	10
2	(6)	8ФR17	28	3
(1)	(1)	9ФR17	2	3
1.5	1.5	10ФR17	1	3.5
3	5	11ФR410	5	5
(1)	(3)	12ФR410	30	9

麻黄5g　连召5g →（第3行）

生石膏15g　沙参25g

党参10g　茯苓15g　白术10g　大枣7枚

→（第6行）

熟地30g

→（第9行）

杞子10g →（第12行）

紫石英2g　北杏10g

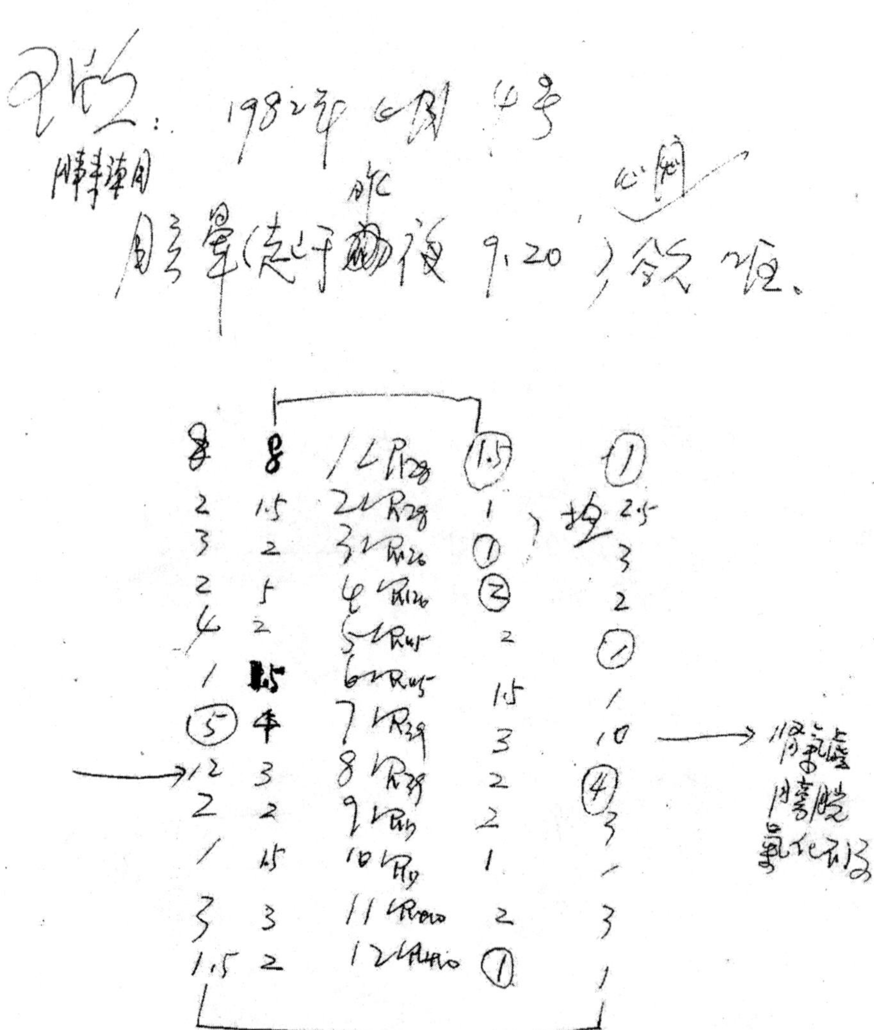

薛丽燕　　1963年10月12　酉时

1985.2.14.

6	1km28	4
5	2km28	4
7	3km26	4
9	4m26	9
4	5m5	5
3	6m5	3
23	7m[illegible]	25
5	8m28	3
2	9m[illegible]	4
3	10m[illegible]	5
7	11m40	2
7	12m40	1

~~麻黄　细辛　白芍　炙甘草~~

~~桑叶~~

麻黄1.5g　升麻8g　连翘8g　桑叶8g　菊花8g

炙甘草10g　生姜13g

赵坤 51岁 12月30 未时

辛卯

肾

小便白浊4年前

生地 旱莲草 女贞子

芡实 银花 仙鹤草

藕根 天冬 二

冼玉婵医生提供的病案记录

1

总14 广结石冼主14处

患者 西仁岐

伤寒论曰："其人内有久寒者，宜当归四逆汤加吴茱萸生姜汤"

方遂仲景法，选用当归四逆加吴茱萸生姜汤。

桂枝10 白芍10 炙草8 大枣8 生姜10

当归20 木通20 吴萸10 细辛5

2

王琼玲 女 25岁 生于1955.10月29 4pm.

80/6 主诉：尿频尿急尿痛

来诊时为申时，申时为足太阳膀胱经之事。

根据告知，亦有恶寒证。

再参《伤寒论》有小腹里急，小便不利者太阳病之说。太阳者膀胱之谓也，膀胱气化不及水液内停，当为本证之病机。

《伤寒论》治本证有五苓散法，今据本证似才能以下方。

候证备明。

桂枝5 滑石24 甘草4 阿胶10 猪苓10 茯苓10 泽泻15 苍术10

白术10 白芍10

复参：申时之太阳，膀胱亦太阳，六经分证亦太阳。

天地人之相合只当从太阳病治。

方解：本证之病机为膀胱气化不利，水湿内停。

桂枝一味甘温，能通阳化气，为主治膀胱气化不及之主药。

猪苓、茯苓、泽泻一组利水通淋。

滑石、甘草、阿胶一为益元散，可治小肠移热于膀胱之证。

滑石一药为利小便之妙药品，芍药配伍甘草为《伤寒论》之芍药甘草汤，可缓解小腹里急。合气化利水缓急诸为一方。

可期功效益彰，更妙者，但若甘温之白术固护胃气运化水湿，可免寒药伤胃之害。

党[illegible]，女，45。 3

主诉：右肘臂疼痛20日余，不能向外、向后伸展。

病之本责在胃虚，胃虚不能养肝，则肝虚，肝虚则其虚，胆之决断，谋虑决断有赖无已，则肝气郁滞，肝郁日久，不能疏泄脾土，脾主四肢，脾不健运则四肢气血郁滞。

人身之气由肺所主，人身之血由心所主，心肺气有郁火，再加脾不健运，造成四肢气血郁滞，则郁火日盛，火灼经脉，发其臂痛。治宜补胃以养肝，疏肝以健脾，右解清泄心肺郁火，则全身之气机调畅，血运无阻，痛可休已。

1.5　1以28　1　　黄芩2　沙参30
1.5　2以28　2　　葛根10　双枝5
2　3以126　6　　丹参3　丹皮3　生地30
5　4以126　2　　甘草3　党参7　大枣15
2.5　5以115　2
1.5　6以115　3
2　7以39　13　〉熟地30　苁蓉20　淫羊藿5
4　8以39　7
1　9以17　2.5
2　10以17　4
2　11以410　8　〉肝气郁结　黄芩10
2.5　12以410　7　　柴胡5

远志10

姜意成　男，27　　9

责在脾肾，脾统血，脾气虚，则血无所统，血无气摄，则溢于脉外，而为便血，血出日久则造成脾血虚。然而肾为先天之根，肾气虚不能温养脾土，会做成脾气虚，脾气虚，脾不健运，气血无生化之源，血不化精，会造成肾精亏损，肝肾乃乙癸同源，肾精虚及肝脏，会造成肝的气血不足，肝的气血不足，影响肝的疏泄升发及藏血功能时就会做成脾不统血。

故治血应培土健运，使中焦建立生化之权，

兼以补肾益肝。

党参10　白术5　茯苓5　大枣8　甘草3 —— 健脾补气。

沙参10　玉竹10　淮山10 —— 养阴补气。

熟地25　苁蓉25　仙鹤草5 —— 填精养血。

六曲10　北芪6　当归1

陈某，女，19。 5

一九八二年七月十四日。外感感冒，身热恶寒，咳嗽，胸疼。呕吐，胁板硬不适，脉数，舌质红，苔薄微黄。

证属热客于少阳，治宜和解少阳。

宗仲景小柴胡汤方。

黄芩 15　柴胡 8　半夏 15　党参 10　甘草 3　大枣 7 枚

细辛 3　五味子 5　石膏 60　青蒿 15

效验：

患者于 9pm 15′ 服药，10pm 体温开始由 39.3℃ 降至 38.5℃。翌日体凉咳减。

讲记：仲景小柴胡汤主要和解少阳，而该《伤寒论》第 264 条曰："少阳之为病，口苦，咽干，目眩也。"

本证热重于微恶风寒，而因于温邪，故柴胡用量小，黄芩且增清胆火之青蒿，因其体虚故益以党参。仲景原方加减法云：咳者去人参、干姜。然本病因于温邪，不宜于干姜，故易以细辛，辛与五味相伍入和，故能取是效验。

6

郭清贤．女23．

一九八二年三月29日．主诉腰痛时发于晨时．舌红苔微黄．脉弦缓．6/5．

晨时发病可归入《伤寒论》之少阳病．仲景少阳病为内经之枢证．内经曰：少阳为枢．枢者枢机也．气血出入均属枢机所主．枢有病则影响气血之升降出入．故仲景治少阳病用：

柴胡—升气机．　半夏—降逆．　生姜—辛散．

黄芩—苦降泄．　党参．大枣．甘草—以顾枢之间．

能晓仲景以柴胡之配伍则枢病可治．

内经曰：少阳主骨．骨者关节之谓也．人之运动伸缩均以关节为枢．关节不利．亦即门窗枢不利．枢之不利．其门窗不能开合．其人则不能伸缩．

本草云：

苏阳[illegible] 女 成. 1982.7.25. 7

头晕目眩，多在晚9点后发病，并于经前后好发发作。

2-3日大便一次，尿短赤，经来时便溏，2-3次/日，脉70/分。

2	1以28	4	1	7以39	7
2	2以28	2	4	8以39	6
4	3以126	3	3	9以17	4
10	4以126	5	3	10以17	2
3	5以115	1	3	11以410	5
2	6以115	1	4	12以410	3

经前眩晕，责在相火。经后眩晕，责在厥阴。

经来便溏，责在太阴。舌质红苔黄，尿短赤，均因化火。

注：相火既寄于肝胆，亦寄于命门。

厥阴指肝，肝藏血，经事过后，血海虚衰，且月经病责在肝，血虚不上于头目，而见头晕。

治宜：填补阴分，制火，健脾养血。

方药：熟地30 山药30 川连3 白术5 黄芩10 葛根10

芍药10 杞子10 泽泻15 黄芩3 大枣5 甘草2

经前，加黄芩。

经后，去黄芩川连，加吴萸、当归、川芎。

8

孙郁宾 男 成

1982.7.25. 两下肢麻木不遂，左侧为甚，并枕部痛，头昏嗜睡眠，舌淡，脉细，大便可，尿黄。

7	1以28	5	5	7以39	10
3	2以28	3	12	8以39	8
2	3以126	5	4	9以17	3
5	4以126	6	4	10以17	8
3	5以115	4	5	11以410	11
3	6以115	4	6	12以410	6

麻木责在营，金匮以黄芪桂枝五物汤治之。黄芪桂枝五物汤以黄芪、桂枝、生姜补卫而发卫，以白芍、大枣养营。实由桂枝汤去炙甘草，增倍生姜，加黄芪而成。何故去甘草，历代众说纷纭如下。营卫之损，其为麻木。营卫之损而运转迟缓仍是麻木之因。内经有营卫各被运行五十周之说。若认为运行迟缓，营卫不足五十周，则可治麻木。故仲景去甘缓之炙甘草，加辛温急促之生姜，鼓动营卫，使营卫日转五十周之常。

今来，麻木于右腿外侧较重于腓木，麻木于头项实系于太阳经脉，故不能转动，项部不舒，交通心肾。

治疗：升发少阳，调补营卫，交通心肾。

方药：黄芪25 柴胡12 党参10 大枣8 生姜10

川连3 桂枝3 白芍30 葛根45 甘草15

李阳波.

82.16/3. 咳嗽反吐？

∵嗽属水，吐属脾胃，水反侮土，∴咳嗽即吐

小青龙汤主之，此方不在补土，而在治水耳。

五行相生：木火土金水。

相克：水→土→木→金→火。

克太过为相乘：

水过剩克火。

火过剩克金。

金过剩克木

木过剩克土

土过剩克水

五行反克叫相侮。

土反克木叫土侮木。

木反克金叫木侮金

金反克火叫金侮火。

火反克水叫火侮水。

水反克土叫水侮土。

[illegible]，女，46。 10

3/3. 经量多色红，带块状，经前一周乳胀，经常流眼泪，耳鸣，舌红苔少，脉 64—72次/分，经期提前。

3	1L228	2	
2	2L228	1	〉[illegible]
2	3L126	1	
2.5	4L126	2.5	
2	5L115	2	
3	6L115	1.5	
5	7L39	10	
2	8L39	4	
2	9L17	2	
2	10L17	1	—[illegible]
3	11L410	5	
2	12L410	1	[illegible]

经前乳胀，经来量多，色红，有块，[illegible]肝经之状。舌红，苔少仍[illegible]，[illegible]相火，相火过旺，则量多，肝郁不舒则乳胀，[illegible]乳头属厥阴，经前乳胀不舒[illegible]。

治宜：疏肝解郁，育阴益阳。

方药：胆草3 乌梅2 麦芽30 黄芩10 [illegible]60 阿胶15

双叶15 菊花15 全蝎5分（0.3g）[illegible]

11

李永华，女，27。

主诉：胸闷，胸痛。4-5/40 自觉气短。左前胸闷窒感，两肩酸倦。心电图正常，二便正常。寐差。纳可。舌质红，苔少，脉细，略弦。

3　1 LX 28　2
2　2 LX 28　2
2　3 LX 136　2
2　4 LX 136　3
2　5 LX 117　1
2　6 LX 115　2
9　7 LX 39　右
3　8 LX 39　两
2　9 LX 17　[illegible]
2　10 LX 17　2
5　11 LX 410　2
1　12 LX 410　2

胸闷不适，两肩困倦，总由心肺，短气不适，偏于左胸不适，纳差不佳，舌质红，苔少，证因气郁化火，胸部疏泄，脉为阴虚之征。总观全证，仍肾气不足，肝阴失养，肺失输布，心阴亏损。宜滋水涵木，养肺养心。

处方：熟地20 枸杞子10 丹参10 沙参60 玉竹60 党参10 炙草5
瓜蒌15 薤白15（又薤白） 肉苁蓉20 淫羊藿5 五味子10 麦冬10

11

李永華，女，27。

主诉：[illegible]，[illegible]。$\frac{4-5}{40}$ 自觉气短，左前胸闷窒感，两肩沉[illegible]。

心电图[illegible]，[illegible]，[illegible]，[illegible]舌质红，苔少，苔白，脉[illegible]。

3	1 [illegible]	2
2	2 [illegible]	2
2	3 [illegible]	2
2	4 [illegible]	3
2	5 [illegible]	1
2	6 [illegible]	2
9	7 [illegible] 39	[illegible]
3	8 [illegible] 39	[illegible]
2	9 [illegible]	[illegible]
2	10 [illegible]	2
5	11 [illegible] 410	2
1	12 [illegible] 410	2

胸闷不适，两肩困倦，[illegible]，短气不适，偏于左胸不适，[illegible]气不足，舌红，苔少，[illegible]因气郁化火，[illegible]脉[illegible]。[illegible]。总观全证仍属气不足，[illegible]失养，肺失输布，心血亏损。宜[illegible]，补肺养心。

方药：熟地20 杞子10 丹参10 沙参60 玉竹20 麦冬10 炙草5

瓜蒌15 薤白15 [illegible]20 [illegible]5 五味子10 麦冬10

（又薤白）

13

孙[illegible]萍．女．27．（1985.8.4.）

1/8．甲状．头晕，心跳口干疲倦．难入睡．已3.4年．咳嗽．痰多．色白．饮水．咳及吐加剧．咳嗽3-8点后．可缓解．脉[illegible]．舌质红．

~ 1以28 2
2 2以28 1
3以16 2
2 4以16 3
2 5以15 3
2 6以15 1
3 7以39 3
4 8以39 1
3 9以17 2
2 10以17 2
2 11以410 5
2 12以410 1
2

舌红咽喉干痛则不利．少阴合厥阴合病则心悸不眠．咳嗽痰多．意图[illegible]部．太阳[illegible]则渴不欲饮．舌质绝红．热病见脉．

治疗．葛根黄芩黄连乌梅汤．五苓散．
黄连黄芩阿胶汤合以[illegible]．

方药：葛根10 黄芩5 黄连5 乌梅4枚 五味子10 猪苓30 泽泻30 茯苓10 白术5 桂枝3 仙鹤草120 甘草5 大枣7枚 麦冬15 生牡蛎30

浓煎150ml．

孙某加减服药后吐决策．浓缩成蜜状外敷．

刘芳，男，22。　19.

81.5/9. 初诊 头晕目眩，头痛欲吐，胸闷，口苦呕吐不饮已一天。

饮食纳呆，思睡，舌质红，苔白，脉弦缓。

拟少阳阳明合病，治以和解降逆。

少阳兼夹阳明，目眩欲吐，口苦胸闷，宜和解止呕。

芦根30　麦冬15　黄芩15　半夏15　生姜5　竹茹30

服三帖，清水煎服。

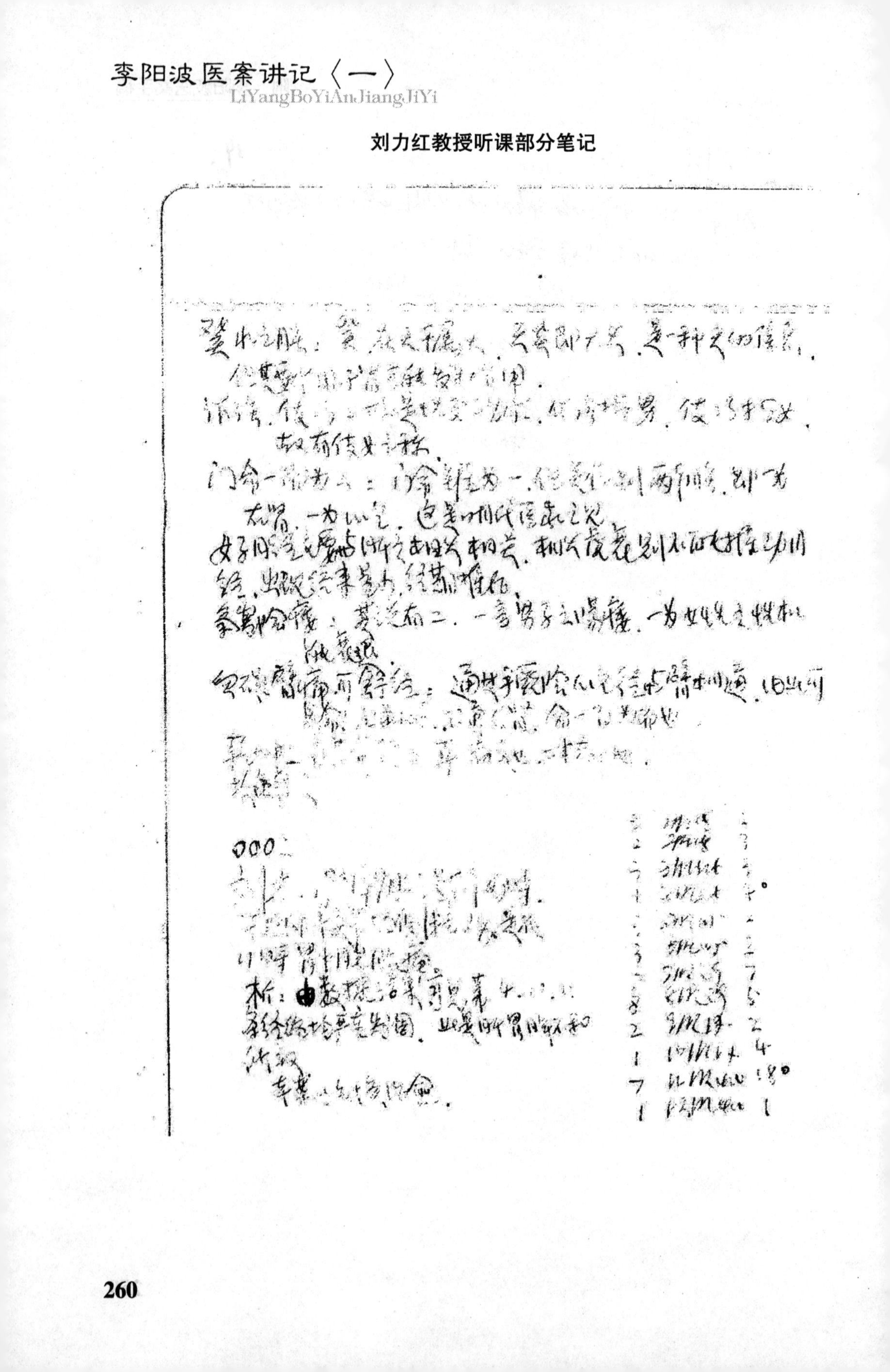

刘力红教授听课部分笔记

[illegible]

[illegible] 肺Ca.

左手[illegible]

四肢[illegible]不[illegible]。

析：由该患者之数值分析可见第四条经络的平衡倒置，倒置乃是肺Ca的可能信号。

[illegible]		
	[illegible]	1
	[illegible]	10
	8[illegible]	3
	9[illegible]	1
	10[illegible]	1
	11[illegible]	5
	12[illegible]	7

(贾道仲：左侧受伤某伤后左腕，以致左腕疼痛。师见状后即断其为心肌之病（[illegible]病）一年之后该患者即因心肌梗死而住院由此证实。

此即标本论法，内经"以右部治于两腕，四肢[illegible]治于两肩，腑右部治于两[illegible]……"

因此教诲应依表[illegible]内外之关系，去治有关之疾病，此关系可靠。临床若见病人诉左肢见手臂疼痛应用引导之某经某部病来诊治，该处有关的脏腑之疾患。

0005

横[illegible]达女。

命门：此人病状较轻，在屋内可自行走动，出门后则需用命门[illegible]行。

从经络测定可见此是阴阳之病，第3条经络平衡倒置内经称阳明主胆，阳明主合。故辨此病为合胆。

3	1[illegible]28	2
4	2[illegible]28	5
15	3[illegible]26	4
4	4[illegible]26	4
3	5[illegible]15	2
3	6[illegible]15	3
11	7[illegible]39	8
5	8[illegible]39	7
6	9[illegible]17	4
4	10[illegible]17	3
5	11[illegible]40	5
5	12[illegible]40	8

0009
江国史。
1979年10月20号早上6.30'上腹部隐痛，10.30'疼痛增剧。该病人经经络诊断为胆道蛔虫合并胆道感染。

从经络数值分析可见第12穴出现数倒置，西医之胆病实则为中医之肝经病变，肝经病变易致胆经亦病而产生肝胆不和之病症，故大凡腹部病变，都与该两条经络有关。

4	1[illegible]28	5
4	2[illegible]28	4
3	3[illegible]26	3
9	4[illegible]26	5
3	5[illegible]15	3
3	6[illegible]15	4
8	7[illegible]39	11
4	8[illegible]39	8
5	9[illegible]17	3
3	10[illegible]17	3
3	11[illegible]40	3
4	12[illegible]40	1

(3)

0010

梁宜亮．1963年3月15号出生．1977年7月初患肾病综合征。

①．肾脏病变的中医之手少阴心经太阴肾经有关系．（主要是肾与肾经）

②．肾脏病变如肾炎与手太阳小肠经关系密切．

③．肾病与小肠经有关．

a．小肠为水之上源，通调水道，下输膀胱之中．

b．小肠有泌别清浊的功能

c．小肠泌别清浊功能与三焦水道之通调关系密切．

由此可见，肾脏的病变有中医经络学说的依据有关．

2　1月28　2
1　2月28　1.0
2　3月26　3
3　4月26　2
2　5月15　1.0
1　6月15　1
5　7月29　6
2　8月29　3
1　9月17　1.5
1　10月17　1.5
1　11月4-10　6.0
2　12月4-10　1.0
1

0011

黄小鸣．1977年11月6号夜出生．

①．患者有脑瘫．出生时难产以致之缺氧．

对于这类病例，或先天遗传的病人或脑发育受损的病人，应考虑到有关脑瘫的病变，因为这种病是由两方面之原因在脑病制造的。

4　1月28　5
3　2月28　6
6　3月26　3
4　4月26　7
4　5月15　4
3　6月15　3
12　7月29　7
8　8月29　9
3　9月17　5
3　10月18　5
7　11月4-10　5
5　12月4-10　4

③ 从此处之实际临床，凡是由暑伤，或其它地方易出现，我们经常要[illegible]病人，我们可以考虑从此侧面来看看治疗。

0012

陈碧英

月经量过多。

(1) 此例所若出现第11n、3n…之倒置，表示明的是说的为两个月所病有关。

(2) 表示明了以内经为厥阴、阳明之合的现象，厥阴、阳明有热，不能也之合，故月经过多。

2	1n2o.8	2
1	2n2.8	1
3	3n1.6	1
4	4n1.6	4
3	5n1.5	2
2	6n1.5	2
5	7n2.9	7
4	8n3.9	4
1	9n2.7	1
2	10n1.7	2
7	11n4.10	3
3	12n6.10	2

0013

孙梅芝，1932年6月初6卯时生

月经不调，腰酸痛，高血压

(1) 肾气之回归以均，肾的气血两亏则易腰酸

(2) 肾主骨，肾气全部降。高血压患者可因肾之肃降不足。若肾气不能足肃降则11n2.8之有数值

	6	1n2.8	5
	10	2n2.8	9
	4	3n12.6	4
肾虚之→	9	4n1.6	9 ←肾气虚
	3	5n1.5	3
	2	6n1.5	6
	18	7n2.9	15
	6	8n2.9	7
	3	9n1.7	8
	4	10n1.7	9
	6	11n4.10	8
	7	12n6.10	5

亦可用苍术，以燥其湿。若膀胱过[illegible]，[illegible]，舟可[illegible]小便[illegible]，[illegible]，此是可用石膏、黄芩、银花、大黄等治之。

目前数值分析对肾炎、肾盂肾炎、胃十二指肠球部溃疡、胃溃疡、肝炎、胆囊炎等病已有较准确的分析。

1984年9月19日李阳波

续谈经络的数值分析辨证

7/K39

膀胱经是太阳之经，多血少气。名[illegible]而津液藏，若[illegible]而气化出。至九而二气变而为九时，至九开九合而其气[illegible]。经在[illegible]中，[illegible]，其用在地，实则小腹实，[illegible]膀胱[illegible]不得小便。[illegible]，[illegible]，[illegible]利[illegible]，[illegible]。实则小腹痛、[illegible]引腰背，又能利[illegible]。[illegible]，[illegible]。[illegible]黄芪，[illegible]。大肠有热，[illegible]，[illegible]生地黄芩，小便不利茎中痛，[illegible]通草。[illegible]大如斗，[illegible]、荔枝核、小茴香。[illegible]，[illegible]石。冷热[illegible]可利便[illegible]。[illegible]引起腰痛。风热相[illegible]，[illegible]。[illegible]，用蝉蜕而[illegible]，[illegible]。[illegible]，[illegible]。[illegible]，下[illegible]可[illegible]。[illegible]。[illegible]。

(1) 是太阳膀胱经受伤之气，故其病可以发热、恶寒，[illegible]

(2) 五输：非经典之针法，可能是道家[illegible]

(3) 五运，针刺子午流注。用子午流注则可按时到某某穴，以达到治疗时刻开穴之目的。

(4) 藏象阴阳：是阴来（五脏）之病，可能为阴来，即谓一类的疾病。

八字算法.

例：1984年9月19、9点15分（夜）

八字计算均须以旧历计算。84年为甲子年，
9月为旧历之8月。月之地支序号是从寅[illegible]开始，
以寅为1月，丑为12月依次类推。
月之天干算法：甲己丙之寅，[illegible]
乙庚为戊寅，丙辛同庚子。
戊癸甲寅头，丁壬壬寅头。
地支的顺序是固定不变的，而天干顺序则是变化的，
以地属阴，天属阳，阴主静，阳主动之变之故。

丙	丁	戊	己	庚	辛	壬	癸	甲	乙	丙	丁	} 甲己年
寅	卯	辰	巳	午	未	申	酉	戌	亥	子	丑	

（5）

由推算得知[illegible]年为甲子年．9月为癸酉月．

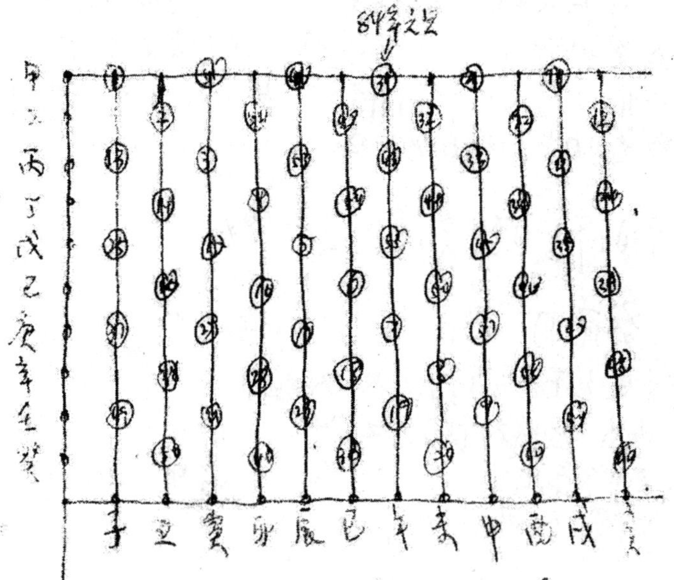

推算日辰，不必由[struck out]，甚易，可由新历．84年元旦属甲子日，在上图中，即第㉛之序号，可以此类推．60日一循环，[illegible]．有[illegible]是28之有日辰为29者，可以[illegible]年数．如[illegible]则为29者，[illegible]28者．

9月19日为丙辰日

9.15为气日辰． 气日辰之天干为何，天干的分布亦要重要

(53) 丙辰日所在之对角斜线上，所查之对角的天干为癸，故为癸亥时。若不在此斜线上查不出对角之天干，则从丙辰日序号向前推算，如子时为(49)，所对之天干数为甲，对子时为甲子时。

1984年9月19号，晚9点15分，之八字为：

甲子年，癸酉月，丙辰日，癸亥时。

若在此时生之小孩其命运如何呢？

举例：如为"双鼠夜游格"

双鼠即子年出生，子时出生。子年生，子时生之人其命运可贵，双鼠夜游格。

读此为子年，是鼠，年忌冬父母，时辰之年，婴儿。若为亥时出生，则属猪，鼠猪是不相克的。故读此子女其父母不相克。

年 月 日 时
父 母 兄姐 己

(6)

吴俊 1963年11月7号生 [illegible]。

82年5月31日初诊

痛经，腰酸，小腹凉，色红。脉弦涩 [illegible]。

(1) 由数值分析以寒热错杂，气血不活之症。

血室寒 → 51

寒入血室

从伤寒金匮方："若痛而小腹冷者，吴茱萸汤主之"。

以吴茱萸汤温经散寒，通其血脉者，以温经汤，温其经，并加：

吴萸 干姜 大枣 党参

川连 黄芩 杜仲 当归

炙甘草

4	1M [illegible]	3
3	2M [illegible]	2
2	3M [illegible]	4
11	4M [illegible]	4
2	5M 15	3
1	6M [illegible]	3
51	7M 31	23
13	8M 31	6
3	9M 13	3
4	10M 13	3
7	11M 410	158
7	12M 410	13

此年气 [illegible]

此患者服药后第二次月经来潮即无痛经，随访至今无复发。但停服药一段时间后出现牙龈出血，此乃药物过于温燥之故。

1984年9月20号 李[illegible]老师讲
经络的数值辨论

10LK17

如雾如沤如渎，虽有名而无形，主气主食主便，虽无形而有用。发出无根之相火，寄热异常。位居膈膜中以空海，男女相共。寄在命门，贯之空命以始终。脉在全身，化气营胃以传送。升中清，降下浊，造化出纳之官。养精神，柔筋骨。[illegible]表气若火焚。虚则引气于肺，而中寒积溏，甚则肠窍耳鸣。热则血结于心，而胸中烦满，甚则口渴小便闭中。风着掌绝，小指次指，肘臂肩膈肋外皆痛。气为是动，目锐眦泄，耳后胸前目锐作痛。血之凝瘀疮结疾，上合膻中之振檩。法以降以去中焦之热，通其经络牛相寅。补肾肺以降中焦之寒。[illegible]可[illegible]。下热[illegible]，[illegible]，下寒[illegible][illegible][illegible]。[illegible]，[illegible]。[illegible]，分之则为十二，合之则为三焦，[illegible]一焦也。[illegible]也。一气之气而已矣。

十二经脉以[illegible]之[illegible]

[illegible]中[illegible]，掌[illegible]。[illegible]，以[illegible]。

空海：[illegible]

[illegible]：[illegible]

[illegible]：[illegible]之地。

(7)

从十二时辰推来看，就知道时辰所起之重要[illegible]
中国整个的思想中，"允中执厥"是一个很重要的思想。

李淳风六壬时课：

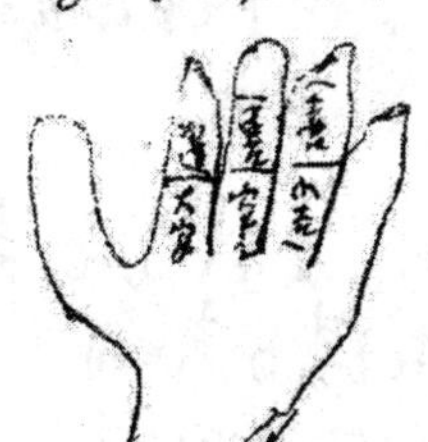

大安：1月　7月
留连：2月　8月
速喜：3月　9月
赤口：4月　10月
小吉：5月　11月
空亡：6月　12月。

课：占筮
六壬时课主要以时辰为重要。

六壬仅六壬的科之八方位而差别。

大安身未动，属木，青龙之事。
大安从位置上，配属东方，身未动，乃属初春，[illegible]
[illegible]，属木。青龙之事。青龙以东方之情事[illegible]

六壬金文
大安大吉昌，求财向坤方。
失物去不远，宅舍保安康。
行人身未动，病者主无妨。
将军回田野，仔细更推详。"

此词反映许多事，主要是[illegible]人的[illegible]道去了。

求财利于坤方。坤卦之中有西南得朋，东北丧朋之说。朋者贝也钱财也。坤卦正好在西南之方，所以求财宜在坤方。

留连人未归，属水，玄武是这事。
留连事难成，求谋日未明。
官事只宜缓，去者未回程。
~~失物南方见~~
失物南方见，宅舍保安宁。
更须防口舌，人口且平平。

宅舍保安宁，[illegible]
要楼，[illegible]

速喜喜人便至，属火，朱雀是这事。
速喜喜来临，求财向南方。
失物申午未，逢人路上寻。
官事有福德，病者无大碍侵。
宅舍有喜事，行者有喜信。

(8).

赤口：赤口官事凶，属金，血光之事。
赤口主口舌，官非切要防。
失物速速讨，行人有惊慌。
六畜多作怪，病者出西方。
~~更须防~~
更须防咀咒，诚恐染瘟殃。

六畜作怪多在赤口时赤口日、赤口时辰发生。
见咀咒另外在赤口日、赤口时辰最灵验。
若要预防人咀咒，则尽量避免赤口日，出远门，
或在男女第一回上床子，可以避免。

小吉：小吉人来喜，属木，六合之事。
小吉最吉昌，路上好商量。
阴人来报喜，失物在坤方。
行人即便至，交关甚是强。
凡事皆和合，病者祈上苍。

病者祈上苍：在病的人，要往东北方。

空亡：空亡音信稀，属土，勾陈之事。
空亡事不祥，阴人多乖张，
求财无利益，行人有灾殃。

失物寻不见，岂事在阴阳。
病人逢祷鬼，解[illegible]未安宁。

0044

胡杏慧。

咳嗽而喘。

麻黄、细辛、五味子、
炙甘草、北杏、紫菀。

85.3.17.巳　　麻黄　五味子

	4	1M28	[illegible]
	5	2M28	3
	4	3M40	6
肺湿→	11	4M40	14←肺燥
	3	5M45	3
	1	6M45	2
	7	7M29	13 细辛
	7	8M29	8
	3	9M18	3
	3	10M12	3
	4	11M40	17←肺气上逆
	[illegible]	[illegible]	8　北杏　紫菀

0045

朱慧中。

腹泻7~8年。

由大肠湿热所致。

	5	1M27	3
湿→	6	2M28	1←热
		3M46	4
		4M46	[illegible]
		5M45	[illegible]
	5	6M45	6
	12	7M28	10
	8	8M28	3
	3	9M18	3
	3	10M12	1
	8	11M40	4
	7	12M40	4

(9)

0046.

[illegible]

散偏汤

录自陈士铎《辨证奇闻》《辨证录》中之散偏汤，

川芎30g　白芍15g
郁李仁6g　柴胡6g
白芷15g　甘草6g

[illegible]	1月28	[illegible]
[illegible]	2月28	[illegible]
[illegible]	3月16	[illegible] ——[illegible]
[illegible]	4月16	[illegible]
[illegible]	5月15	[illegible]
[illegible]	6月15	6
10	7月22	17
3	8月25	3
5	9月19	7
5	10月19	10
3	11月4.10	3 ——白芍
5	12月4.10	8 ——柴胡

川芎、白芷。

0047

头痛、目眩、目胀——一病案。
因情绪激动眠差伴眩晕。
[illegible]

3	1月28	2
2	2月28	2
1	3月16	2
5	4月16	7
2	5月15	2
1.5	6月15	2
2	7月22	2
2	8月25	3
1.5	9月17	1
1	10月17	2
2	11月4.10	4
2	12月4.10	2

[illegible]

1984年9月21号李今老师讲授经络数讲

9.12.17

命门下寄右肾，而丝系曲透膀胱之间。上为心包，而膈膜横遮脂漫之外。配左肾以藏真精，男女阴阳攸分，相君火之寄气，疾病攸生是赖。风则脉浮数虚，腰疼下肿不仁。寒则脉沉肠支结，脐腹不舒泰。热逼三焦失色，而口舌善笑，溲便亦艰。虚气四体无力，而头眩耳鸣，精力不锐。[illegible]衰面黄，而心下崩因结[illegible]。冷积阴痿，而时腹[illegible]则痛。泻以乌药枳壳，补用肉苁蓉锁阳也。凉以黄柏山栀，温以附子肉桂。抑又闻左右受病，同归乎膀胱。[illegible]，而分旋水火，盖其间者有形之质，皆属肾[illegible]，男女各[illegible]之[illegible]，不同乎[illegible]。[illegible]而[illegible]之[illegible]，[illegible]。[illegible]者，[illegible]为始也。[illegible]，[illegible]也。[illegible]，[illegible]。妙在[illegible]。

命门两肾在右尺。男女阴阳攸分。[illegible]以什么区别男女，右尺大为男，左尺大为女。
以下崩之便血。

0048.

四大

[illegible]

82.5.21.[illegible]

方：怀山30g 生龙骨15g 生龟甲(先)15g

海螵蛸 生牡蛎9g 茜草6g

白芍9g 莪术9g 龙胆草9g

《医学衷中参西录》之理冲汤

分析？ 5IR 6IR、阳虚火旺。

张锡纯治血证，常用龙骨、（白芍等）、龙骨抗Ca，故加之。

该方服了3付，血症消失。

2 [illegible] 2

1 [illegible] 1 —[illegible]

[illegible] 1 —[illegible]

[illegible] [illegible]

1 [illegible] 1

1 6月[illegible] 1

2 7月[illegible] 7

1 8月[illegible] 3

1 9月13 2

1 10月17 1 —[illegible]

2 11月[illegible] 11.5 —[illegible]

3 12月[illegible] 2

[illegible]

早泄。

阴茎[illegible]要通过肾经来[illegible]。

“肾者作强之官，封藏之本。”

“肝主宗筋”！ 肝肾亏虚，不能

[illegible] 8

[illegible] 8

1 3月[illegible] 1

16 4月[illegible] 6

5 5月[illegible] [illegible]

4 6月[illegible] [illegible]

21 7月[illegible] [illegible] ←—肾气虚。

12 8月[illegible] 7

2 9月17 [illegible]

1 10月13 4 —肝肾气虚。

3 11月[illegible] 4.5

[illegible] 12月[illegible] 5

0048. 82.5.21.

[illegible]

方：[illegible]

《医学衷中参西录》[illegible]

分析：5IR 6IR [illegible]

张锡纯[illegible]，常用[illegible]（白芍药）[illegible] Ca. 故加之。

[illegible]

早泄。

[illegible]

⑤. 乌鲗骨丸　　《素问·腹中论》
主治血枯月事衰少不来。乌鲗骨、藘茹。
以雀卵为丸，[illegible]
大如小豆，[illegible]鲍鱼汁。
⑥. 兰草汤　　《素问·奇病论篇》
主治脾瘅（口中甜）。

⑦. 豕膏方　　《灵枢·痈疽篇》
⑧. 陵翘饮　　《灵枢·痈疽篇》
据考证陵翘即连翘，是治古人常用连翘之根。
⑨. 半夏秫米汤　　《灵枢·邪客篇》
据考证秫米即是北方之高粱。
人身以阳气为根，日常劳作即是消耗阳气，饮食者
之水谷精微，大自然中阳光，皆补阳气。

⑩. 马膏膏法　　《灵枢·经筋篇》
⑪. 寒痹熨法方　　《灵枢·寿夭刚柔》
⑫. 小金丹　　《素问·刺法论篇》

1984年9月23李[illegible]谈.
经络数值解[illegible]记.

0053.

[illegible]
不孕 带下漏下
少腹发凉.
左脉滑细、右关弦滑.
舌质红、苔黄
经西医诊为无排卵性不孕症.

82.8.3		
2.5	1月8	5
3	2月[illegible]	4
1	3月[illegible]	1
1	4月[illegible]	6
2.5	5月15	1.5
13	6月15	6
8	7月29	8
1	8月29	2
2	9月12	1
2	10月17	4
8	11月[illegible]	[illegible]
1	12月10	1

[illegible] + 白芥子5g 川连1g
乌梅1枚 [illegible]子10g

沙参 玉竹 麦冬——养阴润肺

炙甘草 大枣 生牡蛎.

熟地 苁蓉 淫羊藿. 以滋益肝肾.

沙参. 麦冬 补肺. 玉竹 养心.
熟地 苁蓉 淫羊藿 滋补肝肾
炙草大枣. 益脾胃以助心肝肾肺. 牡蛎. 潜阳[illegible]

1984年9月23 李人钊 待诊.

经络数值新年记.

0053.

主诉

不孕 带下漏下

少腹不适.

右脉滑细，左关弦滑.

舌质红，无苔

经分析为无排卵性不孕症.

大比纳饮子 + 白芍 5g 川连 [illegible]

乌梅 杞子 10g
肉桂

沙参 玉竹 麦冬 — 补养于肺

炙甘草 大枣 生牡蛎.

熟地 苁蓉 淫羊藿. 以滋养于肾.

沙参. 麦冬 补肺. 玉竹 养心.

熟地 苁蓉 淫羊藿 滋补肝肾

炙草大枣. 【illegible】以助心肝肺肾. 牡蛎. 潜于海底

82.8.3		
2.5	1 [illegible] 8	5
3	2 [illegible] 8	4
1	3 [illegible] 6	1
1	4 [illegible] 6	6
2.5	5 [illegible] 15	1.5
13	6 [illegible] 15	6
8	7 [illegible] 23	8
1	8 [illegible] 23	2
2	9 [illegible] 12	1
2	10 [illegible] 17	4
8	11 [illegible] 20	[illegible]
1	12 [illegible] 20	1

何经主，利，而南经阳明，东北寒阴阳，宜贵然。
故治不守拖泥之道也 7入×10，（不一切）。

0054
韦永成

1928年6月初6
纳眠尚安

鼻咽Ca，病起于81年年初。

(1) 足阳明胃经通过鼻咽部，故鼻咽Ca与胃经关系密切。

(2) 鼻咽Ca 非阴虚火旺所致。

(3) 连翘90g 玉竹120g
茅根120g 羚羊角1～3g

玉竹、茅根以清阴阳明，连翘清解毒可治多种肿瘤，对于Ca类有一定疗效。

82.8.11		
4	1/11/28	4
2	7/11/14	3
1	9/11/26	4 0
3	6/11/26	3
1	5/11/15	3
1.5	6/11/15	4
4	7/11/5	8
2	8/11/3	4
1	7/11/17	2
1	1/11/17	2
1	10/11/10	2
2	11/11/10	3

后得主，利，西南得朋，东北丧朋，安贞吉。
故治不宜施于初，选在7、8月，不动。

0054

韦初成

1928年6月初6
卯时辰火星

鼻咽Ca，病起于81年辛酉年。

(1) 足阳明胃经通过鼻咽部，故鼻咽Ca与阳明经关系密切。

(2) 鼻咽Ca并阴虚火旺者多。

(3) 连翘90g　玉竹120g
茅根120g　羚羊角1～3g

玉竹、茅根以清少阴阳明，连翘解毒可治多种肿瘤，对于Ca患有一定疗效。

X.8.11		
4	1M28	4
2	2M28	3
1	7M26	4　0
3	4M26	3
1	5M25	3
1.5	6M25	4
4	7M25	8
2	8M35	4
1	9M17	2
1	1M17	2
1	11M10	2
2	11M10	3

桂枝10g 槟榔30g 紫苏10g 大黄10g
白芍30g 黄芪60g 木瓜60g 木通60g

果如人新之预言，24日即愈。

(3) 为何每日便24次。

肺主治节，节即节令之节。人体亦有节令，而与天之24节气相通。年有春夏秋冬，日亦有24节气。肺与大肠相表里，与大肠相表里之肺出现病变，即治节出现病变，一日之节律出现紊乱，故每日拉24次。因此经常得抓住肺。

得益于《徐大春医案》，清代医家徐大春人会其能将病者之肺相通。

胡医师。

早搏。

病者不知是何之出生年月，只是在[illegible]年间：
34年、36年、38年（[illegible]）。
34年—甲戌年　36年—丙子年、　38年—戊寅年。

(1) 早搏：乃胸部之病变，心肺居于胸中，是必有阳明之病，因此司天、在泉、及运气、客气必定有阳明燥金。

桂枝10g 槟榔30g 芒硝10g 大黄10g
白芷30g 黄芪60g [illegible]60g [illegible]60g

果如仆针之预言，24日即愈。

(3) 为何每日便24次。
肺主气之节，节即节奏之节，人体亦有节令，而此天之24节气相通，年有春夏秋冬，日亦有24节气，肺与大肠相表里，与大肠相表里之肺出现病变，即该节奏出现病变，一日之节律出现紊乱，故每日排便24次。因此必须得抓住肺。
得启发于《徐大椿医案》清代医家徐大椿人言其针对此病者之肺相通。

胡医师。
早搏。
病者不知是体之出生年月，只是有[illegible]年间：
34年、36年、38年（[illegible]）。
34年—甲戌年 36年—丙子年、38年—戊寅年。

(1) 早搏：乃胸部之病变，心肺居于胸中，是必有阳明之病。因此司天、在泉，及主气、客气必定有阳明28存在。

0057

胡锦氧

1952年?月24(农)酉时.

分别于67年受孕.

82年青春[illegible]

[illegible]

以上是[illegible]

[illegible]

[illegible]

故8[illegible]

(2) 为何[illegible]

东垣: "[illegible]天门. [illegible]地户".

东南之方为地户.

西北之方为天门.

老子所以说天门之病. 地户所以说是地户之病也.

84.7.27日

4	1mm 8	10
8	2mm 8	9
11	3mm 6	7
44	4mm 6	14
7	5mm 1	6
3	6mm 1	1
20	7mm [illegible]	7
49	8mm 15	14
5	9mm 10	15
5	10mm 10	8
20	11mm 60	5
12	12mm 60	13

小青

[illegible]

[illegible]

(1) [illegible]咳[illegible]
(2) 亦是小青龙汤加减，
小青龙中治[illegible]之药为
麻黄、炙甘草、细辛、五味子
[illegible]加[illegible]咳嗽而喘，
喝加半夏，下利加干姜，
[illegible]加[illegible]

(3) [illegible]

[illegible]
麻黄、[illegible]一般不少于10g
[illegible]五味子[illegible]

[illegible]

麻黄 — 7　10.18
4　[illegible]
7　[illegible]
[illegible]
6　[illegible]
4　[illegible]
11　[illegible]
7　[illegible]　6
5　10.11.17
5　11.[illegible]　5
6　12.[illegible]　4

[illegible]

麻黄10　细辛2　五味子10
炙甘草5　[illegible]　北[illegible]10
[illegible]

林[illegible] 47岁 5月16(诊)

[illegible]

莫文笑 0061

[illegible]

(16)

0062

周XX. 1982年11月12号 10:45 pm.

1928年2月24(农)

1982年6月广西医学院诊为肺炎.

1982年9月诊为肺ca.

以肺ca半年前之指纹是6M之倒置.

癌症指纹绝对是第11M之强倒置.

第11M之比例与重要关系.

为肺癌提醒重要的标志。

3	1M28	2
1	2M28	1
2.5	3M16	3
3	4M16	1
2	5M15	1
2	6M15	3
3	7M29	5
2	8M29	3
1	9M17	3
1	10M17	1
1	11M60	12
2	11M60	3

0063

黄X芳

1958年元月28号寅时出生.

阳痿.

数值变大为免疫系不足.

13	1M28	16
13	2M28	8
4	3M16	12
28	4M16	7
4	5M15	7
3	6M15	3
19	7M29	22
13	8M29	4
5	9M17	5
3	10M17	3
3	11M60	7
3	12M60	10
3		

0064

曹[illegible]，1936年3月22号出生。

81年7月份[illegible]咽[illegible]，[illegible]后[illegible]。[illegible]

[illegible]

[illegible]

[illegible]

[illegible]

12正经中厥阴[illegible]

[illegible]

[illegible]

11	1月28	9
12	2月28	6
6	3月26	19
8	4月26	8
6	5月25	11
5	6月25	4
6	7月29	13
7	8月29	22
6	9月19	10
8	10月17	5
4	11月20	11
5	12月20	7

0065

何[illegible]

[illegible]胃痛，8年

"厥阴之为病，消渴，气上冲心，心中疼热，饥而不欲食，食则吐蛔"

[illegible]为厥阴胃痛。

经针刺左侧内关，留针10分钟后胃痛未再[illegible]。

厥阴〈胃痛。

4	1月8	5	
3	2月8	4	
4	3月26	4	
7	4月26	5	
8	5月25	3	
4	6月25	3	
7	7月29	7	
9	8月29	7	
4	9月17	1	—针内关
5	10月17	2	
4	11月20	4	
3	12月20	3	

0066

刘[illegible]之

左肩井穴疼痛八年，经间歇.

(1) 肩井穴为阳维经之穴位.

叫次 左侧4 右侧2

乃血痹夹寒之症.

(2). 处方:

白芍20g 干姜20g

川椒20g 红花15g

当归15g 甘草15g 细辛15g 黄芪60g 人参30g

八剂为1205.

研末成面，以药棒打痛处.(2小时后).

血痹夹寒 — 4 / 2

3	1月8	5
3	2月8	115
2	3月6	2
2	4月6	3
5	5月15	2
	6月15	2
7/6	7月15	5
4	8月15	3
2	9月15	3
2	10月15	3
4	11月20	2
2	12月20	2

0067

[illegible]，1983 [illegible].

右侧[illegible].

苍术5 桔梗3 [illegible]5 黄芪24 川芎6

白芍6 陈皮6 熟地24 茯苓24 [illegible]10

[illegible]24 [illegible]6 [illegible]6 [illegible]24 [illegible]12

[illegible]12 大枣12枚.

9	1月8	5
4	2月8	4
12	3月8	5
13	4月16	6
17	5月15	5
4	6月15	2
12	7月15	11
9	8月15	18
12	9月15	7
7	10月15	6
12	11月20	33
36	12月20	30

汪×× 女 49岁

右背脊痛十年，X片示：脊椎变扁、间隙变狭。

(1) 发问患者父是否已亡，果如其然，其父在她出生三日时即死于肝Ca。
(2) 一般若右侧腰背病则多为患者之母有病或已亡。
(3) 以肾主骨，肾为先天之本也。

男左女右之应验。
痣，其色为黑，黑为肾色，肾为先天，故从父母面部之痣所在侧可判断其何人先亡，为男或为女。如左侧为男，右侧则为女。
若黑痣在额头正中，则为男无疑，以额头正中为一身之阳故也。

"齿"　齿为骨之余，骨为肾之主，肾为先天之本，故有齿疾者，父母身体受不住。若右侧牙(大牙)疾则为父身体欠佳，反之则为母之身体欠佳。

（18）

明乎此，实际於遗传性疾病之发病，有较大价值之判断。

手相趣谈，

1、手相的智力：（19[illegible]年中华儿科杂志发表）。
腕横纹上有[illegible]
围成一点，称为t点
食指下有[illegible]之a点，小指有d点，
将此三点连成角，则
∠atd之角度将指示一个人的智力高低。一般人之智力此角之度数为30°～40°。

a
d
∠atd
t

2. 手相与先天性心脏病：[illegible]
∠atd [illegible]
除此之外，[illegible]。

3. 手相[illegible]：
有的人[illegible]线
这二[illegible]之间[illegible]
成横断线，此类人易于患
[illegible]
此外还有通贯，分叉等。
分叉等其[illegible]病率较常人高5倍。

[illegible]纹、
[illegible]线
[illegible]纹
近[illegible]纹

[illegible]型

一般而言指纹代表了一个人一生中从不变之特征，但也有学者有研究指纹之变化，有的疾病可以使指纹产生变化。

《医学实鉴》即清楚记载了指纹与疾病之关系。国外人都给指纹学授与所谓科学之定位，认为[illegible]。

①. 如果继承线又深又连贯则指示继承水平较高，继承线浅表，或不连续，则继承水平相对较低，甚或疾病缠身。一般继承线并遵循左配左、右配右之规律，可依此来判断是否为顺性之疾病。

[illegible]

断纹在此人之纹断裂都是不继承之表现，并可以依据断纹因之判断继承情况。如为[illegible]断纹与人之纹断裂则纹之是父辈之身体状况较差，纹之则为母辈继承情况较差。

指纹

指纹：十个指头的纹，共有18种，分四大类。

斗纹：，单箕纹：，双箕纹，弓字纹：。

(19)

18为一爻之变数。18变为一爻，以为十八变时候的策数。十八变时候每[illegible]为一[illegible]。

[illegible]，发表了[illegible]数[illegible]一[illegible]，提出[illegible]为何是[illegible]个，一个[illegible]为何是7条，有的[illegible]认为[illegible]等之，引起了[illegible]的争议。

先天八卦之排列方法为何要有一定之排列法，不按规定排列可否？回答是否定的。因其遵循了自然的规律。

0　1　2　3　4　5　6　7

以先天八卦方[illegible]。

从[illegible]说明我们知道，任何事物都有连续的一面和不连续的一面。如人的发育到一定阶段，从[illegible]走向[illegible]。在生长发育[illegible]一个连续的过程，而[illegible]过程。这种现象就是不连续的。[illegible]不连续[illegible]变成[illegible]。[illegible]是一个不连续的过程，[illegible]。

从上述例子，任何一种事物都不可能是绝对的连续，都是连续与不连续相结合的。

由此可见八卦之排列[illegible]数学[illegible]意义。

指纹除观测其形外，还须观测指纹之纹曲数。男者之指纹曲数一般为145，女者为122。

(19)

18为一爻之变数，18变为一爻，108为十八变时的策数。十八变时是由[illegible]策为一组的。

薛嘉曦发表了108数是一种[illegible]，楼宇烈指为何是这个一个懂易的作者了去，有的学者以为这是[illegible]之，引起了国际上的[illegible]。

先天八卦之排列方法为何要有一定之排法，不按先天排列呢？回答是否定的，因其违背了自然规律。

0 ☰　1 ☱　2 ☲　3 ☳　4 ☴　5 ☵　6 ☶　7 ☷

此先天八卦图。

从信息理论我们知道，任何事物都有连续的一面和不连续的一面。如人的发育到一定阶段，从量变到质变。在先天数到后天一个连续的过程，而转到另一个阶段的量变过程，这种现象就是不连续的。在阴阳半的时候，这时候先天之气转变成一定的连续，其中变成数字，到此是则另一个不连续的过程，转一个质变，使之到[illegible]。

从此得到了任何一种事物都不可能是无限的连续，都是连续与不连续相结合的。

由此可见八卦之排列包含了数理哲学之意义。

指纹隆起的线叫嵴纹，当然嵴纹叫指纹之纹线数。男者之指纹线数一般为145，女者为122。

(20)

1984年9月28号李阳波谈。

手相诊病。

读书乐。

要做人，须读书。诸般乐，总不如。识得圣贤的道理，晓得做人的规矩。看那古今成败，会如明镜高悬。考九州城郭山川，不必出户，见花鸟草木，方书本草，识得分明。古事闲情，小说稗官，讲的有趣。读得秦汉的文章，一身才气。收了心，省得坐卧念虑。养了身，断绝那胡行乱路。这是读书的乐。更说那不读书的苦，记性差，都出精神了，笑他们绝不懂一言四五，听见人说故事，真真假假，记了回来。听见人论文章，多半是说将去。更有那有钱的，阔不过，只晓得[illegible]，[illegible]这[illegible]我[illegible]情[illegible]，又[illegible]之[illegible]。

摘自徐灵胎医书十六种　道情篇。

手相诊病之所[illegible]于70年，70年是一位老中医[illegible]看人之手相可断病[illegible]，一患者之子张[illegible]医为其父诊病，该医者看人之手，即断出其父患何病，……

《心镜集》记有一条手相断病：小指弯曲者

5.学小儿推拿应读[illegible] 《小儿推拿广意》为[illegible]推拿之书。
《幼科推拿秘诀》有诗诀指掌图。

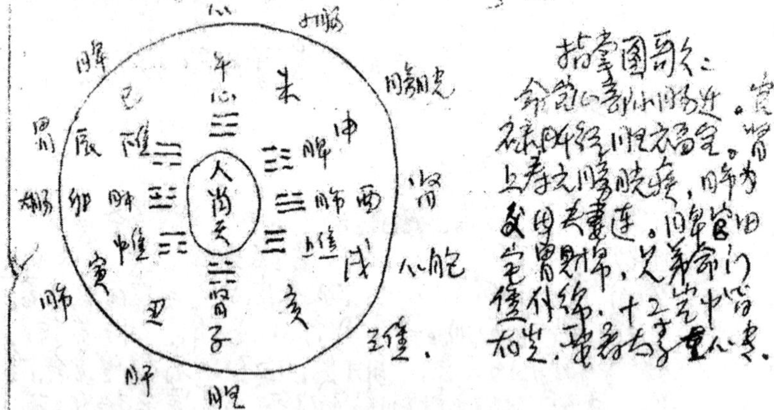

杨上善有书名《内经太素》，此处之太素[illegible]，太素为[illegible]，[illegible]一[illegible]，[illegible]之[illegible]，[illegible]，太素[illegible]之[illegible]，人[illegible]而成，[illegible]之[illegible]，[illegible]之[illegible]。

（20）

先天八卦、与西方之大爆炸理论

大爆炸理论是西方哲学家提出的，宇宙是150亿年前由一次大爆炸形成的。从天文学家所研究的宇宙是以光速不断扩大的。

大爆炸理论是，物质不断的缩小之过程中，当缩小至一定程度后，由于力之不能支持而发生大爆炸。

我国之依据物理学等方面来统计，宇宙在大爆炸之前（$\frac{1}{10^{40}}$秒）是没有物质的，只是在大爆炸之后才形成了今天的物质世界。这与我国古代之道说相似。"道生一，一生二，二生三，三生万物"。与道家之无中生有相似。整个宇宙也都是这样无中生有的。

（人体观）一就是指道，由道化生了后天之太极，也就是由无中生出了有，有则名，名乃是一个哲学上的概念，名、理、状、色乃是中国传统重要之哲学观点。

人是怎样形成的呢？人就是万物之灵，人也是自然形成。宇宙的道体作支配：由其生出了天地，由此生出了人。然而这个万物的生长变化，由其支配着生出天地间之万物。这就说明天地间之万物万事都是由一个统一的事物来支配的，即都是由道来支配的。

时间的起点是什么？天开于甲，地开于子，故时间的起点是甲子。时间是有起点有顺序，时间是周而复始不断循环的。这是中国古代哲人对时间的认识。

关于时间的本质，是古代哲学界引起到讨论和争论的问题

由后天图可见，天地未生时，首先是产生了☳，然后按照：☳→☴→☲→☷→☱→☰→☵
→☶

后天八卦的排列是受五行生克而定的，按照五行相生的顺序排列。

1980年我们摄制了《神奇气功》科教片，由于受到之深的影响，未能全国公演。北京之前为精气神之讨论。

那时表演者为湖南人，男 64岁（何），女 24（姓）。只通过他们的手掌，病人在千里之外即可知病人所患何病。但须具备一个条件，即认识病人的任何一个人（称之为中继人）。特异功能者摸了中继人的手纹，然后看着他的手掌，即可说出远隔千里之外的人的身体情况。

陈阳问老师所里的问题。

《国家成才》所载之"当代医师"，再加速之。

这些神气现象、通象，其原理何在呢？其由来为何？在谈精、魂、数、象之间的关系之前，

首先需分清自身之掌纹。由于人为有科学研究者了，然后这系列学定出细微之变化，再通过成图形，即可知道对方之疾病。

如何从精理，由理精的，或由理精象呢？这就是精气神之修炼，或叫宇宙的过程："炼精化气，炼气化神，炼神还虚"。这样便可以知道宇宙间的万物万物，了解到宇宙的奥秘而已。

中医乃博深之学问，然亦是言不尽意，文不尽言，其需要相当之修养，能学贯[illegible]，只有丰富的知识才有这种修养。

[illegible]修养[illegible]文，[illegible]中[illegible]。

而现代思维模式的掌握即可以突破中医理，可以通过新的掌握和认识来理解中医的概念。

概念 { 内涵的延伸 / 新的概念。

因此学习中医首先从经典着手，弄清经典的概念，对于将来学习有很大的帮助。

二千多年来，历代医家并没有发展《黄帝内经》的经典概念，相反[illegible]只是继承了经典概念，对经典概念[illegible]。

这是从学术的考察研究结果，[illegible]是不断[illegible]是[illegible]的。人并不是一代一代的聪明起来，由于思想的不断[illegible]，[illegible]的不[illegible]。现代的人们不要以为自己比古代的人聪明，以此而将古代先哲留下的经典概念[illegible]而加以排斥，不要将学问限制在自己的认识范围以内。

我们完全可以根据现有的概念，或将其内涵延伸，就可以去解释或完全解释现代的一些东西。例如现代医学的一些东西就完全可以用中医的观念去解释，去分析说明。

中医乃博深之学问，然亦是言不尽意，文不尽言，其需要相当之修养，融化掌握其知识，只有取决于这种修养。

[illegible]

万物皆象，模式的掌握即可以使所有的[illegible]，可以适合[illegible]新的概念。

概念：
- 内涵的延伸
- 新的概念。

因此学习中医首先从经典着手，掌握经典的概念，对于学习后来的东西是大有帮助。

二千多年来，历代医家并没有发展黄帝内经的经典概念，[illegible]经典概念，[illegible]。

[illegible]研究结果，[illegible]，人并不是一代一代的聪明起来，由于[illegible]。现代的人们不要[illegible]以为[illegible]古代的[illegible]聪明。[illegible]。

我们完全可以根据现有的概念，或将其内涵延伸，就可以去解释或完全解释现代的一些东西，例如现代医学的一些东西就完全可以用中医的观念去解剖去分析说明。

2、心包线：　中指根部色黑紫者主心脏病为心包线，因手厥阴心包经过此处也。

玻璃型掌纹的出现乃是由于气血瘀滞所造成，好像道路瘀堵子：所造成的人流行走路线很相似，这是一种形象思维。

Aristotle："哲学家必须从医学开始，医生必须以哲学为终结。"

哲学研究的是思维的理论，恩格斯说过一个民族如果要站在世界的前列，一刻也离开不了理论思维。

但是搞哲学、理论思维的必须以自然科学为基础，因此，一些伟大的哲学家，亦必是出于自然科学家，爱因斯坦、玻尔、海森堡等，都是伟大的物理学家、数学家，同时他们是伟大的哲学家。

医学亦是如此，欲成为一名高级医生，则必须有哲学的修养。

3、脑出血：

近心横纹走向，由西向东，行至手厥阴心包经处。

大鱼际线则为手太阴肺、阳明之联合线。

故近心曲线多主大肠、心之病变，大鱼际多为肺与大肠之病变。在近心曲线出现打折之纵行短线，是患[illegible]之先兆。

此线主要是预测脑溢血。

高血压主要是脑血管之病，脑缺氧不能承受，容易发生血管破裂而发生脑溢血，故高血压脑溢血征象多见，警示线。

鱼际线浅而不清，或贯而柱约也。或近心曲线，细而断续，等点之是阳明肺与大肠之病变，都会有可能导致肠胃问题。

鱼际线浅或柱约也乃是肺与大肠之虚，所造成之疾病。近心曲线则是阳明大肠之病变。近心曲线乃西方之线之说，西方人都是以这些为主。

四、近心横曲线，鱼际线，鱼际上出现之病变，是以阳明病位之本标表。说明阳明出了毛病，这都是阳明出现的症状。

五、中指下和小鱼际部出现杂线，(……)是胃肠出现的变化。

手纹之与经络，是否能通过这些经络诊断是阳明之病变呢？这要看手足经脉是否存在着相关的联系。这是一个……之问题，目前都未能得到好的解释。

是否能……阳明……等之相关性呢？

鱼际排列……似乎不是。

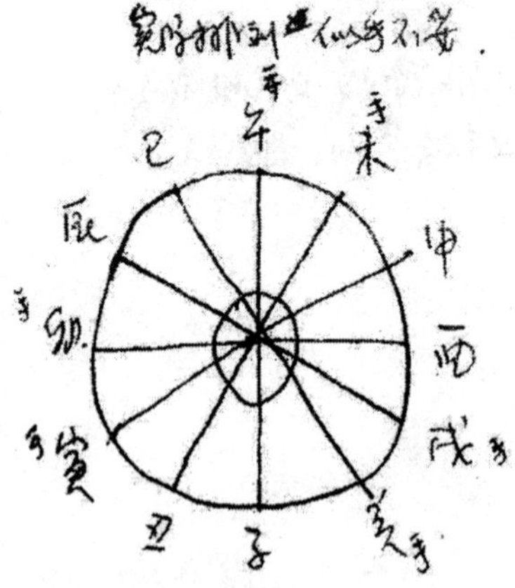

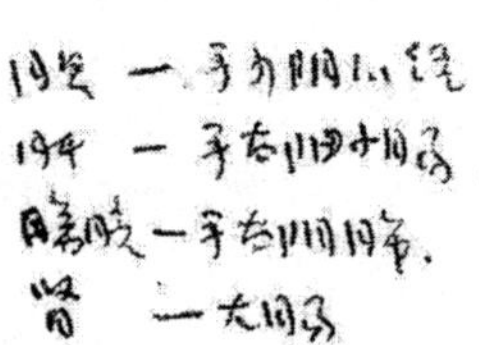

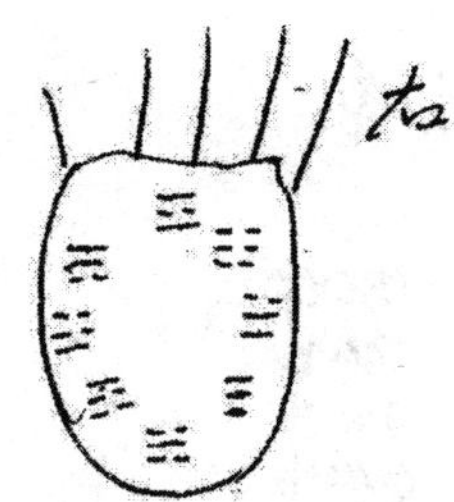

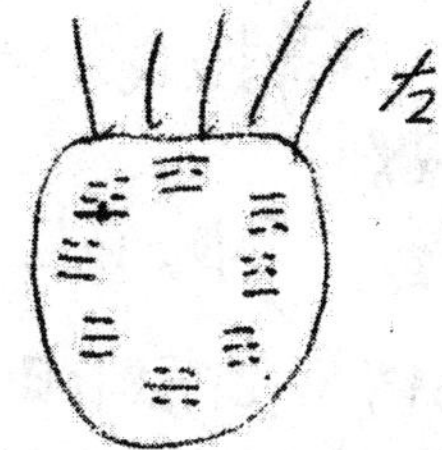

诊断原则：左配左，右配右。

脏腑胃、肺、肾等在手上无经络循行，只是通过手的经络反映。

如[illegible]脏腑之病，则可由手少阴心、手太阳小肠来诊断。由于肝胆（两个）居于右，故右者主要看右手之少阳太阳。

胃（消化）主要看左侧手，以胃偏左故也。

食指反高，则可有[illegible]出现，这种情况可能在左手或两手出现，而且易于在伸两手时出现。

食指反高的原因乃是阳明经气旺，阳明之气不降，故不一定是肠出血，可为胃病、肺病……等病引起。

明乎此则可以一推百。

四物汤。《妇人良方》。说此方较详。

方剂组成如下：

组成：地黄、当归、白芍、川芎。

地黄为滋阴药，因阴血相因，亦可养阳，其补之特点能减7,8条经络之数。（左右之数均可减）

白芍可增加11.12条经络右侧之数。

当归能减左侧11.12条经络之数值。

川芎能减11.12条经络左右之数。

临床使用白芍须注意，由于本病之11.12条经络之左侧数值小，引起之月经病可用白芍。若11.12右侧之数值大，乃气盛，当不适之，此时当不能再用白芍。

川芎能行血中之气，性偏温，遇寒可祛寒，气滞可行气。

四物汤中每一味药物都有不同的针对性，临床应用需灵活加减，不可照搬。[illegible]，是本中医经络诊治疗法之旨也。

1M28
2M26
3M26
4M26
5M25
6M25
7M25、8M25 ← 地黄
9M17
10M17
11M10、12M10 ← 川芎、当归（养血和血、活血）；→ 白芍（养阴[illegible]）

(25)

风湿病：
远心横曲线始端有两条横纹，该是风湿病可能是寒症。因两条横纹似二，此为太阴寒化，故其症为寒。

此字为甲骨文之寒字，此为太阴寒化之意有关。由此可见八卦的起源与文字是有一定关系。

肠结核：
在肠部疾患的掌纹中，很可能也包括一些肠道之疾病。

易罹感冒：
主要看肺阴线和健康线。
健康线为手掌阴线而定，[illegible]
若此线不清则易受寒而易感冒。

舌脉不符者很多为逆症，特别是脉细弱，而舌质红、舌苔黄者，很可能是癌病。

神经系统疾病：
认为神明、思维情志，因此西人之神经系统，其病变与中医之手少阴心经、足厥阴肝经有关。

故N.S的病变，主要看这个曲线及低条线。

脑部疾患主要观察近心曲线，因近心曲线起自手阳明，及少阴肾系，而肾主骨，生髓，脑为髓之海，故此线实际是主管脑之行。